Werner Grüninger · Michael Pott (Hrsg.)

Nichttraumatische Querschnittlähmungen

Werner Grüninger · Michael Pott (Hrsg.)

Nichttraumatische Querschnittlähmungen

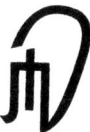 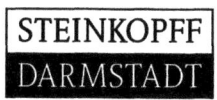

Prof. Dr. Werner Grüninger
Dr. Michael Pott
Krankenhaus Hohe Warte Bayreuth
Hohe Warte 8
95445 Bayreuth

ISBN-13:978-3-642-93726-2   e-ISBN-13:978-3-642-93725-5
DOI: 10.1007 / 978-3-642-93725-5

Bibliografische Information der Deutschen Bibliothek
Die Deutsche Bibliothek verzeichnet diese Publikation in der Deutschen Nationalbibliografie;
detaillierte bibliografische Daten sind im Internet über http://dnb.ddb.de abrufbar.

Dieses Werk ist urheberrechtlich geschützt. Die dadurch begründeten Rechte, insbesondere die
der Übersetzung, des Nachdrucks, des Vortrags, der Entnahme von Abbildungen und Tabellen,
der Funksendung, der Mikroverfilmung oder der Vervielfältigung auf anderen Wegen und der
Speicherung in Datenverarbeitungsanlagen, bleiben, auch bei nur auszugsweiser Verwertung,
vorbehalten. Eine Vervielfältigung dieses Werkes oder von Teilen dieses Werkes ist auch im Einzelfall nur in den Grenzen der gesetzlichen Bestimmungen des Urheberrechtsgesetzes der
Bundesrepublik Deutschland vom 9. September 1965 in der jeweils geltenden Fassung zulässig.
Sie ist grundsätzlich vergütungspflichtig. Zuwiderhandlungen unterliegen den Strafbestimmungen des Urheberrechtsgesetzes.

Steinkopff Verlag Darmstadt
ein Unternehmen der Springer Science+Business Media GmbH

http://www.steinkopff.springer.de

© Steinkopff Verlag Darmstadt 2003
Softcover reprint of the hardcover 1st edition 2003

Die Wiedergabe von Gebrauchsnamen, Handelsnamen, Warenbezeichnungen usw. in diesem
Werk berechtigt auch ohne besondere Kennzeichnung nicht zu der Annahme, dass solche
Namen im Sinne der Warenzeichen- und Markenschutz-Gesetzgebung als frei zu betrachten
wären und daher von jedermann benutzt werden dürften.

Produkthaftung: Für Angaben über Dosierungsanweisungen und Applikationsformen kann
vom Verlag keine Gewähr übernommen werden. Derartige Angaben müssen vom jeweiligen
Anwender im Einzelfall anhand anderer Literaturstellen auf ihre Richtigkeit überprüft werden.

Redaktion: Dr. Maria Magdalene Nabbe, Jutta Salzmann – Herstellung: Heinz J. Schäfer
Umschlaggestaltung: Erich Kirchner, Heidelberg
Satz: Typoservice, Griesheim

SPIN 10926109   80/7231 – 5 4 3 2 1 0 – Gedruckt auf säurefreiem Papier

Vorwort

Die Deutschsprachige Medizinische Gesellschaft für Paraplegie – DMGP – hat ihre 14. Jahrestagung in Bayreuth dem Thema „Nichttraumatische Querschnittlähmung" gewidmet.

Der Grund für diese Themenwahl liegt in der Tatsache, dass in den spezialisierten Zentren für Querschnittgelähmte der Bundesrepublik ebenso wie in den benachbarten deutschsprachigen Ländern, die Zahl der Querschnittgelähmten mit krankheitsbedingter Ursache ständig zunimmt.

In der Regel sind die Zentren primär spezialisiert auf die Behandlung der traumatischen Querschnittlähmung und die lebenslange Nachsorge, wenn querschnittsspezifische Komplikationen eintreten. Die nichttraumatisch Querschnittgelähmten fordern von den Ärzten und dem ganzen Rehateam zusätzliche krankheitsspezifische Behandlungsstrategien, die in diesem Kongress besonders thematisiert wurden.

Umfassende Refarate über die Grundlagen – Pathologie, neurophysiologische und neuroradiologische Diagnostik – standen am Anfang des Kongresses. Der akute spinale Notfall stand dann am Anfang einer umfassenden Abhandlung der Diagnostik und Behandlung von spinalen Erkrankungen, wobei der Bogen sich spannte von der Querschnittlähmung der Spina bifida über die zervikale Myelopathie, entzündliche Erkrankungen sowie Tumoren des Rückenmarks und der Wirbelsäule.

Die Deutschsprachige Medizinische Gesellschaft für Paraplegie vereint alle an der Versorgung Querschnittgelähmter beteiligten Berufsgruppen in einer Gesellschaft. Mit den zahlreichen spezialisierten Beiträgen von Ergotherapeuten, Krankengymnasten, Krankenpflegern und Psychologen gibt der Kongressband einen umfassenden Überblick über die komplexe Behandlung der nichttraumatischen Querschnittlähmungen.

Bayreuth, März 2003　　　　　　　　　　　WERNER GRÜNINGER
　　　　　　　　　　　　　　　　　　　　MICHAEL POTT

Inhaltsverzeichnis

Vorwort V

Autorenverzeichnis ....

Grundlagen

Pathologie der nichttraumatischen Querschnittslähmung
W. Feiden 3

Neurophysiologische Diagnostik der Rückenmarkfunktion
A. Curt, V. Dietz 5

Neuroradiologische Diagnostik bei nichttraumatischer
Querschnittlähmung
P. Held 17

Der nichttraumatische spinale Notfall
S. J. Albert, J. Jörg 21

Fehlbildungen

Die Spina-bifida-Erkrankung beim Kind und Erwachsenen
aus orthopädischer Sicht
R. Bremer 41

Die Spina-bifida-Erkrankung beim Kind und Erwachsenen
aus pädagogischer Sicht
C. Stock 47

Die Spina-bifida-Erkrankung aus psychologischer Sicht
S. Schlossmacher 51

Spina-bifida-Erkrankung beim Kind und Erwachsenen
aus pflegerischer Sicht
M. Scholz 55

Die Spina-bifida-Erkrankung beim Kind und Erwachsenen
aus physiotherapeutischer Sicht – Unterschiede zur
erworbenen Querschnittlähmung
A. Majer, C. Konrad, R. Bremer 57

Die Spina-bifida-Erkrankung beim Kind und Erwachsenen
aus ergotherapeutischer Sicht
E. Covic 63

Tethered-cord-Syndrom: 3 Fallberichte
W. Diederichs, A. Niedeggen 67

Die nichttraumatische Syringomyelie
D. Hellwig, M. Krause, J. Rohlfs, W. Tirakotai, A. Aschoff,
H. Bertalanffy.. 71

Zervikale Myelopathie

Die zervikale Myelopathie –
eine Erkrankung des alternden Menschen
A. Schmidt 89

Osteoplastische Laminotomie zur Behandlung der
multisegmentalen zervikalen Spinalkanalstenose
A. Kosmala, J. Bockhorn 95

HWS-Instabilität und paraspinale Calcinose bei
fortgeschrittenem CREST-Syndrom
Y.-B. Kalke, R. Strohm, W. Puhl 109

Spinale Ischämie

Querschnittlähmung bei nicht myelitisch-radikulitisch
bedingtem Rückenmarködem –
Arteriovenöse Durafistel/arteriovenöse Malformation?
C. Kamm, G. Exner 117

Antiphospholipid-Antikörper-Syndrom und
Querschnittlähmung
S. Luz, C. Kätterer, M. Mäder 123

Entzündliche Erkrankungen

Rezidivierende Myelitis: Differenzialdiagnose und Therapie
M. Naumann, K. V. Toyka 129

Die Behandlung von Guillain-Barré-Syndrom und CIDP
in einem Zentrum für Querschnittgelähmte
A. Schmidt 135

GBS und CIDP – eine Herausforderung an das Team
J. Stratmann, A. Stöcker, F. Neumann, J. Zettel 143

Diagnostik und Management der neurogenen
Blasenstörung bei der Multiplen Sklerose
R. Nützel 153

Nichttraumatische Querschnittlähmungen – Allgemeines

Rehabilitation der traumatischen und der
nichttraumatischen Querschnittlähmungen –
Was gleicht und was unterscheidet sich?
H.-P. Pätzug 161

Was ist „anders" an der ergotherapeutischen Arbeit mit
Querschnittgelähmten ohne traumatische Ursache?
K. Böer 167

Schulterschmerzen bei akuter nichttraumatischer
Tetraplegie
Y.-B. Kalke, W. Puhl 171

Projekt zur Betreuung/Begleitung von Angehörigen
im Rehabilitationsprozess
U. Kaufhold, V. Geng 175

Der FIM und die ASIA-Klassifikation – Ulmer Erfahrungen
Y.-B. Kalke, C. Deiring, W. Puhl 181

Spondylitiden mit spinaler Komplikation

Gibt es Folgen des Diabetes mellitus am Rückenmark?
T. Meiners, V. Böhm 187

Spondylitis und Spondylodiszitis mit myelärer Läsion –
Eine Synopsis der 30 operativ zu behandelnden Fälle aus
den letzten 6 Jahren
U. Lohmann, R. Meindl, U. Bötel 191

Querschnittlähmung bei septischen
Wirbelsäulenerkrankungen
M. Keil, R. Abel, H. v. Baum, B. Spahn, H. J. Gerner 201

(Para-) Spinale Abszesse und Meningitiden als Folge
schmerztherapeutischer Maßnahmen
M. Winterholler, C. Gaul, B. Neundörfer 213

Tumorerkrankungen

Zur chirurgischen Behandlung spinaler Tumoren
U. H. Wiese 221

Überlebenszeit und Lebensqualität bei tumorbedingter
Querschnittlähmung – strukturelle Auswirkungen auf
Bettenbedarf und Bettenplanung in Querschnittgelähmten-
Zentren
G. Exner, H. Hoser 231

Die besondere Problematik von Tumorpatienten
im Querschnittgelähmtenzentrum
M. Neikes, H. Kock, B. Drzin-Schilling, E. Rellecke,
D. Stirnimann 239

Rehabilitation von Querschnittgelähmten mit einer
ungewissen Prognose
D. Stirnimann 243

Welche Chancen haben Patienten mit Querschnittlähmung
auf Grund von Wirbelsäulenmetastasen?
R. Abel, D. Parsch, R. Mikut, H. J. Gerner 249

Autorenverzeichnis

Dr. RAINER ABEL
Abteilung Orthopädie II
Stiftung Orthopädische Universitätsklinik Heidelberg
Schlierbacher Landstraße 200 a
69118 Heidelberg

Dr. SYLVAN ALBERT
Klinik für Neurologie und
klinische Neurophysiologie
Klinikum Wuppertal GmbH
Klinikum der Universität
Witten/Herdecke
Heusnerstraße 40
42283 Wuppertal

Priv.-Doz. Dr. ALFRED ASCHOFF
Neurochirurgische Universitätsklinik Heidelberg
Im Neuenheimer Feld 400
69120 Heidelberg

Dr. HEIKE VON BAUM
Hygieneinstitut der Universität
Heidelberg
Im Neuenheimer Feld 324
69120 Heidelberg

Prof. Dr. H. BERTALANFFY
Klinik für Neurochirurgie
Klinikum der Philipps-Universität Marburg
Baldingerstraße
35033 Marburg

Prof. Dr. JÜRGEN BOCKHORN
Neurochirurgische Klinik
Krankenhaus Hohe Warte
Bayreuth
Hohe Warte 8
95445 Bayreuth

KATRIN BÖER
REHAB Basel
Zentrum für Querschnittgelähmte und Hirnverletzte
Schweizerisches Paraplegikerzentrum Basel
Im Burgfelderhof 40
4025 Basel
Schweiz

Dr. VOLKER BÖHM
Zentrum für Rückenmarkverletzte
Werner-Wicker-Klinik
Im Kreuzfeld 4
34537 Bad Wildungen-Reinhardshausen

Dr. RALPH BREMER
Abteilung Orthopädie II
Stiftung Orthopädische Universitätsklinik Heidelberg
Schlierbacher Landstraße 200 a
69118 Heidelberg

ELISABETH COVIC
Ergotherapie
Stiftung Orthopädische Universitätsklinik Heidelberg
Schlierbacher Landstraße 200 a
69118 Heidelberg

Priv.-Doz. Dr. ARMIN CURT
Schweizerisches Paraplegikerzentrum ParaCare
Universitätsklinik Balgrist
Forchstrasse 340
8008 Zürich, Schweiz

CLAUDIA DEIRING
Orthopädische Abteilung des Rehabilitationskrankenhauses Ulm
Orthopädische Klinik mit Querschnittgelähmtenzentrum der Universität Ulm
Oberer Eselsberg 45
89081 Ulm

Priv.-Doz. Dr. WOLFGANG DIEDERICHS
Klinik für Urologie und Neuro-Urologie
Unfallkrankenhaus Berlin
Warener Straße 7
12683 Berlin

Prof. Dr. VOLKER DIETZ FRCP
Schweizerisches Paraplegikerzentrum ParaCare
Universitätsklinik Balgrist
Forchstrasse 340
8008 Zürich, Schweiz

Dipl.-Psych.
BÄRBEL DRZIN-SCHILLING
Abteilung Orthopädie II
Stiftung Orthopädische Universitätsklinik Heidelberg
Schlierbacher Landstraße 200 a
69118 Heidelberg

Dr. GERHARD EXNER
Querschnittgelähmten-Zentrum
Berufsgenossenschaftliches Unfallkrankenhaus Hamburg
Bergedorfer Straße 10
21033 Hamburg

Prof. Dr. WOLFGANG FEIDEN
Abteilung für Neuropathologie
Gebäude 90.3
Universitätskliniken des Saarlandes
66421 Homburg/Saar

C. GAUL
Neurologische Klinik
Martin-Luther-Universität Halle
Ernst-Grube-Straße 40
06097 Halle/Saale

VERONIKA GENG
Leiterin Pflegewissenschaft & Hygiene
Institut für Klinische Forschung
Schweizer Paraplegiker-Zentrum
6207 Nottwil, Schweiz

Prof. Dr. HANS JÜRGEN GERNER
Abteilung Orthopädie II
Stiftung Orthopädische Universitätsklinik Heidelberg
Schlierbacher Landstraße 200 a
69118 Heidelberg

Prof. Dr. Dr. PAUL HELD
Salinstraße 119
83022 Rosenheim

Prof. Dr. DIETER HELLWIG
Klinik für Neurochirurgie
Klinikum der Philipps-Universität Marburg
Baldingerstraße
35033 Marburg

Dr. HUBERT HOSER
Querschnittgelähmten-Zentrum
Berufsgenossenschaftliches
Unfallkrankenhaus Hamburg
Bergedorfer Straße 10
21033 Hamburg

Prof. Dr. JOHANNES JÖRG
Klinik für Neurologie und
klinische Neurophysiologie
Klinikum Wuppertal GmbH
Klinikum der Universität
Witten/Herdecke
Heusnerstraße 40
42283 Wuppertal

Dr. CHRISTIAN KÄTTERER
REHAB Basel
Zentrum für Querschnittgelähmte und Hirnverletzte
Schweizerisches Paraplegikerzentrum Basel
Im Burgfelderhof 40
4025 Basel, Schweiz

Dr. YORCK-BERNHARD KALKE
Orthopädische Abteilung des
Rehabilitationskrankenhauses
Ulm
Orthopädische Klinik mit
Querschnittgelähmtenzentrum
der Universität Ulm
Oberer Eselsberg 45
89081 Ulm

Dr. CHRISTA KAMM
Querschnittgelähmten-Zentrum
Berufsgenossenschaftliches
Unfallkrankenhaus Hamburg
Bergedorfer Straße 10
21033 Hamburg

UWE KAUFHOLD
Schweizer Paraplegiker-Zentrum
6207 Nottwil, Schweiz

MAXIMILIAN KEIL
Abteilung Orthopädie II
Stiftung Orthopädische Universitätsklinik Heidelberg
Schlierbacher Landstraße 200 a
69118 Heidelberg

Dipl.-Psych. HANNO KOCK
Querschnittgelähmten-Zentrum
Berufsgenossenschaftliches
Unfallkrankenhaus Hamburg
Bergedorfer Straße 10
21033 Hamburg

CHRISTINE KONRAD
Physiotherapie
Stiftung Orthopädische Universitätsklinik Heidelberg
Schlierbacher Landstraße 200 a
69118 Heidelberg

Dr. ARKADIUSZ KOSMALA
Neurochirurgische Klinik
Krankenhaus Hohe Warte
Bayreuth
Hohe Warte 8
95445 Bayreuth

MATTHIAS KRAUSE
Klinik für Neurochirurgie
Klinikum der Philipps-Universität Marburg
Baldingerstraße
35033 Marburg

Dr. UWE LOHMANN
Abteilung für Neurotraumatologie und Rückenmarkverletzte
Chirurgische Klinik und Poliklinik
Berufsgenossenschaftliche Kliniken Bergmannsheil Bochum
Universitätsklinik
Bürkle-de-la-Camp-Platz 1
44789 Bochum

Dr. SUSANNE LUZ
REHAB Basel
Zentrum für Querschnittgelähmte und Hirnverletzte
Schweizerisches Paraplegikerzentrum Basel
Im Burgfelderhof 40
4025 Basel, Schweiz

Dr. MARK MÄDER
REHAB Basel
Zentrum für Querschnittgelähmte und Hirnverletzte
Schweizerisches Paraplegikerzentrum Basel
Im Burgfelderhof 40
4025 Basel, Schweiz

ANJA MAJER
Physiotherapie
Stiftung Orthopädische Universitätsklinik Heidelberg
Schlierbacher Landstraße 200 a
69118 Heidelberg

Dr. RENATE C. MEINDL
Abteilung für Neurotraumatologie und Rückenmarkverletzte
Chirurgische Klinik und Poliklinik
Berufsgenossenschaftliche Kliniken Bergmannsheil Bochum
Universitätsklinik
Bürkle-de-la-Camp-Platz 1
44789 Bochum

Dr. THOMAS MEINERS
Zentrum für Rückenmarkverletzte
Werner-Wicker-Klinik
Im Kreuzfeld 4
34537 Bad Wildungen-Reinhardshausen

Dr.-Ing. RALF MIKUT
Institut für Angewandte Informatik (IAI)
Forschungszentrum Karlsruhe GmbH
Hermann-v.-Helmholtz-Platz 1
76344 Eggenstein-Leopoldshafen

Prof. Dr. MARKUS NAUMANN
Neurologische Klinik und Poliklinik
der Bayerischen Julius-Maximilians-Universität Würzburg
Josef-Schneider-Straße 11
97080 Würzburg

Dipl.-Psych. MARTINA NEIKES
Querschnittgelähmten-Zentrum
Berufsgenossenschaftliches
Unfallkrankenhaus Hamburg
Bergedorfer Straße 10
21033 Hamburg

FRAUKE NEUMANN
Krankenhaus Hohe Warte
Bayreuth
Hohe Warte 8
95445 Bayreuth

Prof. Dr. B. NEUNDÖRFER
Neurologische Klinik mit
Poliklinik
am Klinikum der Universität
Erlangen-Nürnberg
Kopfklinikum
Schwabachanlage 6
91054 Erlangen

Dr. ANDREAS NIEDEGGEN
Behandlungszentrum für
Rückenmarkverletzte
Unfallkrankenhaus Berlin
Warener Straße 7
12683 Berlin

Dr. REINHOLD NÜTZEL
Urologische Klinik
Krankenhaus Hohe Warte
Bayreuth
Hohe Warte 8
95445 Bayreuth

Dr. HANS-PETER PÄTZUG
Krankenhaus Dresdner Straße
Zentrum für Wirbelsäulen- und
Rückenmarkverletzte
Dresdner Straße 178
09131 Chemnitz

D. PARSCH
Abteilung Orthopädie I
Stiftung Orthopädische Universitätsklinik Heidelberg
Schlierbacher Landstraße 200 a
69118 Heidelberg

Prof. Dr. WOLFHART PUHL
Orthopädische Abteilung des
Rehabilitationskrankenhauses
Ulm
Orthopädische Klinik mit
Querschnittgelähmtenzentrum
der Universität Ulm
Oberer Eselsberg 45
89081 Ulm

Dipl.-Psych.
EVA-MARIA RELLECKE
Berufsgenossenschaftliche Kliniken Bergmannsheil Bochum
Chirurgische Klinik und
Poliklinik
Abteilung für Neurotraumatologie und Rückenmarkverletzte
Bürkle-de-la-Camp-Platz 1
44789 Bochum

MD JOCHEN ROHLFS
Klinik für Neurochirurgie
Klinikum der Philipps-Universität Marburg
Baldingerstraße
35033 Marburg

KATHRIN SALOMON
Schweizer Paraplegiker-
Zentrum
6207 Nottwil, Schweiz

Dipl.-Psych.
SABINE SCHLOSSMACHER
Abteilung Orthopädie II
Stiftung Orthopädische Universitätsklinik Heidelberg
Schlierbacher Landstraße 200 a
69118 Heidelberg

Dr. Annelena Schmidt
Neurologische Rehabilitations-
klinik
Beelitz-Heilstätten
Kliniken Beelitz GmbH
Paracelsusring 6 a
14547 Beelitz

Martin Scholz
Abteilung Orthopädie II
Stiftung Orthopädische Univer-
sitätsklinik Heidelberg
Schlierbacher Landstraße 200 a
69118 Heidelberg

Dr. Bernhard Spahn
Abteilung Orthopädie II
Stiftung Orthopädische Univer-
sitätsklinik Heidelberg
Schlierbacher Landstraße 200 a
69118 Heidelberg

lic. phil. Daniel Stirnimann
Schweizerisches Paraplegiker-
zentrum ParaCare
Universitätsklinik Balgrist
Forchstrasse 340
8008 Zürich, Schweiz

Christiane Stock
Abteilung Orthopädie II
Stiftung Orthopädische Univer-
sitätsklinik Heidelberg
Schlierbacher Landstraße 200 a
69118 Heidelberg

Annette Stöcker
Krankenhaus Hohe Warte
Bayreuth
Hohe Warte 8
95445 Bayreuth

Judith Stratmann
Krankenhaus Hohe Warte
Bayreuth
Hohe Warte 8
95445 Bayreuth

Dr. Rita Strohm
Orthopädische Abteilung des
Rehabilitationskrankenhauses
Ulm
Orthopädische Klinik mit
Querschnittgelähmtenzentrum
der Universität Ulm
Oberer Eselsberg 45
89081 Ulm

MD Wuttipong Tirakotai MSC
Klinik für Neurochirurgie
Klinikum der Philipps-Univer-
sität Marburg
Baldingerstraße
35033 Marburg

Prof. Dr. Klaus V. Toyka
Neurologische Klinik und
Poliklinik
der Bayerischen Julius-Maximilians-Universität Würzburg
Josef-Schneider-Straße 11
97080 Würzburg

Dr. Uwe Hans Wiese
Klinik für Neurochirurgie
Carl-Thiem-Klinikum Cottbus
Thiemstraße 111
03048 Cottbus

Priv.-Doz. Dr.
M. Winterholler
Neurologische Klinik
Laurentiushaus
Krankenhaus Rummelsberg
Rummelsberg 71
90592 Schwarzenbruck

Jacob Zettel
Krankenhaus Hohe Warte
Bayreuth
Hohe Warte 8
95445 Bayreuth

Grundlagen

Pathologie der nichttraumatischen Querschnittlähmung

W. FEIDEN
Abteilung für Neuropathologie, Universitätskliniken des Saarlandes, Homburg/Saar

Entzündliche und neoplastische Raumforderungen sind die häufigsten pathologischen Prozesse an der Wirbelsäule und im Spinalkanal, bei denen der Pathologe/Neuropathologe im Rahmen der Diagnostik einbezogen wird. Dabei geht es primär um die rasche bioptische Abklärung bei zunehmender Querschnittsymptomatik und die Frage der neurochirurgischen Intervention, um bleibende oder weiter zunehmende Schäden am Rückenmark zu verhindern. Wegen des raschen Handlungsbedarfs bei progredientem Querschnitt ist in dieser Situation die bildgebende Diagnostik im Einzelfall nicht „komplett" bzw. nicht so umfangreich wie vor elektiven Eingriffen. Insofern kommt der intraoperativen Schnelldiagnostik – sei es an zytologischen oder Kryostatschnittpräparaten – eine besondere Bedeutung zu; ferner besteht die Möglichkeit, extradurale paravertebral-vertebrale Raumforderungen, bildgebend geführt, per Feinnadelpunktion zu biopsieren, um Zellen und kleinste Gewebeproben für die mikroskopische Diagnose zu gewinnen.

Das „Imaging", also die Lokalisation und das Kontrastmittelverhalten eines spinalen Prozesses, geben i.d.R. schon erste Hinweise auf die Artdiagnose bzw. engen die Liste möglicher Differenzialdiagnosen ein.

Bei den intraduralen-intramedullären Raumforderungen stehen die von den Gliazellen abgeleiteten Tumoren, wie sie in gleichartiger Morphologie im Gehirn deutlich häufiger vorkommen, im Vordergrund (diffuse Astrozytome bzw. „Stiftgliome": i.d.R. Biopsie; Ependymome und pilozytische Astrozytome: Resektion). Bei den intradural-extramedullär gelegenen Tumoren handelt es sich mit den hier vorkommenden Neurinomen/Schwannomen und Meningeomen um umschriebene und langsam wachsende Tumore, die aufgrund ihrer i.d.R. weniger dramatischen Symptomatik im Hinblick auf einen Querschnitt elektiv operiert werden. Anders bei den extraduralen Prozessen, die vom Knochen oder den Weichgeweben der Wirbelsäule ausgehen, wie Karzinommetastasen, lokalisierte Plasmozytome, primär im spinalen extraduralen Fettgewebe sich manifestierende Non-Hodgkin-Lymphome, Sarkome – zumal im Kindes- und Jugendalter (Ewing-Sarkom, Neuroblastom) oder Knochentumoren, welche das Rückenmark bzw. den Duralsack von außen bedrängen. Diese können über eine direkte Kompression und vor allem durch venöse Zirkulationsstörungen mit nachfolgendem und sich steigerndem Ödem relativ rasch zu einer Dekompensation der lokalen Rückenmarksubstanz führen, sodass – ähnlich wie bei Abtropfmetastasen maligner Hirntumoren (Medulloblastome des Kleinhirns) –

sich die Indikation für eine rasche Abklärung und entlastende Intervention stellt.

Differenzialdiagnostisch kommen bei spinal-extraduralen Raumforderungen entzündliche Prozesse in Betracht wie eitrige unspezifische abszedierende Entzündungen (Spondylitis, Spondylodiszitis) oder „spezifische" tuberkulöse und den Knochen destruierende Granulome. Demgegenüber stellen primär in der Rückenmarksubstanz oder den -wurzeln sich manifestierende, zumeist immunpathologisch geprägte Entzündungen wie die E.d., die „Querschnittsmyelitis" sowie das Guillain-Barré-Syndrom (GBS) Veränderungen dar, die primär klinisch, labormäßig und bildgebend diagnostiziert werden. Auf die Möglichkeit der qualitativen Liquorzytologie, die vor allem bei bekanntem Tumorleiden und spinaler Symptomatik von großer Bedeutung ist, sei auch im Zusammenhang mit derartigen entzündlichen parenchymatösen Prozessen hingewiesen.

Die Genese von akuten intraspinalen Hämatomen, die i.d.R. zu einer raschen Intervention veranlassen, bleibt pathologisch-anatomisch bzw. intraoperativ häufig ungeklärt, wenn nicht Hämangiome oder Angiodysplasien fassbar sind. Wichtige Faktoren sind jedoch eine Antikoagulanzien-Therapie oder Gerinnungsstörungen.

Die arteriellen Zirkulationsstörungen des Rückenmarkes stellen insofern eine Besonderheit dar, als die üblichen und z.B. durch die chronische arterielle Hypertonie geförderten arteriosklerotischen Gefäßwandveränderungen, wie sie bei den hirnversorgenden Arterien klinisch ganz vordergründig sind, bei den kleinen Rückenmarksarterien nicht vorkommen. Offensichtlich stellen die Trunci arteriosi spinales anterior et posteriores, welche eine Anastomosenkette zwischen den auf- und absteigenden Ästen der Wurzelarterien bilden, eine resistente Gefäßprovinz dar. Akute zuflussbedingte Rückenmarkschädigungen sind aber bekannt bei schweren kardial bedingten Blutdruckabfällen, z.T. beim schweren Herzinfarkt, sowie mikrothrombembolisch und bei bestimmten Erkrankungen der Aorta, z.B. beim Aneurysma dissecans (Hochdruck, Marfan-Syndrom), bei Aortenisthmusstenose sowie bei den arteriosklerotischen Bauchaortenaneurysmen, insbesondere auch im Zusammenhang mit gefäßchirurgischen Interventionen.

Die angiodysgenetische nekrotisierende Myelopathie (Foix-Alajouanine) stellt – ebenso wie Hämangiome und Angiodysplasien – eine angeborene Gefäßfehlbildung dar, die auch mit anderen spinalen Missbildungen assoziiert sein kann.

Die primären spinalen Missbildungen werden unter dem Begriff der „dysrhaphischen Störungen" zusammengefasst und begegnen dem Pathologen heute zunehmend bei der Untersuchung von Foeten nach Interruptio.

Neurophysiologische Diagnostik der Rückenmarkfunktion

A. Curt, V. Dietz
ParaCare, Universitätsklinik Balgrist, Zürich

In Ergänzung zur klinisch-neurologischen Untersuchung (ASIA Untersuchungsprotokoll) können neurophysiologische Untersuchungen (somatosensibel-evozierte Potentiale (SSEP), motorischevozierte Potenziale (MEP), Elektroneuromyographie (ENMG)) zur Erfassung der Schwere und Ausdehnung einer medizinischen/traumatischen Rückenmarkläsion und zur weiteren Planung diagnostischer Maßnahmen eingesetzt werden. Zusätzlich zur klinischen Untersuchung ermöglichen diese Methoden auch bei eingeschränkt kooperationsfähigen Patienten (Intensivstation, mangelndes Sprachverständnis, Intoxikation) eine Beurteilung der Rückenmarkläsion. Neben der Diagnose erlauben sie prognostische Aussagen über die weitere Entwicklung der neurologischen Ausfälle und deren funktionellen Konsequenzen zu treffen. Durch den gezielten Einsatz verschiedener Untersuchungstechniken kann die funktionelle Prognose, z.B. Entwicklung der Geh-, Hand- und Blasenfunktion, sehr differenziert gestellt werden. Durch die elektroneuromyographische Untersuchungen kann früh die Entwicklung eines schlaffen oder spastischen Tonus paretischer Hand- und Beinmuskeln erfasst werden.

Die neurophysiologischen Untersuchungen sind somit nicht nur für die Diagnostik wichtig, sondern auch für die frühe Prognosestellung und Rehabilitationsplanung einer funktionellen Behinderung.

Darüber hinaus erlauben sie die Erholung der Rückenmarkfunktion zu kontrollieren und sie mit der klinischen Erholung zu vergleichen, und schließlich die Entwicklung begleitender neurologischer Erkrankungen bei querschnittgelähmten Patienten zu diagnostizieren.

Klinische Diagnose- und Prognosestellung

Die vorliegende Übersicht behandelt die Bedeutung klinischer und elektrophysiologischer Parameter zur funktionellen Prognosestellung bei Patienten mit traumatischer Rückenmarkläsion [1–3]. Frankel und Mitarbeiter [4] führten erstmals eine international verwendete Einteilung der neurologischen Ausfälle bei Querschnittlähmung ein (Frankel Grad A – E), die das Ausmaß der sensiblen und motorischen Ausfälle entsprechend der Höhe der Rückenmarkverletzung orientierend beschreibt. Verlaufsbeobachtungen mit Hilfe dieser klinischen Einteilung zeigten, dass bei kompletter sensomotorischer Querschnittlähmung

(Frankel Grad A) und kompletter motorischer Lähmung mit inkompletten sensiblen Ausfällen (Frankel Grad B) im Verlauf nur bei 30% der Tetraplegiker und ca. 10% der Paraplegiker eine signifikante Erholung der neurologischen Ausfälle erfolgt (z.B. von Frankel Grad B zu Grad C) [4]. Bei Patienten mit akuter traumatischer zervikaler Rückenmarkläsion und bis 72 Stunden nach dem Unfall fortbestehendem komplettem sensomotorischem Ausfall war nach einem Jahr kein Patient gehfähig [5]. Hingegen wurde fast die Hälfte der sensibel inkomplett und motorisch komplett gelähmten und fast alle (87%) der sensomotorisch inkomplett gelähmten Patienten nach einem Jahr gehfähig. Dabei erreichten Patienten mit inkomplettem sensiblen Ausfall bei nur erhaltender Ästhesie eine deutlich schlechtere Gehfähigkeit (< 20%) gegenüber Patienten mit erhaltener Algesie (mehr als 60%) [6, 7].

Die klinische Prognose lässt sich auch durch die Unterscheidung verschiedener posttraumatischer spinaler Syndrome abschätzen. So zeigen sich nach akuter Rückenmarkläsion mit initialem posttraumatischem Brown-Séquard-Syndrom im Verlauf Besserungen der funktionellen Ausfälle bei fast allen (90%), beim Central-Cord-Syndrom nur bei der Hälfte der Patienten. Am geringsten ist die Erholungstendenz beim Anterior-Cord-Syndrom (16%) [8, 9].

Diese Einteilungen sind jedoch zu wenig differenziert, lassen keine ausreichende funktionelle Prognosestellung zu und sind ungeeignet, neurologische Ausfälle ausreichend quantifizierbar zu erfassen [10]. Auf Anregung der American Spinal Injury Association (ASIA) wurde in Zusammenarbeit mit der International Medical Society of Paraplegia (IMSOP) 1992 ein standardisierter Erhebungsbogen zur semiquantitativen Erhebung traumatischer Querschnittlähmungen eingeführt. Dieser hat sich inzwischen zur Diagnostik akuter Rückenmarkläsionen international durchgesetzt [11]. In diesem Untersuchungsprotokoll wird ein sensibles und motorisches Verletzungsniveau festgelegt, wobei das letzte motorisch und sensibel intakte Niveau angegeben wird. Es erfolgt eine semiquantitave Erfassung der motorischen Ausfälle (Kraftgrad 0 – 5/5), die an funktionell bedeutsamen Kennmuskeln orientiert ist (z.B. m.triceps brachii – Transferfunktion; m.abductor digiti minimi – intrinsische Handfunktion; mm.quadriceps fem. und tibialis ant. – Gehfunktion). Die sensiblen Ausfälle werden nach Störungen der Ästhesie und Algesie unterschieden und nach einem vorgegebenen Dermatomschema von C2–S5 erfasst (normal (2) – gestört (1) – fehlend (0)). Das Ausmaß der motorischen und sensiblen Ausfälle wird in Punktzahlen (Scores) erfasst. Dies erlaubt eine semiquantitative Erfassung der neurologischen Ausfälle bei Verlaufskontrollen durchzuführen. Dieses Protokoll legt ferner fest, dass der Begriff „inkomplette Querschnittlähmung" (unabhängig von der Verletzungshöhe) dadurch definiert ist, dass sensible oder motorische Funktionen in den sakralen Segmenten S3–S4 erhalten sind [12]. In klinischen Studien konnte die prognostische Aussagekraft der ASIA-Scores bezüglich der zu erwartenden Gehfähigkeit und bei Tetraplegikern der Handfunktion nachgewiesen werden. Die Einteilung der Muskelkraft von 0 – 5/5 (Plegie bis normale Kraft) der entsprechenden Kennmuskeln kann zur Prognosestellung einzelner Muskelfunktionen bei traumatischer Rückenmarkläsion verwendet werden [13]. Zusätzlich spielt für die Funktionserholung der Muskula-

Tabelle 1. Klinisch-neurophysiologische Untersuchungen zur Diagnose und Prognose funktioneller Ausfälle nach traumatischer Rückenmarkläsion

funktionelle Prognose	elektrophysiologische Methode
Handfunktion	Ulnaris-SSEP
	MEP m. abductor dig. min.
Gehfunktion	Tibialis-SSEP
	MEP m. tibialis ant.
Blasenfunktion	Pudendus-SSEP
	Bulbocavernosus-Reflex
Muskelparesen	EMG
	Neurographie
Sakralmark	Bulbocavernosus-Reflex
	H-Reflex

tur die erhaltene Algesie eine wesentlich größere Rolle als die der Ästhesie [14].

So konnten ASIA-Verlaufsuntersuchungen bei Patienten mit Tetraplegie zeigen, dass innerhalb der ersten 3 – 6 Monate nach Unfall mehr als 80 % der funktionell relevanten Erholung erreicht wird. Danach erfolgt bis zu 2 Jahren nach Unfall nur bei inkompletter Querschnittlähmung eine geringe weitere neurologische Erholung [15]. Mehr als 6 Monate nach Unfall kommt es in der Regel nicht mehr zu einer klinisch relevanten Funktionsverbesserung. 90 % der Patienten mit bis zu einem Monat nach Unfall fortbestehender kompletter Tetraplegie bleiben weiter komplett gelähmt [16]. Nur bei weniger als 10 % der Patienten kommt es im Verlauf der Querschnittlähmung zu einem Absinken des sensiblen und motorischen Niveaus der Ausfälle.

Neurophysiologische Untersuchungsmethoden

Methoden der klinischen Neurophysiologie werden seit Mitte der 70er-Jahre zunehmend in der Paraplegiologie eingesetzt. Die klinischen und radiologischen Untersuchungen (MRI, CT) werden dadurch um elektrophysiologische Parameter zur Diagnostik einer akuten Rückenmarkläsion und deren Prognose erweitert. Es können hiermit Funktionsstörungen der langen auf- und absteigenden spinalen Rückenmarkbahnen und der segmental/spinalen Nerven objektiv erfasst werden [17, 18] (Tabelle 1).

Somatosensibel evozierte Potenziale (SSEP)

Die SSEP-Untersuchungen liefern objektive und semiquantitative Befunde über die spinale Leitfähigkeit im Bereich der somatosensiblen Bahnen des Rückenmark und können besonders bei eingeschränkt kooperationsfähigen Patienten (mehr als 50 % der Patienten mit traumatischer Para- und Tetraplegie sind polytraumatisiert) die klinische Untersuchung ergänzen. Zudem ist die Ableitung von SSEP nicht von der aktiven Mitarbeit des Patienten abhängig [19]. Die SSEP werden durch den spinalen Schock nicht wesentlich beeinträchtigt und zeigen schon direkt posttraumatisch den funktionellen Zustand, d.h. die Leitfähigkeit der aufsteigenden Rückenmarkbahnen (Hinterstränge) an [20].

Handfunktion

Bei Patienten mit Rückenmarkläsion in Höhe der zervikalen Wirbelsäule und inkompletter oder kompletter Tetraplegie (30 – 40% der Patienten mit Rückenmarkläsionen) ist neben der Gehfähigkeit die Handfunktion von größter Bedeutung zur Erreichung einer ausreichenden Selbständigkeit. Patienten mit kompletter sensomotorischer Paraplegie erreichen in der Regel eine volle Selbständigkeit, während Tetraplegiker nur mit ausreichender Handfunktion selbständig werden [21]. Bei Einschränkung der Handfunktion sind diese Patienten überwiegend auf fremde Hilfestellung und Pflege angewiesen. Die Handfunktion lässt sich vereinfacht in zwei Grade unterteilen. Die *Aktivhand* mit erhaltener oder nur wenig gestörter intrinsischer Handmuskelaktivität. Hierbei ist ein kraftvoller Faustschluss und gezielte Greiffunktionen, wie Lateralgriff und Pinzettengriff möglich. Bei der *Passivhand* können nur leichtgradige Halteaufgaben mittels Anwendung des Tenodese-Effekts (funktionelle Verkürzung der Flexorsehnen führt bei Extension im Handgelenk zu einem passiven Faustschluss) durchgeführt werden. Klinische (nach ASIA Protokoll) und elektrophysiologische Untersuchungen (Medianus- und Ulnaris-SSEP, MEP des m.abductor digiti min.) an Tetraplegikern haben gezeigt, dass die zu erwartende Handfunktion schon früh nach dem Trauma vorhergesagt werden kann [22].

Die Medianus- und Ulnaris-SSEP können zur Lokalisation der Höhe der Halsmarkläsion eingesetzt werden [23]: Bei Verletzungen der Halswirbelsäule im Bereich C3 – C6 sind meist sowohl Medianus SSEP (52%) wie Ulnaris-SSEP (81%) pathologisch. Bei Verletzungen in den Segmenten C6 –Th1 ist das Medianus-SSEP dagegen nur selten (18%), das Ulnaris-SSEP jedoch fast immer (86%) pathologisch verändert. In der Rehabilitation wichtig ist die frühe Prognosestellung der zu erwartenden Handfunktion. Patienten, die im Verlauf nur eine passive Handfunktion entwickeln, zeigen initial fast immer (96%) einen Verlust oder eine pathologische Latenzverlängerung des Ulnaris-SSEP. Das Medianus-SSEP ist nur bei der Hälfte dieser Patienten pathologisch verändert. Patienten mit Verlust von Medianus- und Ulnaris-SSEP nach Trauma entwickelten im Verlauf der Rehabilitation keine aktive Handfunktion [23].

Gehfunktion

Zur prognostischen Beurteilung der zu erwartenden Gehfähigkeit bei Patienten mit akuter traumatischer Rückenmarkläsion können die Tibialis- und Pudendus-SSEP eingesetzt werden. Nicht ableitbare Tibialis-SSEP initial nach dem Trauma sind mit einer deutlich schlechteren Prognose verbunden. Patienten mit innerhalb von 72 Stunden nach Trauma ableitbaren Tibialis-SSEP erreichen meist (85%), ohne ableitbare SSEP dagegen nur zu 60% eine Gehfähigkeit bis zu einem Jahr nach Trauma. Zudem erreichen Patienten mit initial nach dem Unfall ableitbaren Tibialis-SSEP eine eindeutig höhere motorische Leistungsfähigkeit (motor score) und eine bessere muskuläre Erholung [24]. In einer prospektiven Vergleichsstudie an Patienten mit akuter traumatischer Rückenmarkläsion konnte gezeigt werden, dass sowohl der initiale klinische Untersuchungsbefund (ASIA Protokoll) als auch die SSEP (Tibialis- und Pudendus-SSEP) signifikant mit der erreichten Gehfähigkeit 6 Monate nach Unfall korrelieren [25].

Die Gehfähigkeit kann funktionell in vier für den Alltag relevanten Stufen untergliedert werden:
1. normale Gehfähigkeit: für den Alltag uneingeschränktes Gehvermögen;
2. funktionelle Gehfähigkeit: mit und ohne Hilfsmittel (Unterarmgehstütze, Orthese), d.h. geringe Einbuße für die Aktivitäten des alltäglichen Lebens und Arbeitens;
3. therapeutische Gehfähigkeit: der Patient ist nur in Begleitung von Hilfspersonen in der Lage zu gehen, Gehen kann üblicherweise im Alltag funktionell nicht eingesetzt werden; und
4. keine Gehfähigkeit: entweder komplette Plegie oder motorische Restfunktionen ohne funktionelle Einsatzfähigkeit.

Kein Patient mit akuter traumatischer Tetraplegie und nicht ableitbaren Tibialis-SSEP (bis 2 Wochen nach Trauma) erreichte innerhalb eines Jahres nach Unfall eine normale Gehfähigkeit [25]. Diese Patienten entwickelten eine funktionelle oder therapeutische (20%) oder keine Gehfähigkeit (80%) (Tabelle 2). Bei ableitbaren Tibialis-SSEP mit pathologischer Latenzverzögerung erreichten die meisten Patienten eine funktionelle oder therapeutische (70%) und wenige eine normale Gehfähigkeit (10%). Die meisten Patienten (83%) mit normwertiger Latenz der Tibialis-SSEP (mit oder ohne pathologischer Amplitudenreduktion) entwickelten eine normale Gehfähigkeit.

Blasenfunktion

Bei traumatischer und krankheitsbedingter Rückenmarkläsion ist ein ableitbares Pudendus-SSEP mit einer deutlich besseren Prognose der Blasenfunktion verbunden [26]. Das Pudendus-SSEP ist bei inkompletten Rückenmarkläsionen häufiger pathologisch verändert als das Tibialis-SSEP [27]. So sind bei inkompletter Tetraplegie (erhaltene Sensibilität in den sakralen Segmenten S3 – S5) die

Tabelle 2. Korrelation zwischen dem initialen Befund der Tibialis-SSEP nach akuter Rückenmarkläsion und Erholung der Gehfunktion

initialer SSEP-Befund N. tibialis	Gehfunktion nach 6 Monaten			
	normal	funktionell	therapeutisch	keine
Latenz normal	83%	17%	0%	0%
Latenz pathologisch	10%	60%	10%	20%
nicht ableitbar	0%	7%	13%	80%

Pudendus-SSEP bei vorhandenen Tibialis-SSEP in ca. 20% der Patienten nicht auslösbar [25].

Im Nervus pudendus sind die somatischen Nerven der Wurzeln S2 bis S4 repräsentiert, die die motorisch quergestreifte Becken-Boden-Muskulatur, den Musculus bulbocavernosus und Musculus sphincter ani externus sowie sensibel die Haut im Bereich des Penis und des Skrotums, die Glans penis sowie vordere Anteile der Urethra des Mannes innervieren. Bei der Frau versorgt der Nervus pudendus sensibel die Klitoris, die distalen Anteile der Urethra und die Labien [28]. Durch die Ableitung der Pudendus-SSEP können somit auch Läsionen der somatischen Nervenfasern erfasst werden, die an der Blasenfunktion und Blasenkontrolle beteiligt sind [26, 29]. Sie sind in ihrer Aussagekraft mit der klinisch-neurologischen Untersuchung vergleichbar.

Störungen der Blasenfunktion durch Läsionen des autonomen Nervensystems können jedoch weder durch die klinische noch elektrophysiologische Diagnostik ausreichend beurteilt werden. Mit Hilfe der Pudendus-SSEP können begrenzt Aussagen zur somatischen Nervenfunktion (m.sphincter externus urethrae), jedoch nicht über die parasympathische Innervation (m.detrusor versicae) getroffen werden. Patienten mit erhaltenem Pudendus-SSEP nach Rückenmarkläsion haben eine günstigere Entwicklung der Blasenkontrolle (Tabelle 3) [30]. Diese Patienten können meist willkürlich die Blasenentleerung initiieren und kontrollieren. Patienten mit akuter Tetraplegie entwickeln bei ableitbaren Pudendus-SSEP meist eine Blasen- und Miktionsstörung vom Typ des inkompletten oberen motorischen Neurons (OMN). Diese Patienten haben eine zum Teil erhaltene Willkürinnervation des Sphincter externus, die jedoch von einer spastischen Funktionsstörung des m.detrusor vesicae (hyperreflexive Blase bei erhaltener Sensibilität) begleitet sein kann [30]. Bei Patienten mit akuter Paraplegie sind die Pudendus-SSEP ebenfalls mit der Blasensensation und -kontrolle des m.sphincter ext. urethrae korreliert, jedoch nicht mit der Funktion des m.detrusor vesicae. Kein Patient mit akuter Rückenmarkläsion entwickelte bei fehlenden Pudendus-SSEP innerhalb von 6 Monaten eine normale Blasenfunktion. Pathologische Pudendus-SSEP erlauben aber nur eingeschränkt zwischen einer Blasenfunktionsstörung vom Läsionstyp des oberen oder unteren motorischen Neurons zu unterscheiden. Die Art und das Ausmaß der Blasenfunktionsstörung (schlaffe versus spastische Blase, vesikorenaler Reflux, ausgeglichene Klopfblase) kann nur durch eine urodynamische Untersuchung (Zystomanometrie) objektiviert werden [31].

Tabelle 3. Korrelation zwischen dem initialen Pudendus-SSEP nach akuter Rückenmarkläsion und Erholung der Blasenfunktion

initialer SSEP-Befund N. tibialis	Gehfunktion nach 6 Monaten			
	normal	funktionell	therapeutisch	keine
Latenz normal	90%	37%	0%	
Latenz pathologisch	10%	63%	0%	
nicht ableitbar	0%	0%		100%

Motorisch evozierte Potenziale (MEP)

Die Einführung der elektrischen Kortexstimulation durch Merton und Morton [32] und später der schmerzlosen transkraniellen Magnetstimulation durch Barker und Mitarbeiter [33] zur Beurteilung der Leitfähigkeit des Tractus corticospinalis (Pyramidenbahn) hat die neurophysiologische Diagnostik einer Rückenmarkschädigung wesentlich erweitert. Die durch die transkranielle Magnetstimulation hervorgerufenen MEP können von proximalen und distalen Muskeln an Armen und Beinen abgeleitet werden. Die MEP-Untersuchung kann auch durch die Ableitung bestimmter radikulärer Kennmuskeln zur Höhenlokalisation einer Rückenmarkläsion eingesetzt werden. Durch kombinierte Anwendung von transkranieller und peripherer Magnetstimulation können zentrale von peripheren Nervenläsionen differenziert werden [34]. Bei der transkortikalen Stimulation kommt es, im Gegensatz zur zervikalen Stimulation, zu keiner wesentlichen Kontraktion der paravertebralen Muskulatur, die bei belastungsinstabiler oder frisch osteosynthetisch versorgter Wirbelsäulenfraktur kontraindiziert ist [35]. Klinische Erfahrungen in der Anwendung der MEP zur Diagnostik und Beurteilung von atraumatischen Erkrankungen des zerebralen und spinalen Nervensystems (Multiple Sklerose, ischämische Läsionen und intra- und extramedulläre spinale Raumforderungen) zeigen, dass auch subklinische Störungen der spinalen Leitungsfähigkeit erfasst werden können [36, 37]. Bei diesen Erkrankungen zeigen die MEP-Parameter jedoch nur eine indirekte Korrelation mit der Schwere der neurologischen Ausfälle.

Handfunktion

Bei Patienten mit zervikaler Rückenmarkläsion sind die MEP des m.abductor digiti minimi (C8/Th1) überwiegend (90%) pathologisch verändert, während die MEP des m.biceps brachii (C5/C6) meist (80%) normal sind [38]. Im m.abductor digiti minimi ableitbare MEP erlauben die Entwicklung einer Aktivhand mit erhaltener intrinsischer Muskulatur vorherzusagen. Patienten mit akuter Tetraplegie mit nicht ableitbaren MEP im m.abductor digiti minimi entwickeln überwiegend (90%) nur eine passive Handfunktion. Die MEP-Diagnostik erlaubt bei hochgelähmten Patienten auch die Beurteilung der Einsatzfähigkeit der proximalen Armmuskulatur (m.biceps und m.triceps brachii). Dies hat unmittelbare Konsequenzen für die zu erwartende Selbstständigkeit der Patienten. Die Einsatzfähigkeit der proximalen Arm- und Schultermuskulatur bestimmt die Selbstständigkeit der Patient beim Transfer (Übersetzen vom Bett in Rollstuhl), beim Essen und der Möglichkeit einen Aktiv- oder Elektrorollstuhl bedienen zu können, bis hin zu den Konsequenzen für die berufliche Wiedereingliederung und das Wohnen.

Gehfunktion

Bei Patienten mit kompletter traumatischer Querschnittlähmung sind MEP der Beinmuskulatur nicht auslösbar [39]. Bei Patienten mit inkompletten motorischen Ausfällen lassen sich im m.tibialis anterior meist (80%) MEP ableiten [38]. Bei diesen Patienten sind die Latenzen der Antwortpotenziale meist deutlich verzögert und die Potenziale in der Amplitude reduziert. Bei den meisten Patienten (70%) mit traumatischer zervikaler Rückenmarkläsion, die eine funktionelle Gehfähigkeit entwickelten, lässt sich initial nach Trauma ein MEP im m.tibialis ant. ableiten [40]. Bei Patienten die eine normale Gehfunktion erreichen, weisen die MEP meist (80%) normale Latenzen zum m.tibialis anterior und m. quadriceps femoris auf. Nur wenige (20%) Patienten mit initial nicht auslösbarem MEP der Beinmuskeln erreichen im Verlauf der Rehabilitation eine Steh- und Gehfähigkeit. Patienten mit innerhalb der ersten 4 Tage nach Unfall nachweisbaren MEP zeigen die beste Erholung der motorischen Funktion und erreichen in der Regel eine Gehfähigkeit [41]. Bei Patienten mit psychogener Parese können die MEP-Untersuchungen eine unbeeinträchtigte spinale Leitungsfähigkeit des tractus corticospinalis belegen [42].

Elektroneuromyographie und Reflexuntersuchungen

In der Paraplegiologie ergeben sich drei Indikationen zum Einsatz der Elektroneuromyographie:
1. Zur Diagnostik begleitender peripherer Nervenschäden im Rahmen einer traumatischen Querschnittlähmung;
2. Erfassung von Vorderhornschädigungen im Rückenmark sowie Läsionen des Conus medullaris und der Cauda equina; und
3. Nachweis von Folgeschäden im Rahmen der Querschnittlähmung, wie die Entwicklung einer posttraumatischen Syringomyelie oder Nervenkompressionssyndrome an Armen und Beinen.

Durch die kombinierte Untersuchung der sensiblen und motorischen Nervenfasern können neben einer Rückenmarkläsion vorhandene zusätzliche periphere Nervenläsionen, besonders von Arm- und Beinplexus, nachgewiesen werden. Bei diesen Läsionen ist sowohl der sensible als auch der motorische neurographische Befund pathologisch verändert [43].

Dagegen kommt es bei einer Rückenmarkläsion nach Kontusion und Einblutung ins Myelon zu einer isolierten Läsion der Vorderhornzellen und Vorderwurzeln mit einem typischen axonalen Läsionsmuster der motorischen Fasern, während die sensiblen Nervenfasern durch die extramedulläre Lage des sensiblen Spinalganglions unbeeinträchtigt bleiben [44]. In Ergänzung zur Elektromyographie erlaubt die Neurographie, das Ausmaß der intramedullären Vorderhornläsion durch die Bestimmung der Amplitude des motorischen Summenpotenzials semiquantitativ zu erfassen. Die motorische Nervenleitgeschwindigkeit und die Amplitude der sensiblen Potenziale bleiben normal. Eine pathologische Verminderung der motorischen Amplituden als Ausdruck einer Vorderhornläsion ist schon innerhalb der 1. – 2. Woche nach der Rückenmarkverletzung nachweisbar [45]. So kann bei Patienten mit traumatischer Tetraplegie durch die Neurographie von n.medianus und n.ulnaris schon früh nach dem Unfall eine

Schädigung der zervikalen Vorderhornzellen mit nachfolgender Waller-Degeneration festgestellt werden.

Nervenkompressionssyndrome treten als sekundäre Komplikationen im Verlauf einer Querschnittlähmung gehäuft auf. Das Carpaltunnelsyndrom und lagerungsbedingte Druckschäden (Kompression des n.peronaeus) können durch die Elektroneurographie objektiviert und eine entsprechende Therapie eingeleitet werden [46]. Dies ist bei Patienten mit Querschnittlähmung besonders wichtig, um verbliebene Funktionen zu erhalten.

Arm-Beinparesen

Die Neurographie von n.medianus und n.ulnaris bei Patienten mit Tetraplegie hat unmittelbare Konsequenzen zur Beurteilung der zu erwartenden Handfunktion, besonders im Hinblick auf die Entwicklung eines schlaffen oder spastischen Muskeltonus bei Lähmung der extrinsischen und intrinsischen Handmuskeln [45]. Besonders bei zervikalen Läsionen im Bereich C6 – C8 kommt es immer auch zur Schädigung von Vorderhorn und -wurzeln der entsprechenden Segmente mit Lähmung und Atrophie der entsprechenden Arm- und Handmuskeln. Das Ausmaß und die Schwere der Läsion kann schon früh (innerhalb von 2 Wochen nach Trauma) durch die neurographische Untersuchung quantitativ erfasst werden [44]. Durch die Elektroneurographie von n.tibialis und n.peronaeus kann eine Schädigung des Conus medullaris und der Cauda equina, sowie eine (sekundäre) Myelomalazie diagnostiziert werden. Damit ergeben sich Hinweise auf die Entwicklung einer schlaffen oder spastischen Paraparese. Dies ist prognostisch von Bedeutung, da der Verlust des motorischen Antwortpotenzial bei der Neurographie mit einer deutlich schlechteren Prognose auf eine muskuläre Erholung verbunden ist.

Klinische und elektrophysiologische Reflexuntersuchungen erlauben die Erregbarkeit von neuronalen Verschaltungen im Rückenmark auf verschiedenen Segmenthöhen zu untersuchen. Bei akuter traumatischer oder krankheitsbedingter Rückenmarkläsion kommt es in der Frühphase zum sogenannten „spinalen Schock", der klinisch durch nicht auslösbare Muskeleigenreflexe und einen schlaffen Muskeltonus unterhalb der Rückenmarkläsion definiert ist und erstmals von Hall [47] beschrieben wurde. Dabei müssen jedoch periphere Nervenläsionen, die ebenfalls zu Reflexverlust und schlaffem Muskeltonus führen, ausgeschlossen sein. Der Bulbocavernosus- und Analreflex gehören zu den sakralen Reflexen, die auch im spinalen Schock schon wenige Stunden nach Trauma sowohl klinisch als auch elektrophysiologisch ausgelöst werden können [48]. Bei Patienten mit akuter Verletzung des Rückenmarks (jedoch nicht des Sakralmark) ist der Bulbocavernosus-Reflex innerhalb 72 Stunden nach Trauma auch im spinalen Schock (d.h. erloschene Muskeleigenreflexe der Beine) auslösbar. Bei Patienten mit Sakralmarkläsion kann der Reflex hingegen nicht ausgelöst werden. Folglich kann mittels der elektrophysiolgischen Bulbocavernosus-Reflexuntersuchung eine Conus/Cauda-Läsion von einer Epikonus-Läsion differenziert werden [49]. Dies hat Konsequenzen für die Blasenfunktion und Blasenrehabilitation bei *Conus/Cauda-Läsion:* diese führt zu einer Blasendysfunktion vom peripheren Typ mit schlaffer Detrusorfunktion (Überlaufblase) und bei Parese der Schließmuskeln zu einer Stressinkontinenz. Dagegen entwickelt sich bei einer *Epikonusläsion* in der Regel eine hyperreflexive Blase, d.h. Ausbildung einer spastischen Reflexblase. Die Beurteilung des Bulbocavernosus-Reflexes mit EMG-Ableitung erlaubt zusätzlich Denervierung und Reinnervation im quergestreiften m.bulbocavernosus nachzuweisen [50]. Bei leichter axonaler Schädigung liegt die Reflexlatenz in der Regel im Normbereich.

Auch der *H-Reflex* ist schon im spinalen Schock, bei klinisch nicht auslösbaren Muskeleigenreflexen (ASR, PSR), ableitbar [51, 52, 53]. Die Diskrepanz von auslösbarem H-Reflex bei fehlenden Muskeleigenreflexen wird auf eine verminderte Erregbarkeit der Muskelspindeln zurückgeführt.

Zusammenfassung

Die Ergebnisse der hier vorgestellten Arbeiten zeigen, dass die kombinierte Anwendung von standardisierten klinischen und neurophysiologischen Untersuchungen, sowohl zur Diagnose- als auch Prognosestellung bei Patienten mit traumatischer Rückenmarkläsion für eine sichere Beurteilung der Rückenmarkfunktion eingesetzt werden können. Die so erhobenen Befunde erlauben die notwendigen weiteren diagnostischen und therapeutischen Maßnahmen einzuleiten. Durch die präzise funktionelle Prognosestellung kann die Rehabilitation schon sehr früh zielgerichtet geplant werden.

Danksagung

Diese Arbeit wurde durch den „Schweizer Nationalfond" (No 3200-052562.97) und durch die „Schweizerische Bankgesellschaft" im Auftrag eines Klienten unterstützt. Wesentliche Teile der Arbeit sind im Original erschienen in der Schweiz Med Wochenschr 2000; 130: 801–810.

Literatur

1. Meinecke FW (1968) Frequency and distribution of associated injuries in traumatic paraplegia and tetraplegia. Paraplegia 5: 196–209
2. Dietz V, Young RR (1996) The Syndromes of spinal cord dysfunction. In: Brandt T et al. (eds) Neurological Disorders: Course and Treatment. Academic Press, San Diego, S. 641–652
3. Gerner HJ (1992) Die Querschnittlähmung. Erstversorgung, Behandlungsstrategie, Rehabilitation. Blockwell Wissenschaft, Berlin
4. Frankel HL, Hancock DO, Hyslop G, Melzak J, Michaelis LS, Ungar GH, Vernon JDS, Walsh JJ (1969) The value of postural reduction in the initial managment of closed injuries of the spine with paraplegia and tetraplegia. Paraplegia 73: 179–192
5. Maynard FM, Reynold GG, Fountain S, Wilmot C, Hamilton R (1979) Neurological progosis after traumatic quadriplegia. J Neurosurg 50: 611–616
6. Foo D, Subrahmanyan TS, Rossier AB (1981) Posttraumatic acute anterior spinal cord syndrome. Paraplegia 19: 201–205

7. Crozier KS, Graziani V, Ditunno JF, Herbison GJ (1991) Spinal cord injury: Prognosis for ambulation based on sensory examination in patients who are initially motor complete. Arch Phys Med Rehabil 72: 119-121
8. Roth EJ, Lawler MH, Yarkony GM (1990) Traumatic central cord syndrome: clinical features and functinal outcomes. Arch Phys Med Rehabil 71: 18-23
9. Schneider RC, Cherry C, Pantek H (1954) The syndrome of acute central cervical spine cord injury. J Neurosurg 11: 546-577
10. Ditunno JF (1992) New spinal cord injury standards, 1992. Paraplegia 30: 90-91
11. Ditunno JF, Young W, Donovan WH, Creasy G (1994) The international standards booklet for neurological and functional classification of spinal cord injury. Paraplegia 32: 70-80
12. Waters RL, Adkins RH, Yakura JS (1991) Definition of complete spinal cord injury. Paraplegia 29: 573-581
13. Wu L, Marino RJ, Herbison GJ, Ditunno JF (1992) Recovery of zero-grade muscles in the zone of partial preservation in motor complete quadriplegia. Arch Phys Med Rehabil 73: 40-43
14. Donovan WH, Bedbrook GM (1980) Sensory and motor activity in the posterior primary rami following complete spinal cord injury. Arch Phys Med Rehabil 61: 133-138
15. Waters RL, Rodney A, Adkins RH, Yakura JS, Sie J (1994) Motor and sensory recovery following incomplete tetraplegia. Arch Phys Med Rehabil 75: 306-311
16. Waters RL, Rodney A, Adkins RH, Yakura JS, Sie J (1993) Motor and sensory following complete tetraplegia. Arch Phys Med Rehabil 74: 242-247
17. Rowed DW (1982) Value of somatosensory evoked potentials for prognosis in partial cord injuries. In: Tator CH (ed) Early Managment of Acute Spinal Injury. Raven Press, New York
18. Grüninger W, Ricker K (1981) Somatosensory cerebral evoked potentials in spinal cord disease. Paraplegia 19: 206-215
19. Sedgwick TB, El-Nagamy E, Frankel H (1980) Spinal cord potential in traumatic paraplegia and quadriplegia. J Neurol Neurosurg Psychiat 43: 823-830
20. York DH, Watts C, Raffensberger M, Spagnola T, Joyce C (1983) Utilization of somatosensory evoked cortical potentials in spinal cord injury. Spine 8: 832-839
21. Welch RD, Lobley SJ, O'Sullivan SB, Freed MM (1986) Functional independence in quadriplegia: critical levels. Arch Phys Med Rehabil 67: 235-240
22. Yarkony GM, Elliott JR, Lowell L, Heinemann AW, Katz RT, Yeongchi W (1988) Rehabilitation outcomes in complete C5 quadriplegia. Am J Phys Med Rehabil 76: 73-76
23. Curt A, Dietz V (1996) Traumatic cervical spinal cord injury: Relation between somatosensory evoked potentials, neurological deficit and hand function. Arch Phys Med Rehabil 77: 48-53
24. Li C, Houlden DA, Rowed DW (1990) Somatosensory evoked potentials and neurological grades as predictors of outcome in acute spinal cord injury. J Neurosurg 72: 600-609
25. Curt A, Dietz V (1997) Ambulatory capacity in spinal cord injury: Significance of somatosensory evoked potentials and ASIA protocols in predicting outcome. Arch Phys Med Rehabil 78: 39-43
26. Deldovici NL, Fowler CJ (1995) Clinical value of the pudendal somatosensory evoked potentials. Electroenceph clin Neurophysiol 96: 509-515
27. Haldemann S (1984) Dissociation between postrior tibial and pudendal somatosensory evoked responses: possible different central pathways. Neurology (Suppl 1) 34: 143
28. Burgio KL, Engel BT, Quilter RE, Arena VC (1991) The relationship between external anal and external urethral sphincter activity in continent women. Neurourol Urodyn 10: 555-562
29. Fowler CJ (1992) Clinical significance of electrophysiological studies of patients with lower urinary tract dysfunction. Neurourol Urodyn 11: 279-282
30. Curt A, Rodic B, Schürch B, Dietz V (1997) Recovery of bladder function in patients with acute spinal cord injury: Significance of ASIA scores and SSEP. Spinal Cord 35: 368-373
31. Schurch B, Hauri D, Rodic B, Curt A, Meyer M, Rossier A (1996) Botulinum-A toxin as a treatment of detrusor-sphincter dyssynergia: A prospective study in 24 spinal cord injury patients. J Urol 155: 1023-1029
32. Merton PA, Morton HB (1980) Stimulation of the cerebral cortex in the intact human subject. Nature 185: 227-228
33. Barker AT, Freestone IL, Jalinous R, Merton PA, Morton HB (1985) Magnetic stimulation of the human brain. J Physiol (London) 369: 3

34. Eisen A (1992) Cortical and peripheral nerve magnetic stimulation. Meth clin Neurophys 3: 65-84
35. Katz RT, Van den Berg C, Weinberger D, Cadwell J (1990) Magnetoelectric stimulation of human motor cortex: Normal values and potential safety issues in spinal cord injury. Arch Phys Med Rehabil 71: 597-600
36. Hess CW, Mills KR, Murray NM (1986) Measurement of central motor conduction in multiple sclerosis by magnetic brain stimulation. Lancet 2: 355-358
37. Maertens-de-Noordhout A, Remacle JM, Pepin JL, Born JD, Delwaide PJ (1991) Magnetic stimulation of the motor cortex in cervical spondylosis. Neurology 41: 75-80
38. Curt A, Keck ME, Dietz V (1998) Functional outcome following spinal cord injury: Significance of motor-evoked potentials. Arch Phys Med Rehab 79: 81-86
39. Macdonell RAL, Donnan GA (1995) Magnetic cortical stimulation in acute spinal cord injury. Neurology 45: 303-306
40. Lewko JP, Tarkka IM, Dimitrijevic MR (1995) Neurophysiological assessment of the motor and sensory spinal pathways in chronic spinal cord injury. Restor Neurol Neurosci 7: 225-234
41. Hirayama T, Tsubokawa R, Maejima S, Yamamoto T, Kataryama Y (1991) Clinical assessment of the prognosis and severity of spinal cord injury using corticospinal motor evoked potentials. In: Shimoji K, Kurokawa T, Tamaki T, Willis WD (eds) Spinal Cord Monitoring and Electrodiagnosis. Springer, Heidelberg, S 503-510
42. Meyer BU, Britton TC, Benecke R, Bischoff C, Machetanz J, Conrad B (1992) Motor responses evoked by magnetic brain stimulation in psychogenic limb weakness: Diagnostic value and limitations. J Neurol 239: 251-255
43. Brandstater ME, Dinsdale SM (1976) Electrophysiological studies in the assessment of spinal cord lesions. Arch Phys Med Rehabil 57: 70-74
44. Curt A, Dietz V (1996) Neurographic assessment of intramedullar motoneurone lesions in cervical spinal cord injury: Consequences for hand function. Spinal Cord 4: 326-332
45. Curt A, Dietz V (1996) Nerve conduction study in cervical spinal cord injury: Significance for hand function. NeuroRehabil 7: 165-173
46. Blaik Z, Mc Garry J, Daura R (1989) Peripheral neuropathy in spinal injured patients. Electromyogr clin Neurophysiol 29: 469-472
47. Hall M (1843) New Memoir on the Nervous System. H. Bailliere, London
48. Rossier AB, Fam BA, Dibenedetto M, Sarkaratti M (1979) Urodynamics in spinal shock. Urol Res 122: 783-787
49. Lucas MG, Thomas DG (1989) Lack of relationship on conus reflexes to bladder function after spinal cord injury. Br J Urol 63: 24-27
50. Tackmann W, Porst H (1987) Diagnostik neurogener Potenzstörungen mit Hilfe des Bulbocavernosus-Reflexes und somatosensorisch evozierter Potentiale nach Stimulation des N. pudendus. Nervenarzt 58: 292-299
51. Ashby P, Verrier M, Lightfoot E (1974) Segmental reflex pathway in spinal shock and spinal spasticity in man. J Neurol Neurosurg Psychiat 37: 1352-1360
52. Diamantopoulos E, Zander OP (1967) Exitability of motor neurones in spinal shock in man. J Neurol Neurosurg Psychiat 30: 427-431
53. Little JW, Halar EM (1985) H-reflex changes following spinal cord injury. Arch Phys Med Rehabil 66: 19-22

Neuroradiologische Diagnostik bei nichttraumatischer Querschnittlähmung

P. Held
Universitätsklinikum Regensburg

Zur Untersuchung von Patienten mit nichttraumatischer Querschnittlähmung stehen dem Radiologen die Magnetresonanztomographie (MRT), die Computertomographie (CT), die Myelographie (meist mit nachfolgender CT) und die digitale Subtraktionsangiographie (DSA) zur Verfügung. Röntgenübersichtsaufnahmen finden noch Anwendung, spielen aber bei nichttraumatischer Genese im diagnostischen Flußschema nur eine untergeordnete Rolle.

Die mittlerweile wichtigste bildgebende Methode ist die MRT. Ihre Domäne ist die Diagnostik medullärer Läsionen [1]. Eine breite Palette an MR-Sequenzen, MR-Tomographie, MR-Angiographie [4, 5], MR-Myelographie [3], die Möglichkeit variabler Schichtführung (z.B. exakte Höhenzuordnung einer Läsion) und der hohe Weichteilkontrast der MRT tragen zum heute hohen Stellenwert dieses Verfahrens bei. Mit speziellen Gradientenechosequenzen gelingt die Unterscheidung von grauer und weißer Substanz [2]. Dadurch kann die Lokalisation von medullären Läsionen verbessert werden. Mit diesen Sequenzen lassen sich Marködem und Hämatomyelie (Hb-Katabolismus) besonders sensitiv nachweisen (Abb. 1). So eignet sich die MRT zum Nachweis einer Vielzahl ent-

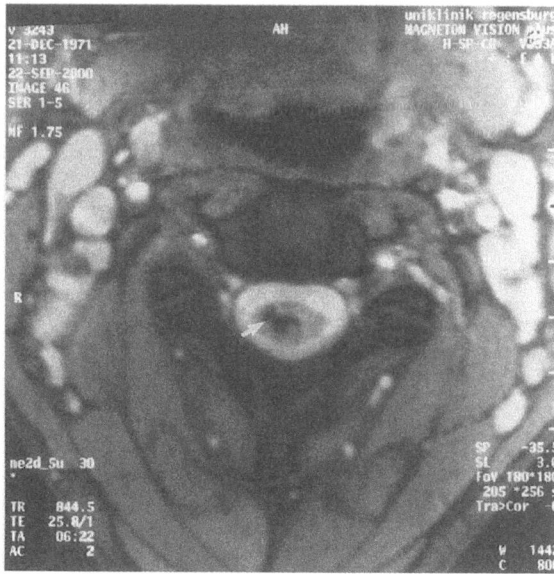

Abb. 1. Hämatomyelie (Bluter/Faktor-VIII-Mangel): axiale T2*-gewichtete Gradientenechosequenz in Höhe des 4. Halswirbelkörpers: Hämosiderin (schwarz/Pfeil), weiße Substanz (dunkelgrau), graue Substanz (hell)

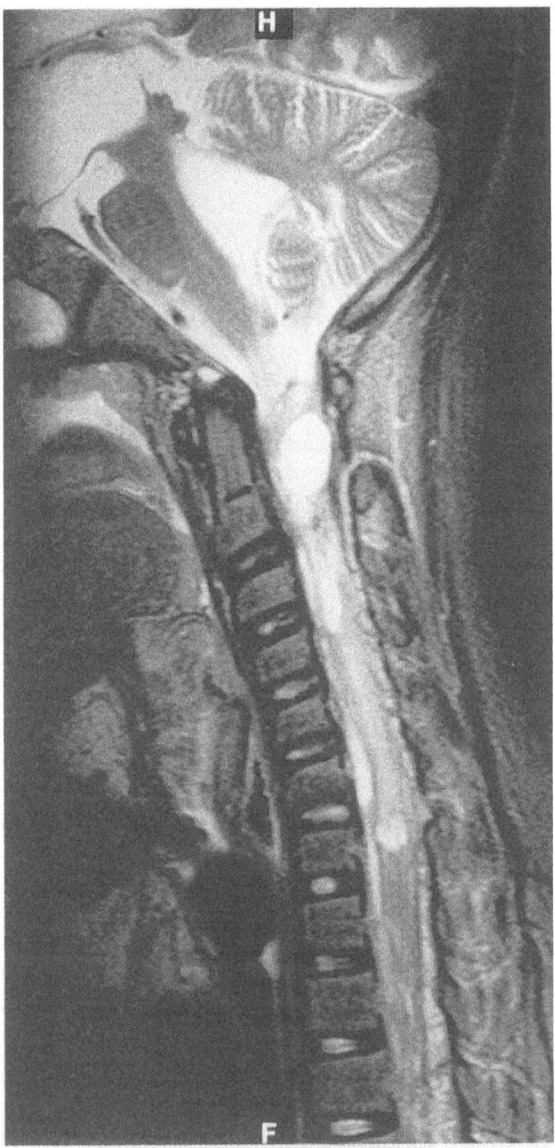

Abb. 2. Ependymom im Halsmark: sagittale T2-gewichtete Turbospinechosequenz

zündlicher, demyelinisierender, immunologischer und ischämischer Prozesse. Das MR-Bild entzündlicher Erkrankungen – zumeist viraler Genese beim immunsupprimierten Patienten und häufiger bakterieller und immunologischer Genese beim immunkompetenten Patienten – weist ein breites Spektrum von Veränderungen auf: Normalkalibriges Myelon oder Auftreibung des Rückenmarks, fehlende Darstellung oder Hypointensität im T1-gewichteten Bild, fokale oder diffuse Hyperintensität im T2-gewichteten Modus, fehlende (meist chron. Prozesse), diffuse multisegmentale oder fokale, fleckförmige Anreicherung nach

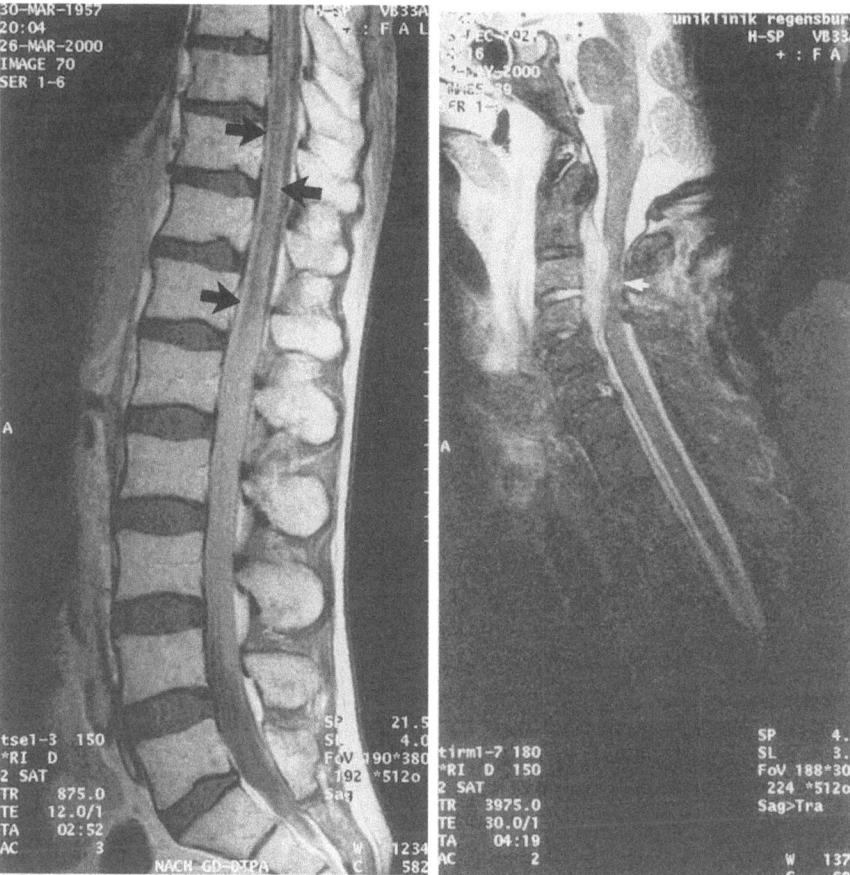

Abb. 3. Malignes Non-Hodgkin-Lymphom: sagittale T1-gewichtete Turbospinechosequenz (nach venöser Injektion von 15 ml GD-DTPA) der unteren Brustwirbelsäule und der Lendenwirbelsäule: intraduraler extramedullärer Lymphombefall (Pfeile)

Abb. 4. Spondylitis HWK 3/4 und HWK 4/5 mit prävertebralem und epiduralem Abszess: sagittale STIR-Sequenz der Halswirbelsäule: Kompression des Halsmarks mit Ödembildung (Pfeil)

Kontrastmittelapplikation [6]. Zu den wenigen Prozessen, die anhand ihres MR-Erscheinungsbildes besonders gut zugeordnet werden können, gehört die multiple Sklerose (typisch periphere Lage der floriden Herde, longitudinale Ausdehnung der Plaques) [6]. Die Unterscheidung von entzündlichen und ischämischen Läsionen von medullären Tumoren (Abb. 2) kann äußerst schwierig sein. Oft kann nur eine Verlaufskontrolle zur Diagnose führen. Auch kommt es darauf an, intramedulläre Läsionen von extramedullären intraduralen (Abb. 3) und extraduralen (Abb. 4) Prozessen zu unterscheiden. Dazu ist die MRT in der Regel ausreichend. Ausnahmen sind MR-Kontraindikationen oder das Erfordernis einer Funktionsdiagnostik, falls kein offenes MR-System zur Verfügung steht. In diesen Fällen ist die Myelographie – mit nachgeschalteter CT – weiterführend. Gefäßmalformationen, spinale durale arteriovenöse Fisteln lassen sich oft auch in der MRT (3D-Sequenzen) oder MR-Angiographie erkennen. Ihre Folgen für das Myelon (z. B. Shuntbedingte Ischämie, Stauungsmyelopathie ect.) [6] können mit der MRT oft dargestellt werden. Dennoch ist – nicht nur im Rahmen der Intervention! – die DSA diagnostisch weiterführend, lässt sie doch oft erst das gesamte Ausmaß der Läsion erkennen und damit eine Therapieentscheidung und Therapieplanung zu [7]. Zusammenfassend ist die MRT – seit rund 20 Jahren im Einsatz und seither ständig optimiert – heute die wichtigste bildgebende Methode für Patienten mit nichttraumatischer Querschnittlähmung.

Literatur

1. Fellner F, Triebe S, Fellner C et al. (1997) MRT diskreter Rückenmarksläsionen – Bedeutung T2-gewichteter Turbo Spinechosequenzen. Röntgenpraxis 50: 321–329
2. Held P, Seitz J, Fründ R et al. (2001) Comparison of two-dimensional gradient echo, turbo spin echo and two-dimensional turbo gradient spin echo sequences in MRI of the cervical spinal cord anatomy. Eur J Radiol 38: 64–71
3. Hergan K, Amann T, Vonbank H et al. (1996) MR-myelography: a comparison with conventional myelography. Eur J Radiol 21: 196–200
4. Nitz WR (1999) MR imaging: acronyms and clinical applications. Eur Radiol 9: 979–997
5. Provenzale JM (2000) CT and MR imaging of nontraumatic neurologic emergencies. AJR 174: 289–299
6. Sartoretti-Schefer S, Wichmann W, Valavanis A (1996) Entzündliche Erkrankungen des Rückenmarks und der Nervenwurzeln in der MRT. Radiologe 36: 897–913
7. Strater R, Kurlemann G, Schuierer G et al. (1997) Arteriovenous malformations of the cervical spinal cord. Klin Pediatr 209: 84–87

Der nichttraumatische spinale Notfall

S. J. ALBERT, J. JÖRG
Klinik für Neurologie und klinische Neurophysiologie des Klinikum Wuppertal,
Universität Witten-Herdecke

Einleitung

Spinale Querschnittsyndrome mit akutem oder subakutem Beginn sind wichtige neurologische Notfallsituationen, die eine dringlich durchzuführende Diagnostik und rasche Therapieentscheidung erfordern. Die gemeinsame interdisziplinäre Zusammenarbeit zwischen Neurologen, Neuroradiologen und ggf. Neurochirurgen oder Ärzten weiterer Fachrichtungen muss zügig im stetigen Bewusstsein einer „tickenden Uhr" ablaufen. Als Faustregel kann gelten, dass die notwendigen vom Einzelfall abhängigen diagnostischen Schritte innerhalb von 1 – 4 Stunden erfolgen müssen. Denn bei länger als 8 – 12 Stunden bestehenden kompletten Querschnittsyndromen, etwa durch eine metastasenbedingte Kompression, ist dann der postoperative Erfolg einer Entlastungsoperation fraglich; bei inkompletten Querschnittsyndromen besteht zwar eine größere Variabilität, aber auch hier kann die Prognose durch rasches Handeln drastisch gebessert werden. Stufenweise muss entschieden werden, welche diagnostischen Verfahren angewendet werden sollen. Die Kenntnisse klinischer Besonderheiten bei Erkrankungen unterschiedlicher Ätiologie erleichtern ein systematisches Vorgehen. In Abhängigkeit von der vorläufigen Diagnose wird beim Patienten eine neurologische oder neurochirurgische Therapie durchgeführt. Für den Einzelfall muss entschieden werden, ob eine Indikation für eine neurologisch-intensivmedizinische Behandlung besteht.

Klinische Symptomatik

Die Klinik der akuten spinalen Raumforderungen oder akuter Querschnittsyndrome anderer Genese wird im Wesentlichen bestimmt von der Ätiologie der Läsion, der Höhenlokalisation und der Anzahl der einbezogenen Segmente, der Ausdehnung im Rückenmarkquerschnitt, sowie der Geschwindigkeit des Voranschreitens der Läsion bzw. deren Alter.

Frühsymptome

In der Frühphase können erste Symptome oft segmentunspezifischen bzw. segmentfernen Charakter haben, wobei Schmerzen im Vordergrund stehen. Raumfordernde Prozesse im Halswirbelsäulenbereich bewirken oft als Frühzeichen durch Bewegung verstärkte Schmerzen im Nacken, manchmal mit Ausstrahlung zwischen beide Schulterblätter. Thorakale Prozesse haben oft zunächst gürtelförmig nach ventral ausstrahlende Schmerzen, wohingegen lumbale Raumforderungen im Bereich von Conus und Kauda zunächst in eines, später in beide Beine ausstrahlen und in dieser Lokalisation häufig früh Störungen der Blasen- und Sexualfunktion vorliegen.

Die Geschwindigkeit der Entwicklung der Kompression hat ebenfalls große Bedeutung, da der Untersucher bei einer vorangegangenen langsamen Entwicklung bereits spastische Symptome vorfindet, hingegen es bei sehr rascher Myelonkompression zum spinalen Schock kommt, mit dem Ausfall aller Muskeleigenreflexe und schlaffen Paresen trotz Läsion des 1. Motoneurons. Dieses Bild kann dann später in eine spastische Symptomatik übergehen, sich in Einzelfällen aber auch zurückbilden.

Spinale Syndrome je nach Ausdehnung der Läsion im Rückenmarkquerschnitt

Komplette Querschnittsyndrome gehen mit einem nachgeschalteten Ausfall der Willkürmotorik (1. Motoneuron) mit segmental peripherer Parese durch Vorderhornläsion (2. Motoneuron) und mit einem Ausfall der Oberflächen- und Tiefensensibilität einher. Das oberste sensible Niveau entspricht der Höhe des betroffenen Rückenmarksegments, typischerweise findet man 1 – 2 Segmente apikal eine Hyperalgesie und -ästhesie. Zusätzlich kommt es durch Schädigung der vegetativen Bahnen zu weiter unten genannten Symptomen.

Bei nur einseitiger Schädigung des Rückenmarks kommt es zum sog. *spinalen Halbseitensyndrom (Brown-Séquard-Syndrom)* mit ipsilateraler segmentaler schlaffer und kaudal der Läsion spastischer Parese, ipsilateraler Störung der Oberflächen- und Tiefensensibilität sowie dissoziierter kontralateraler Sensibilitätsstörung mit Ausfall für Schmerz- und Temperaturempfindungen. Beim *Spinalis-anterior-Syndrom* kommt es, wie weiter unten näher erläutert, zu motorischen Ausfallserscheinungen wie beim kompletten Querschnittsyndrom unter Erhalt der Berührungs- und epikritischen Sensibilität. Umgekehrt kann ein Hinterstrangsyndrom (meist bei extramedullären Prozessen) zu einer Anästhesie für Berührungen, Verlust des Lagesinns mit sensibler Ataxie und Herabsetzung des Vibrationsempfindens führen. Hingegen haben *zentromedulläre Rückenmarkläsionen* zunächst durch eine Schädigung der in der vorderen Kommissur kreuzenden spinothalamischen Bahnen eine dissoziierte Sensibilitätsstörung zur Folge, u. U. können bei Fortschreiten der Schädigung auf die Vorderhörner segmental schlaffe Paresen hinzutreten.

Je nach Höhe der Läsion kann zusätzlich zu sensomotorischen Ausfällen ein *akutes vegetatives Querschnittsyndrom* durch den Ausfall der vegetativen Bahnen mit den Symptomen Blutdruckabfall, ausgeprägte Orthostaseneigung, Anhidrose, Harnverhalt, Magen-Darm-Atonie und Subileus einhergehen [7, 10].

Höhenlokalisation und Längsausdehnung

Die klinische Höhenlokalisation ist für eine beschleunigte und gezielte radiologische Diagnostik oft der vordringlichste Schritt. Über die genaue Untersuchung der segmentalen sensiblen, motorischen und vegetativen Defizite muss versucht werden, den Schädigungsort so genau wie möglich einzugrenzen, wobei die am kranialsten gelegenen segmentalen Reiz- oder Ausfallserscheinungen Rückschlüsse auf die obere Höhe des Prozesses zulassen.

Ein *hohes zervikales Querschnittsyndrom* (C1 – C4) führt neben einer spastischen Tetraparese zu segmentalen Wurzel- oder Hinterhornsymptomen mit in Nacken- und Hinterkopf ausstrahlenden Schmerzen, sowie u. U. zu einer segmental peripheren Teilparese den M. trapezius, der über den Plexus cervicalis mitversorgt wird. Entscheidend ist die Möglichkeit einer Ateminsuffizienz durch Zwerchfellparese. Auch ausgeprägte vegetative Dysfunktionen mit Hypotension und Reflexbradykardien als Folge der Sympathikusunterfunktion kommen häufig vor. *Untere Halsmarkläsionen* haben das Niveau der segmental schlaffen Lähmung im Bereich der oberen Extremitäten; bei Schädigung C8 – Th1 kann neben einer generalisierten Anhidrose ein Horner-Syndrom entstehen. *Thorakale Querschnittsläsionen* führen zu einer spastischen Paraparese der Beine; durch segmentale Schädigung können Bauch- und viszerale Muskulatur paretisch sein. Die Lähmung der Atemhilfsmuskulatur besonders bei hoher thorakaler Lähmung kann klinisch relevant sein. Die Bauchdeckenreflexe in den verschiedenen Etagen können diagnostische Zusatzinformationen liefern. *Lumbalmarkläsionen*, klassischerweise als Folge eines Verschlusses der A. radikularis magna, führen bereits bei Schädigungen ab L1 zu einer schlaffen (peripheren) Lähmung der Beine, sodass sich nur selten Steigerungen der Muskeleigenreflexe beobachten lassen. Da viele der Kaudafasern dicht gebündelt am Conus medullaris entlanglaufen, ist eine exakte Höhenlokalisation klinisch oft erschwert oder nicht möglich. *Konussyndrome* (Schädigung in Höhe von LWK1) zeigen eine reithosenförmige Sensibilitätsstörung ab S3 zusammen mit einem Ausfall der Blasen-, Mastdarm- und Sexualfunktion. Liegen auch Paresen vor, so ist dies ein Hinweis auf Schädigung der benachbarten Kauda equina, wobei beim *vollständigen Kaudasyndrom* schlaffe Paresen beider Beine mit Ausfall der Muskeleigenreflexe und ein sensibles Niveau ab L4 vorliegt, sowie Störungen der Blasen-, Mastdarm- und Sexualfunktion vorliegen [8].

Ursachen von akuten spinalen Erkrankungen

Ätiologie von Querschnittsyndromen:

Akuter Beginn
– A.-spinalis-anterior- oder A.-radicularis-magna-Syndrom
– spinale Blutung
– Myelitis (besonders rasch postinfektiös und postvakzinal)
– medialer Bandscheibenvorfall („akute zervikale Myelopathie")

	– Trauma oder Bagatelltrauma bei pathologischer Fraktur – Malignome (selten, z. B. über Gefäßkompression) – Angiom (Blutung)
Subakut	– Malignome (spinal, paraspinal, Knochen) – epiduraler Abszess – Spondylodiszitis – Myelitis (bei Borreliose, Lues, ...) – Angiom
Chronisch progredient	– benigne Tumoren (Meningeom, Neurinom, ...) – Syringomyelie – zervikale Myelopathie – vaskuläre Myelopathie

Vaskuläre Erkrankungen

Ischämien stehen gegenüber den spinalen Blutungen ganz im Vordergrund. Auch das spinale Angiom mit seinen unterschiedlichen klinischen Manifestationen ist hier zusammengefasst.

Akute Rückenmarkischämie. Bei den *akuten Ischämien* sind ätiologisch 2 Hauptgruppen von Gefäßerkrankungen zu unterscheiden: die autochthonen Gefäßerkrankungen und die sekundär entstandenen Rückenmarksischämien auf dem Boden von Erkrankungen oder Eingriffen an der Aorta (Aortendissektion, Aortenaneurysma, Prothesenoperationen, Lériche-Syndrom u. a.), des Herzens und schließlich durch Gefäßkompression bedingt durch Tumoren oder Wirbelsäulenerkrankungen. Autochthone Gefäßerkrankungen spielen im Vergleich zu korrespondierenden zerebralen Erkrankungen zahlenmäßig eine ganz untergeordnete Rolle, da zum einen die Arterien des Rückenmarks auch an einer hochgradigen allgemeinen Arteriosklerose im Gegensatz zu den vorgeschalteten Arterien nicht oder deutlich geringer beteiligt sind, zum anderen im Gegensatz zum Zerebrum im Normalfall eine ausgeprägte Kollateralisierung besteht.

Klinisch spielen das A.-spinalis-anterior-Syndrom und das A.-radikularis-magna-Syndrom die Hauptrolle. Die neurologische Symptomatik beim *Arteria-spinalis-anterior-Syndrom* erklärt sich nach 1 – 2 Stunden dauernden Schmerzen zwischen den Schulterblättern durch den entsprechenden akuten Funktionsausfall der ventralen 2/3 des Rückenmarks auf unterschiedlicher Länge, sodass es durch Vorderhornschädigung zu einer initial schlaffen Para- oder Tetraparese, durch Vorderseitenstrangläsion zu einer dissoziierten Empfindungsstörung und durch Affektion des Nc. intermediolateralis zu Blasen- und Mastdarmstörungen, zunächst als Retention, kommt. Nach Überwindung des spinalen Schocks mit Areflexie bilden sich spastische Symptome aus und nur segmental periphere schlaffe Paresen auf Höhe der Schädigung. Beim *Arteria-radikularis-magna-Syndrom* führt die Unterbrechung des bedeutenden segmentalen Zuflusses in Höhe des thorakolumbalen Übergangs zu einer ischämi-

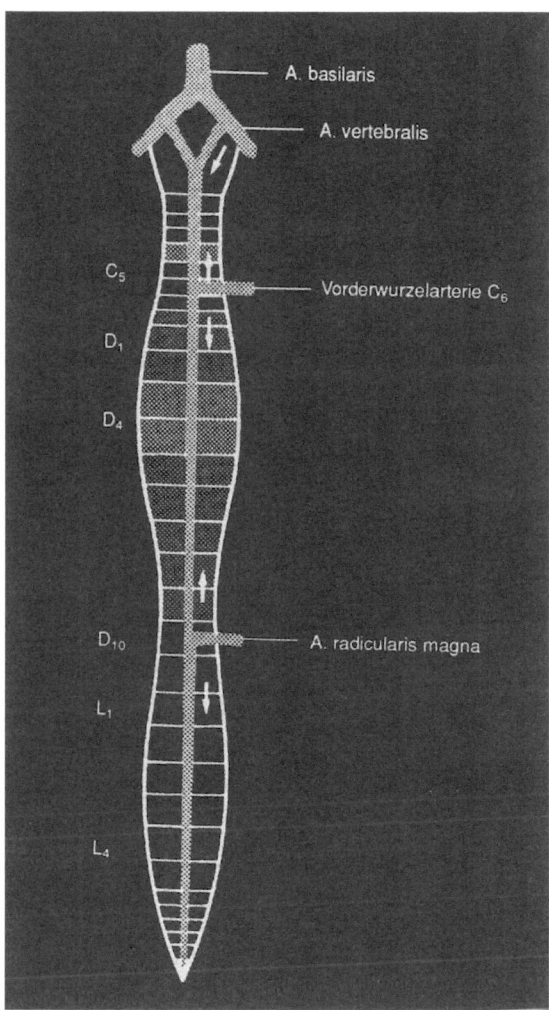

Abb. 1. Schema der Gefäßversorgung des Rückenmarks

schen Erweichung des gesamten Rückenmarkquerschnitts, d. h. mit Entstehung eines kompletten sensomotorischen Querschnittsyndroms. Besondere Komplikationen hierbei können u. a. Sympathikusstörungen mit Überwiegen von Hypotonie und Reflexbradykardien, sowie trophische Störungen mit Neigung zu Dekubiti sein. Diese Syndrome treten meist als akute Myelomalazien auf. Seltener kommt die spinale ischämische Attacke definitionsgemäß mit Fortbestehen der klinischen Symptome unter 24 h vor. Treten Symptome hingegen häufiger und ausschließlich bei körperlicher Belastung (Laufen, Radfahren) auf, muss auch an die Möglichkeit einer Claudicatio intermittens spinalis gedacht werden. Pathogenetisch sind hier zum einen bei stenosierenden Prozessen der Aorta und ihrer Gabelung Umgehungskreisläufe über den Spinalraum mit „Steal"-Phänomen bedeutsam, zum anderen eine wechselnd kompensierte Herzinsuffizienz. Die Indikation zur Angiographie ist zu stellen, sofern ein Syndrom des engen lumbalen Spinalkanals ausgeschlossen worden ist. Von einer chronischen vaskulären Myelopathie sind Frauen ab dem 60. Lebensjahr häufiger betroffen. Durch Fibrohyalinose der zervikalen und thorakalen Spinalgefäße bildet sich zumeist eine chronisch progrediente Paraspastik aus.

Gegenüber den arteriellen vaskulären Erkrankungen sind venös bedingte Infarzierungen des Rückenmarks durch Thrombosen sehr selten. Der Verlauf kann schubförmig bis zum Bild eines Querschnittsyndroms verlaufen [7].

Spinale Angiome. Spinale Angiome, – entwicklungsgeschichtlich Fehlbildungen primitiver embryonaler Gefäße –, sind arteriovenöse Gefäßmalformationen des Rückenmarks und seiner Häute (Abb. 2). Je nach Lokalisation des arteriovenösen Kurzschlusses unterteilt man in intradurale, durale und extradurale Angiome ungeachtet der u. U. schädigenden Folgen über diese Kompartimente

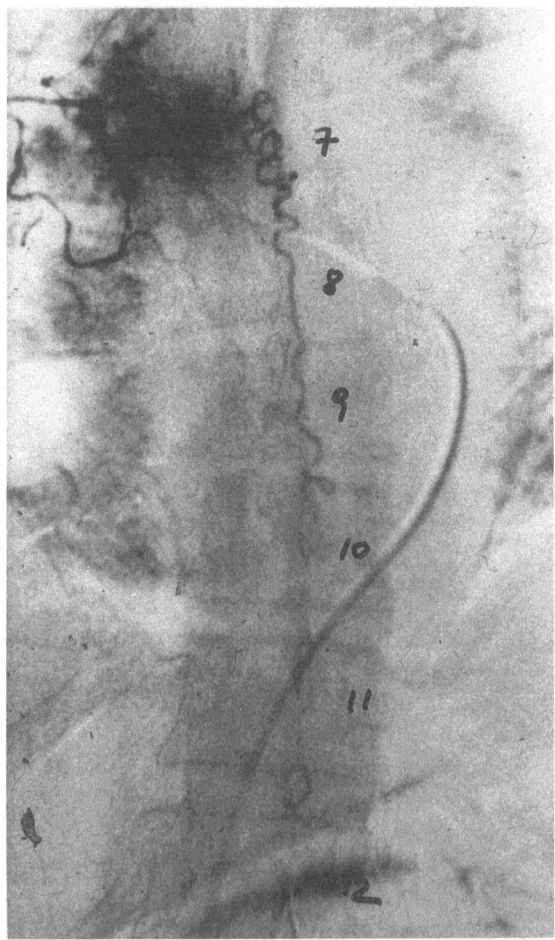

Abb. 2. Konventionelle Angiographie beim spinalen Angiom

hinaus. Der bevorzugte Sitz ist am thorakolumbalen Übergang (Th8 – L3), aber auch zervikale spinale Angiome kommen vor; mehrsegmentale Ausdehnungen zumeist von dorsalen Rückenmarksteilen aus sind häufig. Für die Entwicklung der klinischen Symptomatik (bei intraduralem Sitz im Kindes- und frühen Erwachsenenalter) sind neben der direkten Kompression auch ein Steal-Effekt durch die arteriovenöse Shuntfunktion, Ischämien durch Thrombosierung der Rückenmarkgefäße, Gefäßrupturen mit Ausbildung einer spinalen Subarachnoidalblutung und schließlich arachnitische Verwachsungen als Folge von rezidivierenden Blutungen, sowie epidurale Hämatomentwicklung durch Angiomruptur verantwortlich. Das Leitsymptom ist die spinale Apoplexie, dennoch unterscheidet man neben diesem akuten Beginn weitere Verlaufstypen:
1. den langsam progredienten Verlaufstyp mit medullären und radikulären Symptomen,
2. den progredienten, ggf. schubweisen Verlauf mit (Teil-)remissionen,
3. die spinale Apoplexie mit rezidivierenden Episoden,
4. die spinale Subarachnoidalblutung, ggf. mit Rezidiven.

Als auslösende Faktoren sind häufig Bagatelltraumata zu erfragen. Die spinale Durafistel, d. h. der durale Sitz des spinalen Angioms, manifestiert sich meist erst nach dem 40. Lebensjahr, typisch ist hier eine sich unter Kreuzschmerzen langsam entwickelnde Paraparese; die Variante einer Subarachnoidalblutung kommt hier nicht vor [7].

Spinale Blutungen. Sie kommen insgesamt deutlich seltener vor als die ischämischen Erkrankungen, wobei als prädisponierende Faktoren v. a. Gerinnungsstörungen (Antikoagulation, Alkoholiker), Angiome und anderen Tumoren oder Traumen vorliegen. Die Blutungen können epidural, seltener auch subdural, subarachnoidal oder intramedullär lokalisiert sein.

Epidurale spinale Hämatome sind wie auch intrakraniell zwischen Periost und Dura mater lokalisiert, entstehen jedoch durch Blutungen aus dem periduralen Venenplexus, ziehen jedoch gleichwohl eine recht rasche Hämatomentwicklung nach sich, die meist auf einige Wirbelkörperhöhen beschränkt bleibt. Klinisch kommt es zumeist i. R. einer Gerinnungsstörung oder als Traumafolge zu einem akuten heftigsten Schmerz in Höhe der Blutung (bevorzugt obere LWS, untere BWS, untere HWS) meist mit radikulärer Ausstrahlung. Des Weiteren kommt es innerhalb von wenigen Stunden bis 1 – 2 Tagen zur spinalen Kompression mit Querschnittsymptomatik. Zwar besteht ein lokaler Klopfschmerz, dieser ist jedoch oft geringer ausgeprägt als beim differenzialdiagnostisch zu erwägenden epiduralen Abszess, wobei hier zusätzlich typische Laborbefunde einer bakteriellen Allgemeininfektion vorliegen. Ein spinales Angiom kann zur Subarachnoidalblutung, nicht aber zum epiduralen Hämatom führen.

Hingegen sind *subdurale spinale Hämatome* eine Rarität. Sie sind zumeist thorakolumbal oder thorakal lokalisiert. Auch hier liegen meist prädisponierende Gerinnungsstörungen vor.

Die *spinale Subarachnoidalblutung* (SAB) kann klinisch einer zerebralen SAB sehr ähnlich sein, ist jedoch viel seltener (1 % aller SAB). Am häufigsten auf dem

Boden einer intraduralen Gefäßmissbildung (Angiom) oder bei Tumoren (z.B. Ependymom der Kauda) mit Gefäßruptur, Aneurysmen der A. spinalis anterior oder A. radicularis magna, ggf. einer erhöhten Blutungsneigung oder anderen selteneren Ursachen kommt es zu einem akuten Rückenschmerz mit beidseitiger Ischialgie und einem sich sekundär entwickelnden Meningismus. Im Verlauf können Symptome einer intrakraniellen Drucksteigerung eine zerebrale SAB imitieren. Auch für die spinale SAB gilt, dass eine unauffällige Bildgebung einen blutigen Liquor nicht ausschließt.

Schließlich kann eine spinale Blutung auch direkt in das Rückenmark erfolgen und besonders das Rückenmarkgrau über mehrere Segmente im Sinne einer *Hämatomyelie* zerstören. Ursächlich können neben einer traumatischer Genese, u.a. rupturierte intramedulläre Angiome, Aneurysmen oder Tumorblutungen sein. In der Mehrzahl der Fälle liegt klinisch ein Spinalis-anterior-Syndrom vor. Als Restsymptom kann das klinische Bild einer Syringomyelie zurückbestehend bleiben [7].

Degenerative Wirbelsäulenerkrankungen und Bandscheibenvorfälle

Traumatische Frakturen sind nicht Gegenstand dieser Übersicht. Spontane Ermüdungsfrakturen von Wirbelkörpern in verschiedener Lokalisation z.B. bei Osteoporose können auch ohne bzw. bei Bagatelltraumen zu einer Myelonkompression führen. Bei den Bandscheibenerkrankungen ist besonders der mediale Vorfall hervorzuheben, bei dem radikuläre Symptome neben der akuten Myelonkompression fehlen können und der in zervikaler Lokalisation Ursache einer akuten Tetraparese sein kann [9].

In einer Studie zur Ätiologie spinaler Raumforderungen war die zervikale Myelopathie häufigste Ursache [8]. Hierbei ist jedoch in den allermeisten Fällen eine chronische Progredienz der Symptomentwicklung zu erfragen. Eine Densdislokation mit einem akuten bis subakuten zervikalen Querschnittsyndrom kann als Folge einer rheumatischen atlantoaxialen Gelenkdestruktion auftreten. Kommt es bei einem Bechterew-Patienten nach einem Sturz auf den Rücken und Nacken zu zunehmenden Rückenschmerzen und zunehmender Querschnittsymptomatik, so ist hieran zu denken [8].

Tumoröse und entzündliche Raumforderungen

Die komprimierende Wirkung und klinische Symptomatik einer Raumforderung kann unabhängig von ihrer z.B. entzündlichen oder neoplastischen Ätiologie sehr ähnlich sein. Besondere Bedeutung haben hier spinale intra- und extradurale Tumoren, Spondylitiden mit Myelonkompression und spinale Abszesse.

Spinale Tumoren. Histologisch dominieren in einer Arbeit mit Auswertung von über 4800 Fällen mit spinalen Tumoren Neurinome, Meningeome und Gliome mit fast 60% des Patientenguts [13], wobei dennoch für das akut auftretende

Querschnittsyndrom extraduralen Wirbelkörpermetastasen häufig eine besondere Rolle zukommt. In ca. 50% der Fälle liegen die Prozesse thorakal, in 30% lumbosakral und nur in 20% zervikal. Je nach Lokalisation werden extradurale Tumoren (Wirbelkörpermetastasen, primäre Knochentumoren, Plasmozytom u. a.) von extramedullären intraduralen Tumoren (Neurinome, Meningeome, Angiome u. a.) und schließlich intramedullären Tumoren (Gliome, Ependymome, Hämangioblastome u. a.) unterschieden. Bei intramedullären Tumoren kann das Längenwachstum im Vordergrund stehen, was sich etwa im Begriff der Stiftgliome wiederspiegelt. Die Hälfte aller spinalen Tumoren liegt intradural extramedullär und bei über 90% finden sich jeweils zur Hälfte Neurinome oder Meningeome, wobei die Neurinome häufiger von der hinteren Nervenwurzel ausgehen und sich als sog. Sanduhrgeschwulst entlang der Nervenwurzel ausbreiten und sensible Schmerzen in radikulärer Ausstrahlung verursachen. Meningeome sind zu 80% der Fälle thorakal lokalisiert und können ebenfalls radikuläre Schmerzen zur Folge haben. Akute Notfallsituationen können etwa durch Gefäßkompression entstehen, häufiger findet sich jedoch ein sensibles Querschnittsyndrom mit sensibler Ataxie [8]. Eine Zusammenfassung zu den spinalen Angiomen findet sich bei den vaskulären Erkrankungen.

Extradurale Tumoren können selbst komprimierend wirken oder eine sekundäre Ischämie verursachen. Am häufigsten liegt eine Wirbelkörpermetastase vor. In fast 50% der Fälle ist die Wirbelmetastase die erste Manifestation der Tumorerkrankung. Durch eine pathologische Fraktur z. B. auch nach einem Bagatelltrauma kann ein akutes Querschnittsyndrom entstehen. Ein lokaler oder radikulärer Schmerz kann dem Ereignis vorausgehen. Primäre Knochentumoren manifestieren sich vorzugsweise im Jugendalter, wohingegen das Plasmozytom vorwiegend im höheren Lebensalter durch Knochendestruktion auffällig wird [8].

Spondylitis/Spondylodiszitis mit Kompression. Die meist bakterielle Entzündung kann Wirbelkörper und Bandscheiben betreffen und tritt besonders bei älteren Patienten mit prädisponierenden Faktoren wie Diabetes mellitus, Alkoholabusus, urogenitalen Infektionen und nach Bandscheibenoperationen auf [8]. Klinisch weiterführend ist meist ein lokaler Klopfschmerz im Zusammenhang mit Fieber und serologischen Entzündungszeichen. Komplizierend kann es zur Kompression von Myelon oder Nervenwurzeln kommen; als Folge eines Einbruchs oder einer Durchwanderung nach intradural kann es auch zu einer Meningitis bzw. durch hämatogene Streuung zu einer Sepsis kommen, die umgekehrt auch Ursache der Spondylodiszitis sein kann. Die Notwendigkeit einer neurochirurgischen Intervention neben einer ausreichend langen Antibiotikatherapie ist stets zu klären.

Als Sonderfall kann das Tuberkulom Ursache einer Spondylitis mit Myelonkompression sein (Abb. 3).

Spinale Abszesse. Spinale Abszesse sind am häufigsten im dorsalen Epiduralraum lokalisiert und finden sich meist thorakal und am zweithäufigsten lumbal. Akute lumbale Abszesse entstehen meist im Rahmen einer septischen Streuung, hin-

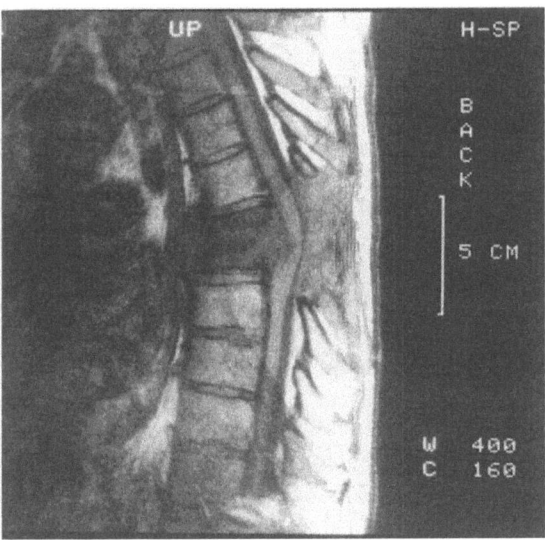

Abb. 3. Spondylodiszitis mit Myelonkompression (MRT)

gegen können chronische Abszesse durch Infektionen des umgebenden Gewebes, etwa von Spondylitiden oder Osteomylitiden entstehen. Nicht selten sind leider auch iatrogene Ursachen vorliegend, welche u. a. Wirbelsäulenoperationen, paraspinale Injektionen zur Schmerztherapie und selten auch Lumbalpunktionen umfassen. Als Erreger überwiegt Staph. aureus, aber auch Pseudomonaden (Drogenabusus), E.coli (Darmoperation), Tuberkelbakterien oder Pilze (Immunsuppression) können bei entsprechender Disposition vorkommen [12].

Entzündungen des Myelons

Die Myelitiden lassen sich hinsichtlich der Genese in infektiöse und nichtinfektiöse Formen unterteilen, wobei die nichtinfektiösen autoimmune Schädigungsmechanismen beinhalten. Der Verlauf von akuten, subakuten oder chronischen kompletten oder inkompletten Querschnittsyndromen kann klinisch manchmal nicht von vaskulären Syndromen unterschieden werden. Zu den nichtinfektösen Myelitiden zählen in erster Linie als Ursachen die Multiple Sklerose, Kollagenkrankheiten und Sarkoidose, paraneoplastische Myelitis (z. B. bei Bronchialkarzinom) und die häufig rascher und akuter verlaufenden postinfektiösen und postvakzinalen Rückenmarkentzündungen [12]. Bei infektiösen Myelitiden überwiegt die virale Genese durch Enteroviren (ECHO, Coxsackie, Poliomyelitis), Herpesviren (Herpes 1,2,6, VZV, CMV, EBV) und schließlich kann das HIV neben einer Myelitis durch das Virus selbst auch opportunistische Erreger begünstigen (Toxoplasma, Pilze). Bakterielle Infektionen umfassen neben Borrelia burgdorferi und Treponema pallidum auch das Mycobacterium tuberculosis und ähnlich wie bei den spinalen Abszessen auch Staph. aureus [12]. Die Therapie muss ursachenbezogen erfolgen.

Differenzialdiagnose

Besonders hervorgehoben werden soll die seltene Möglichkeit eines Mantelkantensyndroms mit Paraparese z. B. durch Infarkte der A. cerebri anterior bds. [14]. Schließlich ist auch an die Möglichkeit einer psychogenen Para- oder Tetraparese zu denken wenn sich ein nicht objektivierbarer sensibler Befund und eine „Paraparese" ohne entsprechende Reflexauffälligkeiten zeigt, wobei hier unnötige diagnostische Maßnahmen zur Symptomfixierung beitragen können [5].

Diagnostisches Vorgehen

Bei der Anamnese und der klinisch-neurologischen Untersuchung muss insbesondere nachgegangen werden (Abb. 4):
- der Frage nach der zeitlichen Entwicklung der Symptome und deren Begleitumständen; sowie Vorerkrankungen, die evtl. mit dem aktuellen Geschehen im Zusammenhang stehen,
- dem sensiblen Niveau,
- der motorischen Grenze,
- der vegetativen Grenze.

Laboruntersuchungen. Primär besonders achten sollte man auf Entzündungszeichen und Gerinnungsstörungen, sowie Blutbildveränderungen. Desweiteren kann beispielsweise die Abklärung einer Myelitis Auto-Antikörperbestimmungen (ANA, dsDNA) bzw. erregerspezifische Untersuchungen wie die PCR (HSV, VZV) bzw. Antikörperbestimmungen (z. B. Borrelien, Herpes, HIV) erforderlich machen.

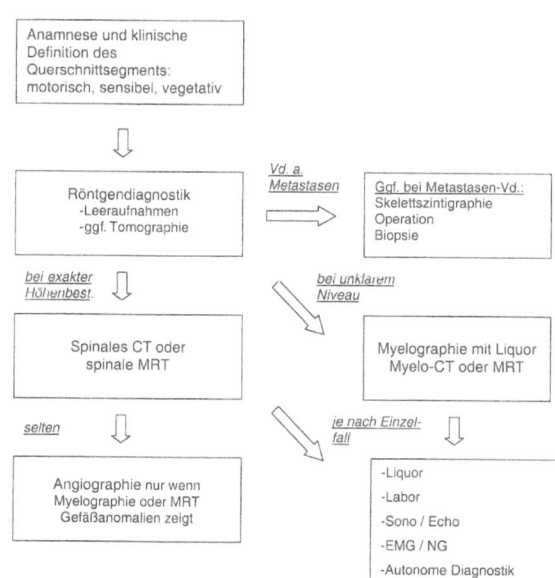

Abb. 4. Diagnostische Strategie beim akuten und subakuten Querschnittsyndrom

Radiologische Verfahren. Zunächst werden native *Röntgenaufnahmen* in entsprechender Höhenlokalisation durchgeführt (ggf. als Tomographie), wobei die Frage nach (pathologischen) Wirbelkörperfrakturen oder verminderter Weite der Zwischenwirbelabstände an erster Stelle steht. Auch wenn oft die abschließende Diagnosestellung nicht gelingt, kann u. U. bei klinischerseits nicht möglicher exakter Höhenbestimmung aufgrund von suspekten Befunden die Höhe für eine Schichtbildmethode näher eingegrenzt werden.

Vorteile der *Computertomographie* (CT) gegenüber der Magnetresonanztomographie (MRT) liegen in der besseren Beurteilbarkeit der knöchernen Strukturen und von Blutungen im Frühstadium. Auch ist die Untersuchungsdauer kürzer und weniger sensibel für Bewegungsartefakte und einfacher beim intubierten und beatmeten Patienten durchzuführen. Schließlich ergeben sich bei implantierten Fremdmaterialien aus Metall (Herzschrittmacher usw.) häufig Kontraindikationen für eine MRT. Zweifelsohne können demgegenüber Weichteilgewebe wie das Myelon selbst, aber auch Bandscheibenmaterial und Neoplasien mittels *Magnetresonanztomographie* detailreicher erfasst werden. Hingegen zeigt hier das Signalverhalten bei spinalen Blutungen oft erst nach 2 – 3 Tagen durch das sich vermehrende Methämoglobin bessere Abgrenzbarkeit. Bei spinalen Ischämien muss bedacht werden, dass frühestens 3 Stunden nach Infarkteintritt mittels sensitiver T2-gewichtetem sagittalen MRT die konsekutiven ödematösen Veränderungen nachgewiesen werden können [15]. Noch in der Erprobungsphase, aber wegen vielversprechender Einzelfallberichte erwähnenswert ist die ergänzende Anwendung von diffusionsgewichteter Bildgebung (DWI) in der spinalen Diagnostik, wobei beispielsweise 4 Stunden nach Symptombeginn einer spinalen Ischämie mittels T2-Wichtung keinerlei pathologischer Befund erhoben werden konnte, sich in der DWI jedoch bereits eine deutliche Signalanhebung zeigte [15].

Eine *Myelographie* ist indiziert, wenn die Höhe der Lokalisation nicht exakt bestimmt werden kann, ein CT ohne intrathekales Kontrastmittel (KM) keinen Aufschluss über die vermutete Läsion gebracht hat oder eine Magnetresonanztomographie nicht verfügbar bzw. nicht durchführbar ist. Im Gegensatz zur konventionellen Tomographie wird im Anschluss an die intrathekale KM-Gabe heute zumeist eine (erneute) CT oder MRT-Untersuchung angeschlossen.

Liquordiagnostik. Eine Pleozytose kann hinweisgebend sein für einen entzündlichen (z.B. Myelitis, Vaskulitis, u.U. Abszess) oder malignen Prozess; je nach Konstellation sollte auch an die Asservierung von Material zur zytologischen Begutachtung gedacht werden, sofern eine sofortige Beurteilung des Zellbildes sichergestellt ist. Starke Eiweißerhöhungen sollten neben der Möglichkeit des Stoppliquors in Einzelfällen auch an ein GBS denken lassen, können aber selbst bei Werten um 900 mg/dl auf einer Schrankenstörung beruhen. Besteht der Verdacht auf eine Myelitis muss ebenso wie bei den Enzephalitiden eine Erregerdiagnostik erfolgen, die wegen therapeutischer Konsequenzen zumindest Herpes-Viren, Borrelien, Lues, ggf. auch HIV einschließen sollte. Bei der Konstellation einer eitrigen Infektion sollte Liquor zur mikrobiologischen Diagnostik verwendet werden. Ggf. kann eine gesonderte Liquorpunktion vermieden werden, wenn ohnehin zeitnah eine Myelographie durchgeführt wird.

Weitere diagnostische Verfahren. Speziell bei den vaskulären Erkrankungen besteht ggf. eine Indikation für eine Sonographie des Abdomens (Frage nach Aortenaneurysma) oder eine Echokardiographie, welche auch bei septisch streuenden Prozessen (ggf. im Verlauf von transösophageal) durchzuführen ist. Eine spinale Angiographie ist nur indiziiert, wenn sich im MRT oder CT der Vd. a. eine Gefäßmissbildung ergeben haben.

In der der Notfallsituation zumeist eher untergeordnete Bedeutung haben:
- somatosensibel evozierte Potenziale (SEP),
- motorisch evozierte Potenziale (MEP),
- Elektromyographie (EMG),
- autonome Diagnostik,
- Skelettszinitgraphie bei Metastasenverdacht [6].

Therapie

Allgemeine Maßnahmen in der Notfallsituation umfassen je nach Genese der Rückenmarkerkrankung eine z.B. bei instabilen pathologischen Wirbelkörperfrakturen erforderliche stabile Extremitäten- und Wirbelsäulenlagerung mit Halskragen und stabiler Unterlage, vorzugsweise einer Vakuummatratze, sofern verfügbar. Eine Katheterisierung ist bei Harnverhalt erforderlich, die Möglichkeit einer Restharnbildung mit Überlaufblase sollte immer bedacht werden. Eine optimale Ventilation ist besonders bei hochsitzenden zervikalen Querschnitten sicherzustellen (Sauerstoffinsufflation, invasive und nichtinvasive Beatmung) und mittels Überprüfung der Vitalkapazität, Blutgasanalyse und ggf. Pulsoxymetrie zu kontrollieren.

Weiterhin sollten schon frühzeitig symptomatische Maßnahmen bezüglich Thromboseprophylaxe, Dekubitusprophylaxe, Pneumonieprophylaxe, Ileusprophylaxe und Frührehabilitation ggf. mit Antispastika-Medikation im Verlauf erfolgen [7].

Die *ursachenbezogene Therapie* ist naturgemäß je nach Art der Erkrankung different, hier nur eine Auswahl:
- operative Dekompression bei Raumforderungen unterschiedlicher Genese, ggf. mit histologischer oder bakteriologischer Materialgewinnung;
- weiterhin nicht unumstritten (u.a. [4]) ist der Effekt einer intravenösen Kortikoidgabe; eine frühzeitige Applikation scheint in jedem Fall Grundvoraussetzung zu sein. Da die Genese des Querschnittsyndroms initial zumeist unklar ist, die Schwere der Erkrankung den Nebenwirkungen einer Kurzzeitkortikoidgabe überwiegt, sollte eine Kortikoidmedikation (am besten innerhalb der ersten 4 h) erfolgen, sofern sich Hinweise oder dringende Verdachtsmomente hinsichtlich einer Kompression ergeben. Allerdings wird von vielen gegenüber dem Dexamethason die ultrahohe Gabe von Methylpredni-

solon (initial 2 g) bevorzugt, deren Effekt für die traumatischen Myelopathien dokumentiert ist, sofern die Applikation innerhalb der ersten 3 – 8 Stunden erfolgt [1, 2, 3]. Die Häufigkeit der Nebenwirkung einer avaskulären Nekrose des Femur- oder Humeruskopfes als Folge müsse nach Wing et al. [16] unter 5 % liegen, sofern die Behandlung auf 24 Stunden beschränkt bleibe.
- ggf. Osmotherapie zur Ödembehandlung;
- Angiomexstirpation oder -embolisierung oder alternative interventionell-radiologische Verfahren;
- bei ischämischer Genese Thrombozytenaggregationshemmung oder Antikoagulation in Abhängigkeit vom Einzelfall;
- Korrektur von Gerinnungsstörungen bei spinalen Blutungen (PPSB, Konakion, Thrombozytenkonzentrate);
- Immunsuppression bei Immunvaskulitis;
- antibiotische Behandlung bei spinalen Abszessen oder bakteriellen Myelitiden; ggf. tuberkulostatische Therapie;
- virustatische Behandlung.

Schließlich muss die Indikation einer *intensivmedizinischen Behandlung* bei neurologischer Therapie oder im Vorfeld/der Nachsorge einer Operation auf der Basis des Ausmaßes der Symptomatik und der Überwachungspflichtigkeit der respiratorischen und Herz-Kreislauf-Funktionen und schließlich dem Ausmaß der jeweils geplanten Therapie diskutiert werden [9]. Besonders bei einer Beeinträchtigung der Atemfunktion oder fluktuierender bzw. progredienter Symptomatik eines inkompletten Querschnittsyndroms sollte nach Möglichkeit eine intensivmedizinische Behandlung erfolgen oder aber im letztgenannten Fall geeignete andere engmaschige Überwachungsmöglichkeiten von Darm-, Blasen-, Kreislauf- und motorischer Funktion geschaffen werden.

Kasuistik

Ein 41-jähriger Patient wird konsiliarisch neurologisch vorgestellt, da er im Tagesverlauf zunehmende Schwäche der Armbewegungen geklagt hatte, nachdem er sich zuvor selbst aus der unfallchirurgischen Klinik entlassen hatte. Zur Vorgeschichte ist ein fortgesetzter intravenöser Drogenabusus mit stattgehabten multiplen Abszessen in verschiedenen Lokalisationen erwähnenswert. Eine Unterschenkelfraktur ist mit einem Fixateur ext. versorgt. Klinisch zeigt sich bei sehr vorsichtiger Prüfung eine massiv schmerzhaft eingeschränkte Nackenbeweglichkeit mit Ausstrahlung der Schmerzen in den Hinterkopf und ein beidseits bei 30° positives Lasègue-Zeichen. Bei regelrechtem Hirnnervenstatus liegt eine hochgradige Tetraparese mit Restfunktionen der Hand- und Fingerbeugung KG 2 rechts und der Hüftbeugung vom KG 2 beidseits vor; die Armabduktion ist demgegenüber beidseits nur leicht eingeschränkt (KG 4). Die Muskeleigenreflexe sind bds. nicht gesteigert auslösbar, das Babinski-Zeichen ist links positiv. Sensibel wird eine inkomplette Hypästhesie/-algesie ab C 5 bds. angegeben, wobei der Patient zunehmend agitiert erscheint. Die Harnblase ist palpatorisch prall

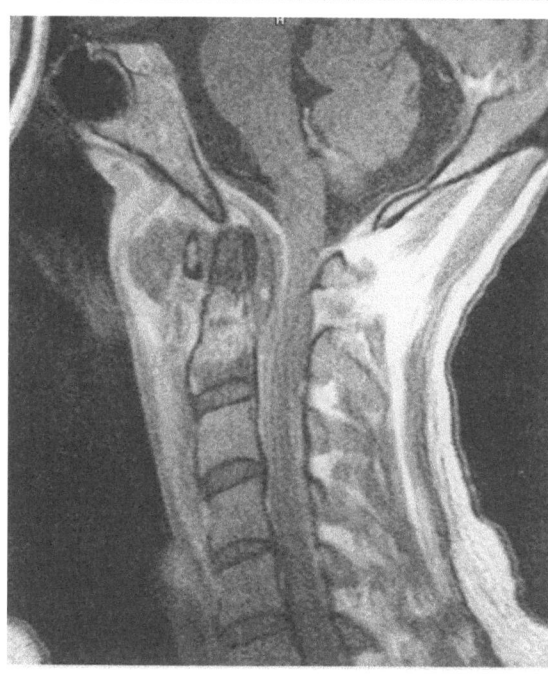

Abb. 5. Kasuistik – Hoher epiduraler Abszess mit Myelonkompression von ventral betont bei HWK 1 und 2 mit Übergang in prävertebralen Halsweichteilabszess (MRT)

gefüllt und ein Blasenkatheter wird angelegt. Die Atemfunktion ist nicht beeinträchtigt.

Unter der Vorstellung eines inkompletten, aber hochgradigen sensomotorischen Querschnittsyndroms sensibel und motorisch ab C 5 (nur geringe Parese der Mm. deltoidei im Zusammenhang mit segmentalen Sensibilitätsstörungen) wird eine native Röntgendiagnostik und ein CT der HWS veranlasst, beide bringen jedoch (auch weiter nach apikal) keinen richtungsweisenden Befund. Mit den unfallchirurgischen Kollegen wird beraten, ob es möglich ist, für das MRT den Fixateur ext. notfallmäßig zu entfernen, was in der neurologischen Ambulanz geschieht. Anderenfalls hätte man sich für eine Myelographie mit erneutem CT entscheiden müssen. Das MRT zeigt, – höher als erwartet –, einen ausgedehnten konfluierenden Abszess in Höhe HWK1 und 2, der von den prävertebralen Halsweichteilen über Atlas und Axis hinweg nach epidural ventral reicht und hier zu einer deutlicher Myelonkompression führt (Abb. 5).

Der Patient wird zur Verlegung in die neurochirurgische Klinik vorbereitet – wobei die Sensibilitätsstörungen weiter aufsteigend sind; er erhält eine breite 4fach antibiotische Therapie und initial 2 g Methylprednisolon intravenös. Die Operation mit Entlastung des epiduralen Abszess mit Drainageanlage hier und im Bereich des prävertebralen Halsweichteilabszess führt zu einem annähernd vollständigen Rückgang der Paresen postoperativ.

Zusammenfassung

Spinale Querschnittsyndrome mit akutem oder subakutem Beginn sind wichtige neurologische Notfallsituationen, die dringlich eine zielgerichtete Diagnostik und rasche Therapieentscheidung erfordern. Als Faustregel kann gelten, dass die notwendigen vom Einzelfall abhängigen diagnostischen Schritte innerhalb von 1–4 Stunden zu erfolgen haben und dann schnellstmöglichst eine adäquate Therapie begonnen werden muss. In einem stufenartigen Vorgehen wird jeweils von Schritt zu Schritt entschieden, welche diagnostischen Verfahren angewendet werden. Die Kenntnisse klinischer Besonderheiten bei Erkrankungen unterschiedlicher Ätiologie erleichtern ein systematisches Vorgehen. In Abhängigkeit von der vorläufigen Diagnose wird beim Patienten eine neurologische oder neurochirurgische Therapie durchgeführt. Für den Fall einer konservativen Behandlung muss auch die Frage beantwortet werden, ob eine Indikation für eine neurologisch-intensivmedizinische Versorgung besteht.

Literatur

1. Bracken MB, Holford TR (1994) Effects of timing of methylprednisolone or naloxone administration on recovery of segmental and long-tract neurological function in NASCIS 2. J Neurosurg 1993 79: 500–507
2. Bracken MB, Holford TR (2002) Neurological and functional status 1 year after acute spinal cord injury: estimates of functional recovery in National Acute Spinal Cord Injury Study II from results modeled in National Acute Spinal Cord Injury Study III. J Neurosurg 96 (3 Suppl): 259–266
3. Bracken MB, Shepard MJ, Holford TR, Leo-Summers L, Aldrich EF, Fazl M, Fehlings M, Herr DL, Hitchon PW, Marshall LF, Nockels RP, Pascale V, Perot PL Jr, Piepmeier J, Sonntag VK, Wagner F, Wilberger JE, Winn HR, Young W (1997) Administration of methylprednisolone for 24 or 48 hours or tirilazad mesylate for 48 hours in the treatment of acute spinal cord injury. Results of the Third National Acute Spinal Cord Injury Randomized Controlled Trial. National Acute Spinal Cord Injury Study. JAMA 1997 May 28; 277 (20): 1597–604
4. Coleman WP, Benzel D, Cahill DW, Ducker T, Geisler F, Green B, Gropper MR, Goffin J, Madsen PW 3rd, Maiman DJ, Ondra SL, Rosner M, Sasso RC, Trost GR, Zeidman S (2000) A critical appraisal of the reporting of the National Acute Spinal Cord Injury Studies (II and III) of methylprednisolone in acute spinal cord injury. J Spinal Disord 13: 185–199
5. Jörg J (1981) Querschnittsyndrome und akuter Bandscheibenvorfall. Med Welt 32: 2–6
6. Jörg J (1992) Rückenmarkserkrankungen. In: Neundörfer et al. (Hrsg) Rückenmarkserkrankungen. Reihe Praktische Neurologie. VCH, Weinheim
7. Jörg J (1995) Durchblutungsstörungen und Blutungen im Spinalraum. In: Druschky KF (Hrsg) Intensivkurs Neurologie. Pabst, Lengerich, S 139–158
8. Jörg J, Haensch CA (1996) Zur Klinik der spinalen Raumforderung. In: Huffmann G, Braune HJ (Hrsg) Zerebrale und spinale Prozesse. Einhorn, Reinbek
9. Jörg J, Menger H (1994) Spinale Erkrankungen – Querschnittsyndrome. In: Diener HC, Wiegand F (Hrsg) 67. Jahrestagung der DGN. Eigendruck
10. Jörg J, Muhl C (1997) Spinale und periphere vegetative Symptome. In: Huffmann et al. (Hrsg) Vegetativum, Schlaf, Schmerz. Einhorn, Reinbek
11. Jörg J, Steiner T, Forsting M (1994) Spinal vascular malformations and ischemic lesions of the spinal cord. In: Hacke W (ed) Neurocritical care. Springer, Berlin
12. Knecht S (1999) Entzündliche Rückenmarkerkrankungen. In: Berlit P (Hrsg.) Klinische Neurologie. Springer, Berlin

13. Nittner K (1984) Tumoren des Rückenmarks und der Wirbelsäule. In: Dietz H et al. (Hrsg) Klinische Neurochirurgie. Thieme, Stuttgart
14. Weidauer S, Firnhaber W (1995) Querschnittssymptomatik bei multipler Sklerose? Akt Neurol 22: 243–244
15. Weidauer S, Dettmann E, Krakow K, Lanfermann H (2002) Diffusionsgewichtete MRT bei spinalen Infarkten. Nervenarzt 73: 999–1003
16. Wing PC, Nance P, Connell DG, Gagnon F (1998) Risk of avascular necrosis following short term megadose methylprednisolone treatment. Spinal Cord 36: 633–636

Fehlbildungen

Die Spina-befida-Erkrankung beim Kind und Erwachsenen aus orthopädischer Sicht

R. Bremer
Stiftung Orthopädische Universitätsklinik Heidelberg

Ätiologie und Klassifikation

Bei einer Häufigkeit von 0,1 – 0,55 Erkrankter auf 1000 Geburten ist die Ätiologie des bestehenden Neuralrohrdefektes unklar. Angenommen wird ein gekoppelt genetischer Defekt, welcher in Zusammenhang mit einem Folsäuremangel zur Ausbildung der Spina bifida führt. Ausbildungszeitpunkt ist der 21. – 28. Tag. Die einzige Präventionsmaßnahme, die wir aus medizinischer Sicht empfehlen können, liegt in der Einnahme von Folsäure, 0,4 – 4 mg täglich, gemäß Rücksprache mit dem Frauenarzt. Diejenigen Mütter, die bereits ein Spina-bifida-Kind geboren haben, sollten 4 mg Folsäure täglich nehmen. Dabei ist das Wiederholungsrisiko einer Spina bifida für diese Mütter grundsätzlich erhöht.

Die Ausbildungsformen der Neuralrohrfehlbildung differieren. Die blandeste Form besteht in der Ausbildung einer Spina bifida occulta. Hier ist lediglich die Rückenhaut evtl. verändert; es finden sich z. B. Haarbüschel im Bereich der tiefen Lendenwirbelsäule bzw. Hautkoloritveränderungen, aber keinerlei Schädigungen der Rückenmarkshaut und des Rückenmarks selbst. Lähmungsaspekte fehlen vollständig.

Dann gibt es die Meningocele. Hier sind Wirbelbogen und Rückenmarkshäute gespalten, das Rückenmark ist selbst aber noch intakt und dementsprechend fehlen meist ebenfalls Aspekte einer Lähmung.

Das Vollbild ist die Myelomeningocele. Hier sind Rückenhaut, Wirbelbögen sowie die Rückenmarkshaut gespalten und anteilig liegt der Duralsack frei auf. Klinisch finden sich die Aspekte einer motorischen, sensiblen und vegetativen Lähmung unterschiedlicher Ausprägung.

Innerhalb der ersten 24 – 48 Stunden wird heutzutage als Prophylaxe gegen eine Meningitis eine solche Cele verschlossen.

Je höher die Lähmung angelegt ist, desto umfassender ist die Schädigung des Patienten auch hinsichtlich bestehender zentralnervöser Fehlbildungen. Unterschieden wird die thorakale Lähmung ohne Funktion der Beinmuskulatur von der hochlumbalen Lähmung: hier gibt es aktive Hüftbeuger und eine im unterschiedlichen Ausmaß funktionierende Anspreizmuskulatur. Abspreizer und Hüftstrecker sind meist gemindert bzw. gar nicht innerviert und dementsprechend besteht eine ungünstige muskuläre Führungssituation für die Hüfte. Es kommt oftmals zu Hüftluxationen. Bei der tieflumbalen Lähmung besteht in unterschiedlicher Ausprägung eine Kniestabilisierungsfähigkeit, allerdings ist die Tricepsmuskulatur gelähmt und dementsprechend resultieren Fußfehlformen und eine mangelnde Fuß-/Sprunggelenksstabilisierung.

Bei der sakralen Lähmung ist lediglich eine Schwächung der Fußbinnenmuskulatur vorhanden.

Desto höher das Lähmungsniveau ist, desto höher ist auch die Inzidenz eines bestehenden Hydrocephalus mit resultierender Notwendigkeit einer Ventilimplantation.

Die funktionelle Prognose bei Spina-bifida-Patienten hängt von der Läsionshöhe ab.

Prozentual existieren die meisten Fußgänger bei sakralem Lähmungsniveau, während demgegenüber bei thorakal gelähmten nur noch selten jenseits des 18. Lebensjahres „therapeutisch" gelaufen wird bzw. eine Vertikalisation z. B. im Stehständer oder ähnlichem stattfindet.

Die Zielsetzung der orthopädischen Behandlung liegt in der Wahrung der Körpersymmetrie i.S. einer Vermeidung von Körperüberhängen bzw. Kontrakturen. Orthopädie heißt: „Ortos Peidos", d.h. „gerades Kind" und dementsprechend versucht die Orthopädie, bei der Lähmung trotzdem symmetrische funktionelle Körpereigenschaften zu wahren bzw. so weit wie möglich herbeizuführen.

Deformitäten von Fuß, Hüfte und Wirbelsäule

Klumpfüße, bei der Spina-bifida also neuropathische Klumpfüße, gehören frühestmöglich behandelt, gleichermaßen wie idiopathische Klumpfüße. Zur Behandlung gehört die Redression mittels Klumpfußgipsen direkt im Anschluss an die Geburt sowie später die Nutzung von Innenschuhen. Bei mangelhafter Korrektur kann ab einer Fußsohlenlänge von 6 cm Fußsohlenlänge operiert werden. Wesentlich ist die plantigrade Einstellung des Fußes mit Reposition der einzelnen Fußskelettanteile. Spina-bifida-Patienten bieten aufgrund der vegetativen Lähmungskomponente oftmals trophische Probleme an den Füßen in Form von Durchblutungsstörungen mit konsekutiver Rhagadenbildung, Druckstellen, Fußpilzbefall etc. Diese Aspekte sind hinsichtlich der Risikobeurteilung bei durchzuführenden Fußoperationen zu beachten.

Hüftfehlstellungen bei MMC erklären sich durch die überwiegende Funktion der Hüftbeuger und Adduktoren; demgegenüber ist die abspreizende und streckende Muskulatur nahezu bei allen Lähmungsniveaus schwächer konditioniert und die Hüften neigen über eine initial bestehende Hüftdysplasie in Form einer Pfannendachabflachung zum Heraustreten des Schenkelhalses und über die Lateralisation schlussendlich zur Luxation.

Konservative und operative Behandlungen

Es gilt dem zu entgegnen in Form von anzuwendender intensiver Krankengymnastik zur Stärkung der zentrierenden Muskulatur. Weiterhin verhelfen Nachtlagerungsschalen dazu, den Hüftkopf in der Pfanne zu halten. Kommt es trotzdem zu einer einseitigen Luxation, so ist nahezu in allen Fällen die Hüftreposition durch Operation indiziert. Bei einer beidseitigen Luxation muss je nach Lähmungshöhe und Mobilitätsgrad darüber nachgedacht werden, ob unbeding eine Operation indiziert ist.

Wesentlich ist die Erkenntnis, dass auch eine Luxation keinen Einfluss auf die grundsätzliche Gehfähigkeit hat. Selbst beidseitig hüftluxierte Patienten sind vertikalisierbar und mindestens therapeutisch gehfähig.

Die Wirbelsäule weist bei Spina-bifida-Patienten ein über 24-mal häufigeres Auftreten von Fehlbildungen aus als bei Gesunden. Dazu zählen Keilwirbel, Pedikelwurzeldeformitäten, Segmentationsstörungen unterschiedlichen Ausmaßes etc. Grundsätzlich ist schon eine Verminderung des sagittalen Durchmessers des Wirbelkörpers ein stabilitätsmindernder Faktor. Eine zusätzlich ansetzende asymmetrische innervierte Muskulatur trägt ihren Teil dazu bei, die Wirbelsäule aus dem Lot zu treiben. Destruktiv wirken in dieser Hinsicht auch intramyeonale Prozesse. Hierzu zählen die Hydrosyringomyelie; auch das Tethered cord stellt einen proskoliogenen Faktor dar.

Die Skolioseinzidenz beträgt bei thorakaler Lähmung nahezu 100 % und sinkt bei sakralen Lähmungen auf 5 %.

Im Wesentlichen werden an der Orthopädischen Universitätsklinik Heidelberg die neuromuskulären Skoliosen gleichermaßen behandelt wie die idiopathischen. Bis 20 Grad Cobbwinkel wird lediglich regelmäßige Krankengymnastik durchgeführt; ab 20 Grad empfehlen wir zusätzlich die Nutzung eines Röhrenkoresettes. Zur Anwendung kommt in Heidelberg das Wilmington-Korsett, welches über 23 Stunden am Tag getragen werden soll. Sinn und Zweck des Korsettes ist eine Verbesserung der Sitz- und Standposition, desweiteren über die Zentrierung die Entlastung der Sitzbeine und damit die Verhinderung von Dekubiti. Das Korsett soll helfen, einen evtl. notwendigen Operationszeitpunkt nach hinten zu schieben und Wachstumslänge zu gewinnen.

Wir wissen gesichert lediglich von idiopathischen Skoliosen, dass eine Korsettnutzung diesen Effekt zu erbringen vermag. Bei neuropathischen Skoliosen steht der Nachweis bis dato noch aus.

Gemäß Lähmungshöhe kennen wir bei Spina-bifida-Patienten annähernd typische Cobbwinkelprogressdaten. Bei thorakalen Lähmungen ist mit einem Progressmaß von 3 – 5 Grad zu rechnen, bei Lähmungen zwischen L 1 und L 3 liegt das Maß zwischen 2 und 3 Grad Zuwachs im Jahr. Lähmungsniveaus darunter zeigen im Mittel ein Cobbwinkelprogress von einem Grad pro Jahr. Bestehen wesentliche darüber hinausreichende Winkelveränderungsausmaße, so muss daran gedacht werden, das intramyelonale Prozesse hierfür verantwortlich sind und dementsprechend die Erstellung eines Kernspintomogramms der Gesamtwirbelsäule vonnöten ist. Es gilt ein Tethered cord ebenso herauszuschließen wie eine Syringomyelie/Syringohydromyelie.

Die Indikation zur Spondylodesen-Operation resultiert aus der Beeinträchtigung der Rumpfstabilität mit konsekutiver schlechter Sitzfähigkeit (dem Verlassen der Lotlinie) sowie aus der Reduktion pulmonaler Leistungsfähigkeit. Wünschenswert ist das Erreichen des 10. Lebensjahres, um bis dahin genügend

Wirbelsäulenlängenwachstum erreicht zu haben. Bei einer Spondylodesen-OP empfiehlt sich der doppelseitige Eingriff, weil nur über ein ventrodorsalen Eingriff eine maximale Primärstabilität zu erreichen ist.

Nun zu dem Thema Vertikalisierung. Warum fördern wir die Vertikalisierung? Wir wissen aus eigenen klinischen Beobachtungen, dass die Vertikalisierung zu einer deutlichen Verbesserung der Darmmotorik beiträgt. Wir wissen desweiteren, dass die Atembreite im Stand weiter als im Sitzen ist. Wichtig ist desweiteren die Beobachtung, dass die mentale Entwicklung der Kinder durch die Vertikalisierung nachhaltig unterstützt wird. Dementsprechend wird nach genauer Abwägung und Beurteilung des sozialen Umfeldes orthetisch individuell gemäß Lähmungshöhe unser Spina-bifida-Patient versorgt. Bei thorakaler Lähmung setzen wir hierzu initial Sitzkorsetts, später Swivel-Walker bei Kleinkindern und in zunehmendem Alter reziproke Gehapparate ein. Hochlumbal gelähmte Patienten brauchen Oberschenkelapparate mit Beckenteil. Bei tieflumbal gelähmten Patienten werden Oberschenkelschienen zur Anwendung gebracht, je nach Körpergröße auch hohe Innenschuhe in Verbindung mit Orthesenschuhen. Lumbosakrale und sakrale Lähmungsfolgen werden bei unseren Kindern durch die Rezeptur und Anwendung von Innenschuhen/Nancy-Hilton-Orthesen therapiert.

Eine wesentliche Gefahr der orthetischen Versorgung ist die Fraktur. Ich möchte ausdrücklich darauf hinweisen, dass Thrombosen sowie Knochenhautentzündungen bei Kindern sehr selten auftreten. Liegt eine lokale Überwärmung, Schwellung oder Rötung z.B. in Verbindung mit Fieber bzw. einer Leukozytose vor, so ist mit hoher Wahrscheinlichkeit von einer stattgefundenen Fraktur auszugehen und dementsprechend sollte so rasch als irgend möglich mindestens eine Gipstherapie stattfinden.

Dass auch für Spina-bifida-Kinder im Rahmen der Habilitation und der Wahrung einer gewissen Restselbstständigkeit die Rollstuhlversorgung ein Muss ist, braucht nicht betont zu werden. Zur Erreichung dieses Zieles gehört auch die Rezeptur z.B. eines Handybiks. Den Patienten muss gegenüber den Kostenträgern geholfen werden, ihre Ansprüche durchzusetzen.

Ausblick in die Zukunft

Hinsichtlich der Orthopädietechnik erfahren wir wesentliche Fortschritte durch die Einführung leichterer und flexiblerer Materialien. Gleiches gilt für die Erfindung multifunktionaler Beschläge. Wesentliche Fortschritte in der Spina-bifida-Medizin erhalten wir auch aus dem Fach Urologie mit der angestrebten Schaffung einer zuverlässigen Kontinenz in den Katheterisierungspausen. Hierbei darf auch die Anwendung von Botulinumtoxin nicht unerwähnt bleiben.

Wesentlich ist bei der Betreuung von Spina-bifida-Patienten die interdisziplinäre Zusammenarbeit zwischen den operativen und konservativen Fächern. Nur durch eine „Schulter an Schulter" praktizierte Zusammenarbeit von Ergotherapeuten, Krankengymnasten, Logopäden, sowie dem Pflegepersonal unter ärztlicher Leitung verschiedenster Fachrichtungen werden wir unser therapeutisches Ziel erreichen, dem Spina-bifida-Patienten eine maximale Selbstständigkeit mit Integration in Schule, Beruf und Freizeit zu verschaffen.

Besonders letzteres haben unsere Patienten gleichermaßen verdient und dementsprechend dürfen sie nicht Opfer einer Übertherapie werden.

Die Spina-bifida-Erkrankung beim Kind und Erwachsenen aus ergotherapeutischer Sicht

C. Stock
Orthopädische Universitätsklinik Heidelberg

Das Kind mit Spina bifida unterliegt in seiner Entwicklung besonderen Bedingungen insofern, als die komplexe Behinderung diese Entwicklung von Anfang an ungünstig beeinflusst. Von daher kann das Kind mit Spina bifida nicht ohne weiteres mit den Kindern verglichen werden, die in späteren Lebensjahren eine Querschnittlähmung erwerben. Auch der Vergleich mit anderen von Geburt an behinderten Kindern zeigt, dass Ausmaß und Intensität der negativen Entwicklungsbedingungen beim Spina-bifida-Kind häufig höher liegen.

Ziel dieses Beitrages ist es, diese besonderen Bedingungen im Einzelnen zu betrachten, auch wenn sie nur kurz angesprochen werden können.

Wenn im Folgenden von dem Spina-bifida-Kind die Rede ist, beziehe ich mich auf den größeren Teil dieser Kinder; es gibt aber auch solche, auf die diese Bedingungen nicht zutreffen oder auf die sie andere Auswirkungen haben.

Beginnen möchte ich mit den Störungen des Zentralen Nervensystems bzw. dem Hydrocephalus als der zumeist alles bestimmenden Entwicklungsbedingung. Häufig gehen diese Störungen mit einer mehr oder weniger ausgeprägten Intelligenzminderung einher und setzen der Entwicklung von vornherein Grenzen.

Somit haben wir es oft mit Kindern zu tun, deren Möglichkeiten mit denen der Lern- und Geistigbehinderten verglichen werden muss und denen wir mit entsprechenden pädagogischen und psychologischen Mitteln begegnen müssen. Dies beginnt beim Verständnis für kleine Lernschwierigkeiten und endet bei Führung und Betreuung von schwer mehrfach behinderten Kindern. Wie bei kaum einer anderen Entwicklungsbedingung sind die Auswirkungen noch im Jugend- und Erwachsenenalter zu beobachten, denn eine Lernbehinderung hebt sich nicht einfach auf.

Bei vielen Spina-bifida-Kindern sind Besonderheiten im Bereich der Intelligenz zu finden, die meist positiv bewertet werden und zu dauerhafter Überschätzung verleiten. Zu nennen sind hier u.a. sprachliche Versiertheit oder ein gutes Langzeitgedächtnis in bestimmten Bereichen. Diese dauerhafte Überschätzung muss als schlechte Entwicklungsbedingung angesehen werden.

Wer mit Hydrocephalus-Kindern arbeitet – und ca. 90 % dieser Kinder haben einen Hydrocephalus – stellt häufig fest, dass es dort Schwierigkeiten gibt, wo Leistung verlangt wird. Arbeitsstörungen – wie Konzentrationsstörungen, psychomotorische Verlangsamung, Antriebsstörungen und Leistungsschwankungen ziehen sich wie ein roter Faden durch sämtliche Bereiche des täglichen Lebens. Oftmals sind diese Kinder nur dann in der Lage ihre Leistungsmöglichkeiten auszuschöpfen, wenn ein äußerer „Motor", z. B. die Mutter, immer wieder antreibt, korrigiert und Hinweise gibt. Der Umgang mit diesen Arbeitsstörungen ist sehr schwer und verlangt von allen am Kind Arbeitenden Eigenkontrolle, um das rechte Maß an Hilfe nicht aus den Augen zu verlieren.

Zu diskutieren wären unter dem Stichwort Hydrocephalus, bzw. mögliche Hirnschädigung, auch verschiedene Verhaltensauffälligkeiten, deren Ursache nicht nur im Erziehungsverhalten der Eltern liegt. Diese Auffälligkeiten – ich nenne hier eine gewisse Distanzlosigkeit – können die Entwicklung der Persönlichkeit empfindlich stören und sind deshalb als negative Entwicklungsbedingung zu nennen.

Eine weitere Entwicklungsbedingung, die Abweichungen in der Entwicklung zur Folge hat, ist die Blasen-Mastdarm-Lähmung.

Die Störung in der Selbständigkeitsentwicklung ist die wohl offensichtlichste, ist doch das Spina-bifida-Kind über viele Jahre – oft über das Jugendalter hinaus – von Hilfe abhängig. Der Status des Kleinkindes wird dadurch lange aufrecht erhalten, da eine Loslösung von der Mutter kaum oder sehr viel später als üblich gelingt. Die beobachteten engen Mutter-Kind-Symbiosen haben sicherlich besonders in diesem Punkt ihren Ursprung.

Da viele Spina-bifida-Kinder Windeln tragen müssen, erleben sie sich oft als andersartig und erleiden so in ihrem Selbstwertgefühl eine Einbuße; auch dies kann sich entsprechend auf die Persönlichkeitsentwicklung auswirken.

Neben den Störungen in der Selbständigkeits- und Persönlichkeitsentwicklung sehen wir auch solche in den sozialen Bezügen: die Kinder werden häufig wegen Geruchsbelästigung abgelehnt; spielerische Aktivitäten müssen zugunsten von Blasentraining abgebrochen werden; die Mütter müssen ihre Kinder zu vielen Aktivitäten begleiten, um rechtzeitig zum Kathetern oder Wechseln der Windeln anwesend zu sein.

Die Motorik nimmt eine zentrale Rolle in der Entwicklung des Kindes ein.

Beim Spina-bifida-Kind erfährt der Bewegungs- und Eroberungsdrang durch die motorische Beeinträchtigung von vornherein eine Einschränkung, sodass es nur erschwert und mit Hilfestellung auf seine Umwelt eingehen kann. Es verbleibt damit – und das nicht nur während der ersten Lebensjahre – in einer gewissen Abhängigkeit.

Doch nicht nur die Verselbständigung des Kindes ist dadurch gestört, vielmehr zeigen sich auch negative Auswirkungen in der kognitiven Entwicklung und in der Emotionalentwicklung – denken Sie dabei an die wechselseitige Beziehung zwischen Motorik und psychischen Prozessen.

Weiterhin gibt es Störungen in der visuellen Wahrnehmung und hier wiederum deutlich im Bereich der räumlichen Wahrnehmung.

Allerdings müssen diese Störungen im Gesamtkomplex verstanden werden, da bei z. B. von Geburt an querschnittgelähmten Kindern ohne Hydrocephalus kaum solche Auswirkungen zu beobachten sind.

Klinikaufenthalte und Operationen sind eine direkte Folge der vorher genannten Bedingungen.

Interdisziplinäre Behandlungsmaßnahmen, wie sie beim Spina-bifida-Kind erforderlich sind, sind auch meist mit mehr oder weniger häufigen Krankenhausaufenthalten und Operationen verbunden und können somit im Zusammenhang mit den Entwicklungsstörungen gesehen werden. Leider ist das Spina-bifida-Kind von derartigen Belastungen kaum freizuhalten.

Klinikaufenthalte liegen meist in einer Zeit, in der das Kind eine besonders liebevolle, geborgene Umgebung bräuchte, in der die Gesamtentwicklung normalerweise ihre besten Entwicklungsphasen hat, in der die ersten sozialen Bezüge hergestellt werden und in der die Trennung von vertrauten Personen eine traumatische Erfahrung sein kann.

Betrachtet man die wissenschaftlichen Erkenntnisse auf diesem Gebiet, so muss man fast davon ausgehen, dass Störungen in der Gesamtentwicklung des Kindes vorprogrammiert sind.

Eine weitere Entwicklungsbesonderheit beobachten wir dort, wo Behandlungsmaßnahmen Leistungsanforderungen an das Kind stellen, die nicht kindgemäß sind, denen sich das Kind täglich und über viele Jahre hindurch konfrontiert sieht und denen es sich nicht entziehen kann.

Tägliche krankengymnastische Übungen, tägliches Blasen-Darm-Training, regelmäßige Kontrolluntersuchungen bei Fachärzten, evtl. logopädische und ergotherapeutische Behandlung, das Tragen von orthopädischen Hilfsmitteln, das Einnehmen ungeliebter Medizin, die vom Urologen geforderte große Trinkmenge, das ständige Herumnörgeln der Eltern und Therapeuten an Körperhaltung oder dem langsamen Arbeitstempo sind – über die normalen Anforderungen in Kindergarten und Schule hinaus – entwicklungsbelastende Elemente. Besonders hervorheben möchte ich dabei die hohen Erwartungen der Eltern an den kognitiven Bereich, denen die meisten Kinder nie gerecht werden können.

Für alle Kinder ist dies dann besonders schwierig, wenn Therapeuten einzelner Fachrichtungen für die jeweilige Therapie den maximalen Einsatz verlangen und das Gesamte aus dem Auge verlieren. Fehlentwicklungen scheinen vorprogrammiert.

Der Vollständigkeit halber sollen im Zusammenhang von negativen Entwicklungsbedingungen auch falsches Erziehungsverhalten der Eltern angeführt werden, das sich häufig in Überbehütung, Verwöhnung, Überforderung und Unterforderung äußert.

Zur Verdeutlichung des Thcmas soll der Krankheitsverlauf der ersten 16 Lebensjahre eines unserer Patienten tabellarisch aufzeigt werden:

PETER K. geb. 1. 6. 1981
Diagnose: MMC mit Lähmungsniveau Th8 inkomplett
           Blasen-Mastdarm-Lähmung
           ventilversorgter Hydrocephalus

Juni	1981:	Abtragung und Deckung der Cele
Aug.	1982:	Ventilrevision 1
Juli	1983:	stationärer Aufenthalt (Blasen-Nieren-Infektion)
Juli	1984:	Ventilrevisionen 2, 3 und 4
April	1985:	Ventilrevisionen 5 und 6
Jan.	1987:	orthopädische Operation 1

Jan.	1987:	Ventilrevision 7
Mai	1990:	orthopädische Operation 2
Mai	1990:	Oberschenkelfraktur
April	1993:	stationärer Aufenthalt (Auftrainieren)
Aug.	1994:	stationärer Aufenthalt (Auftrainieren)
Juli	1995:	orthopädische Operation 3
Okt.	1995:	stationärer Aufenthalt (Mobilisation)
Nov.	1995:	stationärer Aufenthalt (Grand-mal-Anfälle)
Febr.	1997:	Ventilrevision 8

In den Ausführungen wurde sich auf die Entwicklungsbedingungen im Kindesalter bezogen. Es soll aber ausdrücklich darauf hingewiesen werden, dass die geschilderten Besonderheiten auch den Erwachsenen prägen.

Das Wissen um diese Zusammenhänge ist Voraussetzung für den richtigen Umgang mit dem Spina-bifida-Patienten.

Die Spina-bifida-Erkrankung aus psychologischer Sicht

S. SCHLOSSMACHER
Stiftung Orthopädische Universitätsklinik Heidelberg

Die Erkrankung der Spina bifida stellt sowohl für das betroffene Kind wie auch für seine Eltern besondere Anforderungen zur seelischen Anpassung und Verarbeitung dar. Es werden die möglichen psychischen Probleme der Eltern bei den Versuchen der Verarbeitung und Bewältigung der Erkrankung dargestellt. Folgenden Themenbereiche werden angesprochen:
1. Reaktionen der primären Betroffenheit auf die Geburt eines behinderten Kindes
2. Psychische Herausforderungen durch medizinische und soziale Probleme im Kindes- und Jugendalter
3. Ehe- und Familienbeziehung
4. Psychosoziale Beratung und Therapie

Primäre Betroffenheit der Eltern durch die Geburt

Durch die pränatale Diagnostik können heute schon viele Erkrankungen vor der Geburt erkannt werden. Dennoch kommt es immer wieder unerwartet zu Geburten von Kindern mit angeborenen Schädigungen wie der Spina bifida.

Bei diesem Ereignis gehen die Eltern durch verschiedene Stadien seelischer Reaktionen. Diese nehmen häufig einen übereinstimmenden charakteristischen Verlauf:
- Am Anfang steht beinahe regelhaft ein emotionales Schockerleben, in dem Angst, Verwirrung, Nicht-Wahr-Haben-Wollen und Verleugnung vorherrschen. Die Eltern stellen häufig immer wieder die selben Fragen nach der Behinderungsart und können nicht begreifen, dass gerade sie und ihr Kind von diesem Schicksal betroffen sind. Diese Reaktion muss als Schutzmechanismus gegen die harte und deprimierende Wirklichkeit verstanden werden.
- Nach dieser ersten Schockreaktion beginnen die Eltern sich allmählich der Tatsache zu stellen ein behindertes Kind haben.
- In einer weiteren Phase kann es jetzt zu tiefen Verstimmungen und Schuldgefühlen kommen. Daneben sind aber auch Schuldzuschreibungen in Form von aggressiven Gefühlsausbrüchen gegenüber dem Arzt, der Hebamme, dem Lebenspartner und anderen Personen möglich. Wieder andere Eltern stürzen sich in rastlose Aktivitäten, um sämtliche Details über das Behinderungsbild aus Büchern, medizinischen Fachzeitschriften oder von diversen Ärzten zu erfahren.

Je stärker die Eltern noch von der Wiederherstellung ihres psychischen Gleichgewichts in Anspruch genommen sind, desto schwieriger ist es für sie, sich realistisch mit ihrer Situation auseinanderzusetzen.

Bei einem Spina-bifida-Kind müssen die Eltern aber sehr bald nach der Geburt, d.h. noch im ersten Schockzustand darüber entscheiden, ob sie einer chirurgischen Versorgung des Neugeborenen zustimmen. Aus der beschriebenen psychologischen Situation ergibt sich, dass manche Eltern sich im Nachhinein überrumpelt fühlen, über mangelhafte Information klagen oder nachträgliche Zweifel an der Richtigkeit ihrer Entscheidung äußern. Ich habe in meinem Klinikalltag die Erfahrung gemacht, dass bei vielen Eltern dieses Thema noch nach mehreren Jahren schmerzhaft präsent und schwer zu verarbeiten ist.

Anforderungen an die Eltern aufgrund medizinischer und sozialer Probleme

Nach Entlassung des Kindes aus dem Krankenhaus haben die Eltern die Aufgabe eine Lebensform zu finden, die das behinderte Kind integriert und versucht, mit den Schwierigkeiten fertigzuwerden, die sich aus der Behinderung ergeben:

Ventilkrisen. Im diesem Rahmen nehmen die Begleitsymptome der Spina bifida einen großen Raum ein, insbesondere der Hydrocephalus. Der Hydrocephalus macht ein Ventilsystem zur Ableitung überschüssigen Liquors erforderlich. Bei dieser Ableitung kann es zu Störungen kommen. Allein die Möglichkeit einer solchen Ventilkrise bildet für viele Eltern die Basis für eine chronische Angst. Häufig sind zwanghafte ständige Überwachung des Kindes sowie Erziehungsfehler wie grenzenlose Nachgiebigkeit und übermäßig beschützendes Verhalten die Folge.

Blasen-Mastdarmlähmung. Die Blasen-Mastdarmlähmung mit der sie begleitenden Möglichkeit von Harnwegsinfekten und Nierenschädigungen kann ebenfalls zu den gerade skizzierten Elternreaktionen führen. Im Falle eines ungünstigen Aufeinandertreffens von Persönlichkeitsmerkmalen der Eltern und des Kindes kann sich eine dem Alter des Kindes nicht mehr entsprechende, zu enge Eltern-Kind-Beziehung entwickeln.

Frakturgefahr. Spina-bifida-Kinder sind verstärkt frakturgefährdet. Haben die Eltern eine oder mehrere Frakturen erlebt, gibt es die verständliche Tendenz die Kinder in ihrem Handlungsspielraum einzuengen, indem zu viel Hilfeleistung angeboten wird.

Häufige Klinikaufenthalte. Operative oder rehabilitative Maßnahmen führen beim Spina-bifida-Kind zu häufigen Klinikaufenthalten. Trotz guter Behandlungsergebnisse und Betreuung können sie für das Kind aber auch für die Eltern eine Belastung bedeuten. Belastungen entstehen hier z.B. durch die Sorge um das

Kind bei Operationen, die Trennung der Familie, die Konfrontation mit vielen anderen behinderten Kindern, die Sorge um den Arbeitsplatz und viele andere Faktoren mehr.

Hydrocephalus und Intelligenzentwicklung. Viele Eltern können nur schwer akzeptieren, dass ihr Kind neben seiner Körperbehinderung auch noch eine durch den Hydrocephalus bedingte Lernbehinderung oder geistige Behinderung zeigt. Oft hoffen sie, dass die körperliche Behinderung durch besondere geistige Fähigkeiten kompensiert werden kann. Auch hier kann es zu Verleugnungstendenzen kommen, wenn das Kind nicht in der Lage ist, diesen Hoffnungen zu entsprechen. Diese Realitätsverleugnung führt oft zu einer erheblichen Überforderung des Kindes durch den Besuch nicht geeigneter Schuleinrichtungen und häufige Nachhilfestunden.

Berufswahl. Obwohl es in heutigen Zeit möglich ist, ein relativ hohes Maß an Selbstständigkeit zu erreichen, bleiben die heranwachsenden Jugendlichen in manchen Fällen auf Hilfe angewiesen. Hier fragen sich die Eltern oft, ob ihr Kind ohne ihre Anleitung und Führung den Anforderungen der heutigen Leistungsgesellschaft überhaupt gerecht werden kann. Für eine Gruppe der an Spina-bifida-Erkrankten kommt nur eine Arbeit in einer Behindertenwerkstatt in Frage, was u. U. eine zusätzliche Kränkung, aber auch eine Entlastung bedeuten kann.

Ehe- und Familienbeziehung

Nach diesen medizinischen und sozialen Gesichtspunkten möchte ich nun auf den Aspekt der familiären Beziehungen eingehen. Aus Gründen der vermehrten Belastung der Eltern müssen manche Kinder verstärkt Verantwortung mitübernehmen, andere Kinder haben Schwierigkeiten zu ihrem behinderten Geschwisterkind zu stehen. Es gibt Kinder, die mit Neid – und Hassgefühlen auf den Konkurrenten reagieren, der so viel Aufmerksamkeit erhält, wieder andere Kinder reagieren übermäßig besorgt um das behinderte Kind und neigen zu neurotischen Störungen und anderen Verhaltensauffälligkeiten, die für die Eltern eine weitere Belastung darstellen.

Dass all diese Faktoren auch eine Ehe beeinträchtigen können, liegt auf der Hand. Mein Klinikalltag scheint mir allerdings darauf hinzudeuten, dass das Ausmaß der Behinderung und die damit zusammenhängende Beanspruchung der Eltern nicht der ausschließliche Faktor für eine gute oder schlechte Beziehung ist.

Ehedauer, Alter der Partner bei der Heirat, Persönlichkeitskomponenten, vergangene Eheschwierigkeiten, Vorgeschichte der Schwangerschaft, das genetische Risiko weiterer Schwangerschaften haben hier offenbar ebenfalls eine große Bedeutung.

Psychosoziale Beratung und Therapie

Es zeigt sich aber auch, dass es Familien gibt, die mit ihrer Ansammlung von Problemen nicht zurecht kommen, weshalb zwischenzeitliche Beratungen, Kriseninterventionen oder Psychotherapie notwendig wird.

Folgende psychosozialen Hilfsangebote können hier zum Einsatz kommen:
- Beratungsgespräche
- Krisenintervention
- Psychotherapeutische Hilfsangebote u.a. Spieltherapie, Familien-und Paartherapie, Gesprächs- oder Verhaltenstherapie.

Die erläuterten Problembereiche der Eltern sollen kein zu schwarzes Bild der Familiensituation mit einem Spina-bifida-Kind malen, wohl aber die Bewältigungsschwierigkeiten aufzeigen, die sie im Gegensatz zu Eltern mit einem gesunden Kind haben. Viele Eltern entwickeln in beeindruckender Weise im Laufe der Jahre mit ihren Kindern gute Bewältigungsstrategien. Sie sind in der Lage, mit ihren eigenen Ressourcen Lösungen zu finden und benötigen höchsten gelegentliche Beratungsgespräche.

Literatur

1. Friedrich H, Spoerri O (1992) Missbildung und Familiendynamik. Vandenhoeck & Ruprecht, Göttingen
2. Lazarus RS (1966) Psychological stress and coping process. Verlag NN
3. Poplow K (1977/78) Psychologische Besonderheiten beim Spina-bifida-Kind. ASbH-Informationsjahrbuch 5: 64–75
4. Remschmidt H (Hrsg) (1977) Kinder- und Jugendpsychiatrie. Georg Thieme Verlag, Stuttgart

Spina-bifida-Erkrankung beim Kind und Erwachsenen aus pflegerischer Sicht

M. Scholz
Stiftung Orthopädische Universitätsklinik Heidelberg

Das „Spina-bifida-Zentrum" in Heidelberg besteht seit 1979. Die eng vernetzte Zusammenarbeit des Therapeutenteams war damals zukunftsweisend und wird auch heute von allen Beteiligten als äußerst effektiv empfunden. In den ersten Jahren galt die Behandlung primär Säuglingen und Kindern. Mit allmählich sinkenden Fallzahlen bei Neuerkrankungen und gleichzeitig steigender Lebenserwartung durch bessere Behandlungskonzepte stellen heute Jugendliche und junge Erwachsene die Mehrzahl unserer Patienten. Ein für die Situation bezeichnender Satz ist der einer Kollegin zu einer 14-jährigen Patientin: „Du warst während meiner Ausbildung mein erstes Spina-bifida-Baby!"

Behandlungsschwerpunkte aus pflegerischer Sicht

Hautpflege. Ein wesentlicher Unterschied zwischen erworbener und angeborener Querschnittlähmung ist – es klingt wie eine Binsenweisheit – erscheint mir aber wichtig zu betonen, dass ein 20-jähriger Betroffener im einen Fall vielleicht seit zwei, im anderen jedoch bereits seit zwanzig Jahren unter den Folgen der Querschnittlähmung leidet.

Eine 24-jährige Frau litt an einem rezidivierenden Sitzbeindecubitus. Sie ist in Vollzeit berufstätig, eingeschränkt gehfähig, sportlich aktiv und darüber hinaus auf eine sorgfältige Körperpflege bedacht. Die Patientin versicherte glaubhaft, dass sie bisher nicht auf die Notwendigkeit der Druckentlastung während längerer Sitzzeiten auch auf Spezialkissen hingewiesen worden war. Der Sitzbeindecubitus wurde operativ mit zwei plastischen Hautdeckungen saniert.

Die Patientin war übrigens noch nie in einem Querschnittzentrum behandelt worden. Die heute 20-jährigen wurden zu einer Zeit erstrehabilitiert, als es das Fachgebiet Neuro-Urologie noch nicht gab. Bedingt durch eine jahrelange Nichtbehandlung der Blasenlähmung sehen wir bei „älteren" Patienten trotz intermittierendem Katheterismus und anticholinerger Medikation Volumina von unter 200 Millilitern, Stressinkontinenz und chronische Harnwegsinfektionen. Hinzu kommt eine mehr oder weniger ausgeprägte, weil ebenfalls jahrelang unbehandelte, Stuhlinkontinenz. Die Folge ist, dass die Mehrzahl der Betroffenen auch im Erwachsenenalter Windeln trägt. Dies bedeutet in Kombination mit fehlender Sensibilität, Vorschädigungen, unzureichender Sitzkissenversorgung und mangelnder Einsicht in die Notwendigkeit von Hautkontrolle und -pflege ein im Vergleich zu Menschen mit erworbener Querschnittlähmung mehrfach erhöhtes Risiko für Hautschädigungen.

Selbstständigkeitstraining. Im Vordergrund des Rehabilitationsgedankens bei Menschen mit angeborener Querschnittlähmung stand und steht die Einbeziehung des sozialen Umfelds, im Regelfall also der Eltern. Eine steigende Zahl von Betroffenen wächst heute aus der Familie heraus und wechselt in die Selbstständigkeit bzw. in professionelle Betreuung. Wir wissen, welche Probleme bezüglich der Selbstversorgung bei dieser Form der Mehrfachbehinderung bestehen. Wir, das sind die professionell Pflegenden, müssen uns nach meiner Einschätzung aber auch kritisch befragen, ob in der Vergangenheit der Betreuung durch die Eltern gegenüber dem Selbsthilfetraining zu viel Raum gelassen wurde.

Konsequenzen

Die Spina-bifida-Erkrankung zählt zwar zu den Kinderkrankheiten, es gibt jedoch eine steigende Zahl von Jugendlichen und Erwachsenen mit Sekundärerkrankungen in den Kliniken wie auch Einrichtungen der ambulanten und stationären Pflege. Diese Patienten bringen eine Reihe von „Altlasten" mit, deren Behandlung über den aktuellen Aufnahmegrund hinaus hohe Anforderungen an das therapeutische Team und im besonderen Maße an das Pflegepersonal stellt. Im einzelnen bedeutet das für die Pflege:
- Selbsthilfetraining entsprechend des Lebensalters bzw. der körperlichen und intellektuellen Ressourcen.
- Einbeziehen von Angehörigen und professionell Pflegenden während des Aufenthalts im Querschnittzentrum.
- Konsequente Anleitung und Beratung zum Blasen- und Darmtraining nach modernen Erkenntnissen.
- In Zusammenarbeit mit Ergo- und Physiotherapeuten Entwicklung von angepassten Hilfsmittellösungen.

Aussichten

Die von einer Spina bifida als einer sehr komplexen Form der Querschnittlähmung Betroffenen brauchen auf dieses Behinderungsbild spezialisierte Zentren. Eine Denkweise der „Fallpauschalen" wird diesen Menschen in keiner Weise gerecht.

Die Spina-bifida-Erkrankung beim Kind und Erwachsenen aus physiotherapeutischer Sicht – Unterschiede zur erworbenen Querschnittlähmung

A. Majer, C. Konrad, R. Bremer
Stiftung Orthopädische Universitätsklinik Heidelberg

Die Aufgaben der Physiotherapie beim Patienten mit Spina bifida fassen sich folgendermaßen zusammen:
- Neuro-orthopädische Verlaufskontrolle,
- Neurophysiologische Behandlung,
- Aktivierung innervierter Bereiche,
- Hilfsmittelversorgung,
- funktionelles Training,
- Post-OP-Behandlung,
- Rollstuhltraining,
- Kontrakturprophylaxe,
- Steh- und Gehtraining.

Der Schwerpunkt in unserem Haus liegt auf den Bereichen
- Post-OP-Behandlungen,
- Hilfsmittelversorgung,
- funktionelles Training

und das immer in Verbindung mit neuro-orthopädischer Verlaufskontrolle.

Im Folgenden soll auf die Unterschiede in der Behandlung von Patienten mit angeborener und erworbener Querschnittlähmung eingegangen werden.
Die Faktoren, die uns dabei besonders wichtig erscheinen, sind:
- ZNS-Fehlbildungen (z. B. Hydrocephalus),
- Frakturneigung,
- Mosaiklähmung,
- wachstumsbedingte Verschlechterung der motorischen Leistungsfähigkeit.

ZNS-Fehlbildungen/Hydrocephalus

Wichtigster Faktor hierbei ist, dass es sich nicht nur um eine isolierte Querschnittlähmung handelt, sondern bei fast allen Patienten eine zerebrale Schädigung durch den Hydrocephalus oder andere ZNS-Fehlbildungen vorliegt.
Die Folgen der ZNS-Fehlbildungen, die für die Physiotherapie relevant sind, sind:

- Bewegungsstörungen der oberen Extremität,
- Augenmotilitätsstörungen und Defizite in der visomotorischen Koordination,
- Wahrnehmungsstörungen,
- Arbeitsstörungen,
- mentale Retardierung.

Bewegungsstörungen der oberen Extremität

Zusätzlich zu den Auswirkungen der Spina bifida auf die Beine und den Rumpf kommt häufig eine Beeinträchtigung der Arme im Sinne von z. B. Spastik, Hypotonie oder Ataxie hinzu. Dies zeigt sich v. a. in einer mehr oder minder schweren Störung der Koordination und Feinmotorik der Hände, was in der physiotherapeutischen Behandlung unbedingt zu berücksichtigen ist.

Aufmerksam muss man bei Verschlechterungen der Armfunktion werden, da es sich hierbei um Symptome einer Syrinx oder um Folgen der Arnold-Chiari-Malformation handeln kann.

Augenmotilitätsstörungen und Defizite in der visomotorischen Koordination/ Wahrnehmungsstörungen

Beim Spina-bifida-Patienten treten neben Sensibilitätsstörungen aufgrund der Rückenmarksschädigung auch Störungen der Wahrnehmungsverarbeitung v. a. im räumlichen Bereich der visuellen Wahrnehmung (Raumlage, Erstellen räumlicher Beziehungen) auf. Dies bedeutet für die physiotherapeutische Behandlung, dass die Patienten durch die erschwerte visomotorische Koordination in Kombination mit den räumlich visuellen Störungen häufig Probleme mit der Lageeinschätzung im Raum bekommen. So können schon einfache Lagewechsel, wie das Drehen auf einer breiten Behandlungsbank extreme Ängste auslösen. Auch beim passiven Vertikalisieren muss dieser Punkt unbedingt berücksichtigt werden. Gerade zu Beginn der Vertikalisierung sind die Kinder oft überfordert. Deshalb muss man in kleinen Schritten vorgehen und den Kindern durch Hilfspersonen und räumliche Bezugspunkte viel Sicherheit geben.

Beim Rollstuhltraining zeigt es sich immer wieder, dass die Kinder nicht in der Lage sind, Distanzen und Situationen richtig einzuschätzen, sodass sie überängstlich sind, oder aber als anderes Extrem ständig mit dem Rollstuhl anecken und sich in gefährliche Situationen begeben.

Arbeitsstörungen

Arbeitsstörungen bei MMC-Patienten sind:
- Konzentrationsschwäche und daraus folgende geringe Ausdauer,
- Leistungsschwankungen,
- Antriebsstörungen (meist antriebsarm),
- psychomotorische Verlangsamung.

Wegen all dieser Störungen muss man mit diesen Patienten in einem möglichst störungsfreien Umfeld arbeiten, d.h. möglichst in einem ruhigen Einzelraum, mit wenig Ablenkungsquellen wie z.B. reizvollem Spielzeug. Außerdem sollte man den Behandlungsaufbau an die Schwächen des Patienten anpassen, also kurze Konzentrationsphasen im Wechsel mit kurzen Pausen und einfache verbale Aufträge, insgesamt der Tagesform angepasst, denn was an einem Tag problemlos klappt, kann am nächsten schon wieder schwierig sein.

Ein ganz wichtiger Punkt ist: wegen der Antriebsstörungen und der psychomotorischen Verlangsamung benötigt man für die Behandlung viel mehr Geduld und Zeit.

Arbeitsstörungen und mentale Retardierung

Aus der Kombination dieser beiden Faktoren und anderer psychosozialer Einflüsse folgt eines der schwerwiegendsten Probleme: der Mangel an Eigenverantwortung.

Leider wird dies oft unterschätzt, da die Patienten meist eine ausgesprochen gute sprachliche Ausdrucksform haben und zum Teil durch überdurchschnittliche Einzelleistungen, wie z.B. Namen- oder Zahlengedächtnis, auffallen. Dies wird vor allem bei Patienten, die nicht mehr unter der Kontrolle der Eltern stehen für uns als PT's relevant.

Eine Folge der mangelnden Eigenverantwortung sind häufig auftretende Decubitalulzera, da die Patienten mit der Hautkontrolle und dem Umgang mit den oft zu komplex gewählten Hilfsmittel überfordert sind. Zum Beispiel das Rohokissen, das regelmäßig überprüft und korrekt aufgepumpt werden muss. So besteht die Aufgabe der Physiotherapie – in enger Zusammenarbeit mit Ärzten, Ergotherapie und Pflege – in der gewissenhaften Auswahl von Hilfsmitteln und der schrittweisen Anleitung zur Eigenkontrolle der Haut und der Hilfsmittel. Allerdings zeigt die Erfahrung, dass trotz aller Bemühungen manche Patienten nie genug Selbstverantwortung übernehmen können, sodass sie ständige Kontrolle durch Betreuer benötigen.

Frakturgefahr

Auch der vorsichtige Umgang mit den eigenen Beinen muss dem Patienten aufgrund der erhöhten Frakturgefahr vermittelt werden. Nicht selten stellen sich bei uns Patienten vor, die schon in jungen Jahren multiple Frakturen hatten, die sie sich teils durch eigene Unachtsamkeit oder durch die ihrer Spielkameraden, aber auch durch unvorsichtigen Umgang von Betreuern und Therapeuten zugezogen haben. Wie z.B. beim Drehen, wenn die Beine nicht mitgeführt werden, beim Transfer, beim Dehnen oder bei bestimmten Ausgangsstellungen, sei es in der Therapie oder auch z.B. im Zwischenfersensitz oder im Schneidersitz.

Daher ist es besonders wichtig, sich vor der physiotherapeutischen Behandlung durch einen genauen Befund einen Eindruck über das Bewegungsausmaß des Patienten zu verschaffen und den Patienten mit entsprechender Vorsicht zu behandeln. Wie zum Beispiel bei einem Patienten, dem man das Korsett nach relativ frischer langstreckiger Spondylodese in BL an und aus ziehen muss, der aber gleichzeitig unter massiven Hüftbeugekontrakturen leidet. Würde man ihn so auf den Bauch drehen, würde man sowohl einen Materialausbruch, als auch eine Fraktur der Beine riskieren. Das heißt man kann diesen Patienten nur dann auf den Bauch drehen, wenn die Beine im Überhang gehalten werden.

Mosaiklähmungen

Ursache dieser Kontrakturen ist meist eine im Unterschied zu den Patienten mit erworbener Querschnittlähmung häufig auftretende inkomplette Lähmung oder auch Mosaiklähmung, d.h. Ausfälle auf unterschiedlichen Etagen, sodass ein ständiges Muskelungleichgewicht meist zu Gunsten der Hüft- und Kniebeuger und auch der Fußheber herrscht. Im Extremfall können durch die formative Wirkung der Muskulatur massive Fuß-, Knie-, Hüft- und WS-Deformitäten entstehen. So reicht es nicht, die Muskulatur regelmäßig zu dehnen und den Patienten neurophysiologisch zu behandeln, sondern eine konsequente Lagerung gegen die drohenden Kontrakturen ist wichtig. Deshalb sollte schon bei kleinen Kindern regelmäßig die Bauchlage prophylaktisch eingenommen werden. Bei zunehmenden Kontrakturen muss man eventuell auf spezielle Lagerungssysteme zurückgreifen, wie z.B. eine Lagerungsschale mit Caroligelenk.

Wachstumsbedingte Verschlechterung der motorischen Leistungsfähigkeit

Sowohl eine regelmäßige Befundkontrolle der Gelenke, als auch der neurologischen Funktion z.B. durch Muskeltest und Reflextests kann beim frühzeitigen Erkennen eines Tethered cord (gefesseltes Rückenmark) dienlich sein.

Durch ein Tethered cord oder andere RM-Prozesse (Syringomyelie, Hydromyelie, Diastematomyelie), aber auch wachstumsbedingt, kommt es mit zunehmendem Alter fast immer zur Verschlechterung der motorischen Leistungsfähigkeit.

Dies hat zur Folge, dass trotz operativer Maßnahmen und Physiotherapie häufig nicht verhindert werden kann, dass sich Kontrakturen entwickeln, Orthesen höher gebaut werden müssen oder dass Teilfußgänger gar nicht mehr gehen können. Darüber sollten Eltern und Betroffene von Anfang an informiert werden, damit keine falschen Hoffnungen aufgebaut werden, die später zu massiver Frustration führen können.

Zusammenfassend kann man sagen, dass bei allen Erwartungen in die Therapie nicht vergessen werden darf, dass der Physiotherapie hier aufgrund der Vielfalt der Komplikationen Grenzen gesetzt sind. Generell sollte die Therapieintensität alters- und befundabhängig flexibel gestalten werden. So ist vor allem bei Säuglingen und Kleinkindern in der frühen Phase ihrer Entwicklung eine intensive Behandlung sinnvoll, wohingegen die Physiotherapie nach Wachstumsabschluss eher eine begleitend, kontrollierende Rolle spielt. Bei Bedarf kann dann die Therapie intensiviert werden oder auch Therapiepausen eingelegt werden.

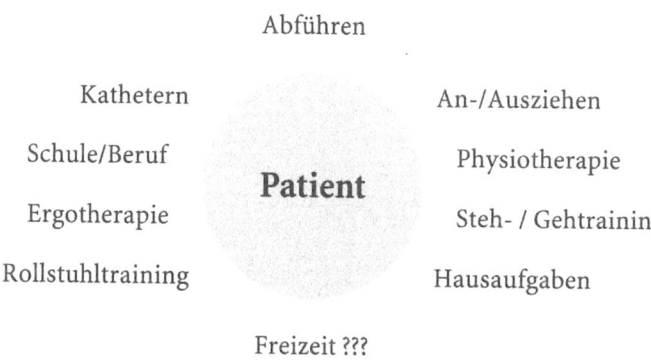

Nicht vergessen werden darf, dass die Patienten durch die Folgen des Hydrocephalus und die häufig auftretende Adipositas für jeden der oben gezeigten Prozesse wesentlich mehr Zeit brauchen als Patienten mit erworbener Querschnittlähmung, sodass weniger Freizeit verbleibt, und man dem Patienten durch zuviel Therapie und zu hohe Erwartungen Lebensqualität nehmen kann.

Die Spina-bifida-Erkrankung beim Kind und Erwachsenen aus ergotherapeutischer Sicht

E. Covic
Stiftung Orthopädische Universitätsklinik Heidelberg

Bei der Behandlung von Spina-bifida-Patienten bietet sich uns Ergotherapeuten ein weitgefächertes Aufgabengebiet. Neben den motorischen Funktionseinschränkungen treten Störungen der Wahrnehmung und bei vielen Betroffenen mehr oder weniger starke Lern- oder geistige Behinderungen auf. Somit kann hier häufig von einer Mehrfachbehinderung gesprochen werden.

Ein einheitlicher Behandlungsplan kann im Bereich der Spina-bifida-Erkrankten nicht aufgestellt werden, da die Leistungen der einzelnen Betroffenen sehr unterschiedlich ausfallen.

Zu den Inhalten der Behandlung gehören sowohl beim Kind als auch beim Erwachsenen:
- Überprüfung, Anpassung und Beratung von Hilfsmitteln,
- Training der funktionellen Entwicklung,
- Selbständigkeitstraining,
- Sensomotorisches Training,
- Wahrnehmungstraining,
- Angehörigenberatung.

Zur Erstellung eines individuellen Behandlungsplanes muss das Alter, der Entwicklungsstand und das Umfeld berücksichtigt werden. Dies wird häufig über mehrere Aufenthalte hinweg überprüft und verfolgt, da insbesondere Spina-bifida-Erkrankte sehr häufige, oft aber kurze Klinikaufenthalte haben.

Hilfsmittelversorgung

Bei der Hilfsmittelversorgung sind neben den üblichen Hilfsmitteln wie Rollstühlen, Sitzkissen und Hilfsmitteln für den häuslichen Bereich auch speziell angefertigte Hilfsmittel notwendig wie Orthesen, orthopädische Schuhe und Sitzschalen.

Eine Problematik, die wir vom erworbenen Querschnittgelähmten nicht in den Ausmaßen kennen wie beim Spina-bifida-Erkrankten, sind Dekubitus, Kontrakturen, Verwachsungen am Skelett. Bei der Befunderhebung werden Fehlstellungen des Achsskelettes sowie Fehlstellungen der Gelenke in Bezug zur Sitzkissen- und Rollstuhlversorgung gesetzt. Die Zusammenarbeit im Team mit Physiotherapeuten, Pflege und Orthopädiemechanikern ist zwingend. Sämtliche

Hilfsmittel müssen aufeinander abgestimmt werden. So ist z. B. abzuklären, ob das Kind mit Orthesen oder ohne Orthesen im Rollstuhl sitzt, um die richtige Sitzbreite zu ermitteln.

Korrekturoperationen, um möglichst gute Aufrichtung und Funktionen zu erhalten oder zu bekommen, sind notwendig und werden durch diese Hilfsmittel unterstützt.

Wir kennen den Beckenschiefstand und die Skoliose, welche zu einseitiger Druckbelastung der Haut, instabilem Rumpf und Gleichgewichtsverlust führen. Dies wird versucht mit Antidekubitus-Sitzkissen, Sitzausgleich, anpassbarem Rücken am Rollstuhl und Pelotten auszugleichen.

Weiterhin ist der Gibbus zu erwähnen, dieser führt zu Druckstellengefahr und zu unzureichender Aufrichtung des Oberkörpers. Hier werden Sitzschalen, angepasste Sitz- und Rückenelemente und Korsett notwendig.

Hüftluxationen und Fehlstellungen der Füße führen zu Instabilität. Fußfixierungen, Schrägstellung und Anpassung des Fußbrettes sind Möglichkeiten des Ausgleiches.

Insbesondere bei kleinen Kindern sind häufig spezielle Gibbusschutzanfertigungen notwendig, um diesen dominant hervorragenden Teil der Wirbelsäule vor Druckstellen zu schützen. Hierzu werden spezielle Korsetts gefertigt und bei der Bett-, Buggy- und der Rollstuhlversorgung auf entsprechende Lagerungssysteme und Rückenlehnen geachtet.

Weiterhin stellen wir immer wieder die erhöhte Kochenbruchgefahr bei Spina bifida fest, manchmal wird sogar ein Plexiglasschutz notwendig, damit beim Spielen die Gefahr gemindert wird, z. B. Ballspiele in Kindergarten und Schule.

Wie bereits erwähnt, hat diese Patientengruppe häufig Wahrnehmungsprobleme, weshalb auch immer das subjektive Empfinden des Patienten mit berücksichtigt werden muss. Hier wird auch das Erlernen von Körperwahrnehmung notwendig. Dies findet in der funktionellen Therapie oder dem Selbstständigkeitstraining statt.

Überprüfen der Selbstständigkeit:
- Hygiene,
- An- und Auskleiden,
- Transfertechniken,
- Aktivitäten des tägl. Lebens.

Das Selbstständigkeitstraining ist bei Spina-bifida-Erkrankten immer unter Berücksichtigung der Lernbehinderung und der verminderten Wahrnehmung zu betrachten sowie unter der häufig eingeschränkten Feinmotorik und Handfunktion.

Voraussetzung zum Erlernen der Selbstständigkeit sind Koordinationsvermögen (z. B. Hand-Auge-Koordination), Unterscheidungsvermögen (rechts/links), Gleichgewichtssinn, Stützfunktion sowie eine gute Feinmotorik. Diese Fertigkeiten müssen oft gesondert vom Selbstständigkeitstraining geübt werden. Es ist notwendig, eine komplexe Situation in kleine einzelne Schritte aufzuteilen: das An- und Auskleiden, Transfertechniken vom Rollstuhl ins Bett oder auf die Toilette und die Eigenständigkeit im Bereich der Körperpflege. Hierzu zählen neben waschen, Zähne putzen und Haare kämmen auch eigenverantwortliche Kontrolle der Haut und der Umgang mit dem Körper, ein frühes Vertrautmachen mit dem eigenen Körperschema.

Ein Bereich, in dem der Spina-bifida-Behinderte besonders sorgfältig von der Pflege eingelernt werden muss, ist die Blasen- und Darmleerung, ergänzt wird in der Ergotherapie während des Anziehtrainings das Anlegen von Windeln und Einlagen. Während der Therapien wird versucht, die Kinder und Erwachsenen immer wieder mit Spiegeln oder durch Anweisungen auf ihre Sitzposition aufmerksam zu machen, um so den vorher schon genannten Risiken des Dekubitus entgegenzuwirken und ein Verantwortungsgefühl für den eigenen Körper aufzubauen.

Arbeitsverhalten

Hier unterscheidet sich die Therapie stark von der bei erworbenen Querschnittlähmung. Das Arbeitsverhalten bei Spina-bifida-Patienten ist oft unzureichend in der Ausdauer und Konzentration. Auch ist zu bemerken, dass ein Patient mit erworbener Querschnittlähmung sehr schnell Kompensationsmöglichkeiten für seine funktionelle Einschränkung findet. Beim Spina-bifida-Patienten fehlen diese Kompensationen, da der Grundstock dafür in einer gesunden Entwicklung liegt und den Erfahrungen, die dabei gesammelt werden.

Das Aufschlüsseln von Handlungen und eine langsame Vorgehensweise ist notwendig. Die Motivation ist häufig nicht allzu hoch, wie z. B. beim Anziehtraining. „Wieso soll ich das lernen, das macht doch sonst die Mama?" Hier ist Kreativität in der Therapie gefragt und das Bewusstmachen der zukünftigen Lebensstiuation und der Eigenverantwortlichkeit.

Dies muss in Gesprächen und Anweisungen mit den Eltern angesprochen werden.

Angehörigenberatung

Hierzu gehört die Informationsweitergabe über Ergotherapiepraxen in Heimatnähe, die Wohnungsberatung und weitere Fördermöglichkeiten wie Sportgruppen oder sonstige Vereine.

Der Unterschied zur erworbenen Querschnittlähmung liegt darin, dass die Eltern in ihre Aufgaben hinein wachsen. Deshalb ist es wichtig bei jedem Aufenthalt die Hilfsmittel zu überprüfen, um festzustellen, ob die Belastungen z. B. durch Transfers inzwischen zu groß geworden sind und ein Lifter oder sonstige Hilfsmittel notwendig werden. Die Eltern sind es gewohnt, ein behindertes Kind zu tragen und zu pflegen, weshalb sie es häufig vergessen, an sich selbst und die eigene Gesundheit zu denken. Hier liegt auch die Aufgabe der Ergotherapie, dies während des Aufenthaltes zu beachten und die entsprechende Hilfsmittelberatung durchzuführen. Es wird versucht den Eltern die Eigenverantwortlichkeit ihrer Kinder aufzuzeigen, Schritt für Schritt den entsprechenden Entwicklungsstand aufzugreifen und Verantwortung an die Kinder abzugeben.

Zum Beispiel im Selbstständigkeitsbereich hört man das Argument „wenn ich es selbst mache, geht es schneller", immer mal wieder. Hier versuchen wir, gemeinsam mit den Eltern herauszufinden welche Handlungen vom Kind oder dem Erwachsenen übernommen werden können (Anziehen, Waschen, Tätigkeiten im Haushalt ...). Dann versuchen wir, Zeitpunkte zu finden, wo der Tagesablauf nicht so sehr gestört wird, wenn eine Handlung länger dauert, z. B. an den Wochenenden oder in den Ferien, nach der Schule. So bekommen die Kinder das Gefühl, eine eigene Selbstständigkeit zu entwickeln, und natürlich auch mehr Routine.

Die Behandlung von Spina-bifida-Kindern und auch Erwachsenen ist sehr differenziert und vielfältig und kann nie isoliert von einem therapeutischen Fachbereich geleistet werden. Eine wirklich sinnvolle Förderung kommt nur dann zustande, wenn alle Fachbereiche mit den Eltern und dem Betroffenen als Team zusammenarbeiten.

Tethered-cord-Syndrom: 3 Fallberichte

W. Diederichs, A. Niedeggen

Krankenhaus Berlin-Marzahn mit Berufsgenossenschaftlicher Unfallklinik

Einleitung

Durch genetische und umweltbedingte Ursachen, überwiegend in den ersten 4 Schwangerschaftswochen, können sich spinale Verschlussstörungen (Dysraphien) des Neuralrohres bilden. Diese sogenannten Spaltbildungen können als Meningomyelozele, Meningozele oder Spina bifida occulta ausgeprägt sein. Häufig kommt es hierbei zu einer Verankerung des Rückenmarkes im kaudalen Sakralkanal. Im Rahmen des kindlichen Längenwachstums entwickelt sich dann eine Aszensionsstörung des Rückenmarkes als sogenanntes Tethered-cord-Syndrom. Begleitend hierzu können Fußdeformitäten (z. B. Klumpfuß), Paresen an den unteren Extremitäten, aber auch verschiedene Formen der Blasenentleerungsstörung mit und ohne Sphinkterinsuffizienz auftreten. Je nach Lebensalter können die Befunde sehr unterschiedlich ausgeprägt sein.

Wir berichten über 3 Patienten, bei denen primär eine neurogene Blasenentleerungsstörung Anlass zu weiteren abklärenden Untersuchungen war. In allen Fällen konnte eine Traktionsläsion der Cauda infolge eines fixierten Filum terminale nachgewiesen werden.

Patientendaten

Die 3 männlichen Patienten waren zum Zeitpunkt der Erstdiagnose 5, 17 und 30 Jahre alt. Bei 2 Patienten war eine Nävusabtragung in Höhe des Os sacrums bzw. eine Lipomentfernung erfolgt. Klinisch standen sowohl Harndrangs- als auch Überlaufinkontinenzsymptome im Vordergrund. In allen Fällen dauerte es mehrere Monate, bis das Tethered-cord-Syndrom letztendlich erkannt wurde.

In der urodynamischen Abklärung zeigte sich bei 2 Patienten eine ausgedehnte Detrusorhyperreflexie und bei einem Patienten ein nahezu atoner Detrusor zum Zeitpunkt der Diagnosestellung. In der lumbosakralen MRT-Diagnostik fielen bei allen Patienten typische Zeichen eines verdickten Filum terminale mit straff gespanntem Myelon auf (Abb. 1).

An urologischen Nebenbefunden wurden bei 2 Patienten im Rahmen einer Erstversorgung eine postrenale Niereninsuffizienz in Folge einer ausgeprägten Harnstauungssymptomatik diagnostiziert. Bei allen Patienten erfolgte eine neurochirurgisch operative Intervention mit Durchtrennung des Filum terminale.

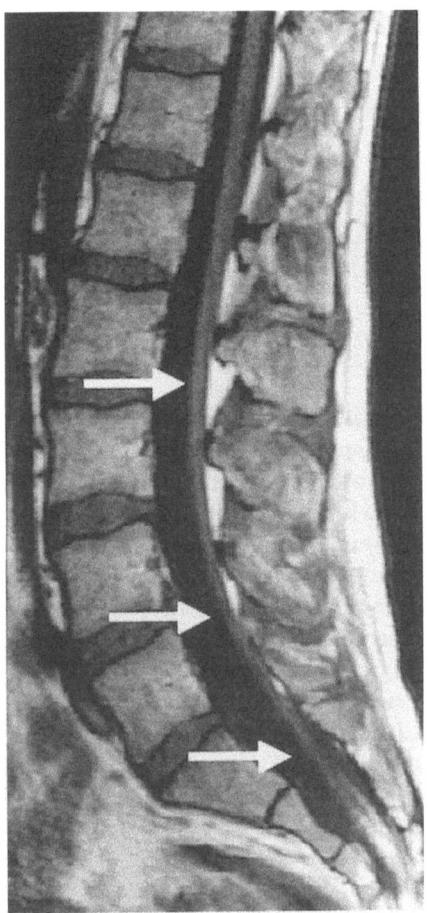

Abb. 1. Verdicktes Filum terminale mit straff gespanntem Myelon (Pfeil)

Hierbei wurde eine Laminektomie von LWK 3 durchgeführt und die neuronalen Strukturen vom Filum terminale abpräpariert, um dies dann zu durchtrennen. Verklebungen zwischen den Caudafasern und dem Filum terminale können den prinzipiell einfachen Eingriff komplizieren.

Ergebnisse

Nach mehrwöchiger suprapubischer Harnableitung bzw. Blasenentleerung mittels intermittierendem Katheterismus und der oben genannten neurochirurgischen Intervention kam es in den beiden Fällen mit Harnstauungssymptomatik zu einer vollständigen Kompensation des oberen Harntraktes. Bei einem Patienten ergab sich in der letzten urodynamischen Verlaufskontrolle eine hypotone Detrusorfunktionsstörung. Bei einem Patienten war diese begleitet von einer partiellen Sphincter-externus-Insuffizienz. Diesem Patienten gelang eine weitgehende spontane Entleerung der Harnblase. Die anderen Patienten waren weiterhin, trotz zwischenzeitlich versuchter Neuromodulation, auf den intermittierenden Katheterismus angewiesen.

Diskussion

Das Tethered-cord-Syndrom kann die Ursache für neurogene Blasenentleerungsstörungen sein, die sich zum Teil als klinische Erstsymptome manifestieren. Bei Kindern stehen neben rezidivierenden Harnwegsinfekten die Enuresis bzw. die ausbleibende Miktionskontrolle im Vordergrund. Beim Erwachsenen kommt es eher zu irritativen Blasenentleerungsstörungen bis hin zu Harninkontinenz oder Harnverhalt [1]. Es findet sich immer ein auffälliger urodynamischer Befund in Form eines areflexiven Detrusors oder einer Reflexblase [2]. Dieses bestätigte sich in unseren Fällen. Insgesamt ist die Verbesserung der klinisch-urologischen Symptome nur in 60% postoperativ zu erreichen. Bei all unseren Patienten gelang die Diagnosestellung erst nach mehreren Monaten. Der hierdurch bedingt verzögerte operative chirurgische Eingriff erklärt die geringen neurologischen Rekompensationen der betreuten Patienten.

Schlussfolgerungen

Bei neurogenen Blasenentleerungsstörungen sollte nicht nur bei Kindern, sondern auch im Erwachsenenalter an ein Tethered-cord-Syndrom gedacht werden. Findet sich bei der körperlichen Untersuchung jedoch kein Hinweis auf eine neurologische Schädigung oder funktionelle Störungen, sollte primär eine Röntgenübersichtsaufnahme des lumbosakralen Überganges erfolgen, um zunächst eine Bogenschlussanomalie auszuschließen. Mit der lumbosakralen MRT-Diagnostik lässt sich ein Anfangsverdacht meist leicht bestätigen.

Erst die rasche Diagnose und operative Durchtrennung des Filum terminales kann das verbleibende neurologische Defizit auf ein Minimum reduzieren bzw. Grundlage für eine Restitution bilden. Postoperativ bedürfen die operierten Patienten einer Langzeitnachsorge, um ein Retethering rechtzeitig zu erkennen.

Literatur

1. Giddens JL, Radomski SB, Hirshberg ED, Hassouna M, Fehlings M (1999) Urodynamic findings in adults with the tethered cord syndrome. J Urol 162 (6): 2105
2. Kaplan WE, McLone DG, Richards I (1988) The urological manifestations of the tethered spinal cord. J Urol 140 (5 Pt 2): 1285–1288

Die nichttraumatische Syringomyelie

D. Hellwig[1], M. Krause[1], J. Rohlfs[1], W. Tirakotai[1], A. Aschoff[2], H. Bertalanffy[1]

[1] Neurochirurgische Klinik der Philipps Universität Marburg
[2] Neurochirurgische Klinik der Ruprecht-Karls Universität Heidelberg

Syringomyelie/-hydromyelie ist eine mit liquorgleicher Flüssigkeit gefüllte zystische Aufweitung des Rückenmarks, die durch Dilatation des Zentralkanals entsteht *(Hydromyelie)*, aber auch im Parenchym lokalisiert sein kann *(Syringomyelie)*. Sie ist immer Ausdruck einer Behinderung des Liquorflusses unterschiedlicher Genese. Der Begriff „Syringomyelie" wurde geprägt von Ollivier D'Angers, der ihn 1827 erstmals für zystische Hohlräume im Myelon verwendete, wobei die erste Beschreibung eines Patienten mit Syringomyelie auf das Jahr 1546 durch Estienne zurückgeht. Ein Behandlungsversuch wurde durch Brunner 1700 mit der Punktion einer intramedullären Zyste bei einem Neugeborenen mit dysraphischer Störung beschrieben. Die erste Beschreibung klinischer Zeichen und Symptome findet sich bei Portal aus dem Jahre 1804. Er behandelte einen Mann, der unter Sensibilitätstörungen der unteren Extremität und darauf folgender aufsteigender Lähmung litt. Bei der Autopsie fand sich eine Syrinx im Zervikalmark, die bis ins obere Thorakalmark reichte.

Ätiologie

Bei der nichttraumatischen Syringomyelie sind die Entitäten einer idiopathischen, einer arachnoidopathischen und einer tumorassoziierten Form zu unterscheiden.

Historisch wurden seit dem 18. Jahrhundert unterschiedliche Hypothesen über die Entstehung der idiopathischen Syringomyelie aufgestellt, modifiziert und revidiert. Den Anfang machte Brunner im Jahr 1700 mit der Hypothese einer dysrhaphischen Störung aufgrund des Auftretens einer Syringomyelie zusammen mit einer Spina bifida und Meningomyelocele. Ball und Dayan postulierten 1972, dass durch eine Erhöhung des Liquordruckes im Subarachnoidalraum über dem medullären Parenchym Liquor in das Rückenmark eindringen und zur Ausbildung einer Syrinx führen kann. Sie erklärten dies durch eine Liquorpassagestörung und dem dadurch bedingten fehlenden Druckausgleich zwischen beiden Kompartimenten.

Die Assoziation der Syringomyelie mit Malformationen im Bereich der Schädelbasis, insbesondere mit Arnold-Chiari-Malformationen und basilärer Impression, führte zur Entwicklung der Hypothese der Liquorflussstörung als ätiologischen Faktor bei der Syringomyelieentstehung. Gardners Theorie der

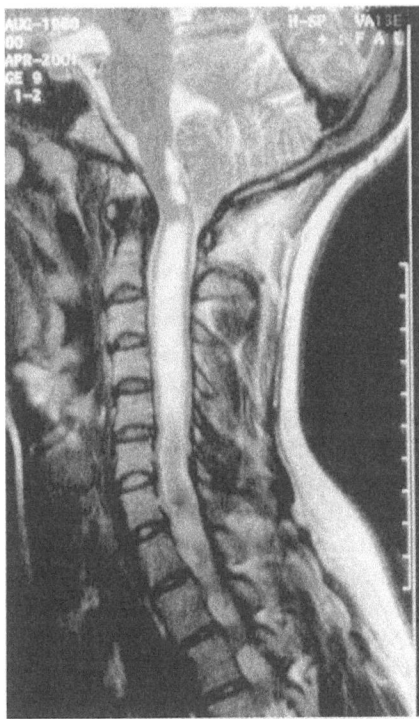

Abb. 1. 22-jährige Patientin mit Arnold-Chiari-1-Malformation und Syringomyelie

gestörten Hydrodynamik (1957) basiert auf der Annahme, dass ein pränataler Hydrocephalus bei bestehender Kontinuität des 4. Ventrikels zum Zentralkanal durch erhöhten Liquorfluss über den Zentralkanal zur Ausbildung einer Syrinx führen kann. Die Behinderung des Liquorflusses im Bereich des Foramen magnum durch Arnold-Chiari-Malformationen und basiläre Impression wird dabei als foraminale Syringomyelie bezeichnet und tritt meist im zervikalen Myelon als Folge der Imbalanz von Liquoreintritt und -austritt in das Myelon kaudal der Stenose auf (Abb. 1).

Der Nachweis von arachnoidalen Verwachsungen bei Syringomyelie führte ebenfalls zur Beschreibung einer postinfektiösen Syringomyelie nach Arachnoiditis. Dabei konnten oftmals bilaterale und polyzystische Syringomyelien gesehen werden. Diese Morphologie der Läsionen macht eine Entstehung auf dem Boden von außen auf das Myelon einwirkender hoher Scherkräfte durch die entzündlich veränderte Arachnoidea bzw. deren postinfektiöse kollagene Durchbauung wahrscheinlich.

Tumorassoziierte Syringomyelien sind meist von der Raumforderung nach kranial aszendierend, seltener deszendierend zu finden und durch die Behinderung der Liquorpassage im Zentralkanal zu erklären.

Zusammenfassend sind für die einzelnen Formen der Syringomyelie unterschiedliche ätiologische Faktoren zu berücksichtigen, wie Ischämien und vaskuläre Faktoren, die Einwirkung lysosomaler Enzyme, kongenitale prädisponierende Einflüsse, Tethered cord und ossäre Stenosen.

Diese führen entweder zu Behinderungen des Liquorflusses, Veränderungen der Beweglichkeit und der Mikrozirkulation des Rückenmarks oder zu Obstruktionen des ECF-Flusses in den perivaskulären Räumen (*ECF,* extrazelluläre Flüssigkeit).

Obstruktionen bedingen beispielsweise, dass alle den Liquorfluss unterhaltenden Kräfte auf den Subarachnoidalraum, und über diesen vermittelt, auf den Extrazellulärraum wirken. Umgekehrt entsteht bei ungenügendem Abfluss der ECF in den Subarachnoidalraum eine Syrinx durch Vermehrung des ECF-Volumens und Dilatation der perivaskulären Virchow-Robinsonschen Räume. Bei Patienten mit Tethered cord entsteht eine Syrinx auf dem Boden der veränderten Druck- und Flussverhältnisse im Subarachnoidal- und Extrazellulärraum des Myelons. Bei Bewegungen des Patienten treten dabei sowohl Druckspitzen als auch durch Unterdruck hervorgerufene Scherkräfte auf.

Veränderungen der intramedullären Mikrozirkulation könnten die Grundlage der Syringomyelieentstehung bei vaskulären Erkrankungen, wie z.B. Hämangioblastomen, Cobb-Syndrom oder Tumoren bilden. Bei Tumoren ist die Obstruktion des ECF-Flusses entscheidend. Die Inzidenz der Syringomyelien bei komprimierend und verdrängend wachsenden Tumoren (z.B. Angioblastom, Ependymom) ist höher als bei infiltrativ wachsenden Neoplasien wie Astrozytomen. Dabei steigt die Häufigkeit der Syringomyelie mit nach kranial gerichtetem Wachstum. Das Zervikalmark mit dem höchsten Liquorfluss und anzunehmend auch dem höchstem ECF-Fluss – sogenannter Rush-Flow – stellt hier das vorrangig betroffene Areal dar. Bei Tumoren ist sicher auch die Obstruktion

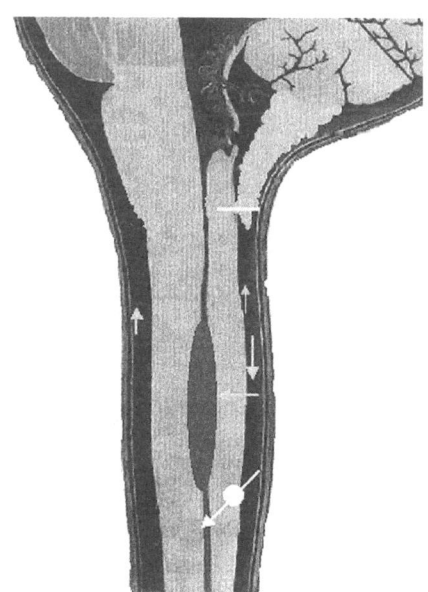

Abb. 2. Arnold-Chiari-Malformation. Graue Pfeile zeigen den Liquorfluss bei Blockade des Foramen Magendii, weiß zeigt den Druckgradienten

der Virchow-Robinsonschen Räume durch den höheren Proteingehalt des Liquors und die damit einhergehende gesteigerte Viskosität ein synergistischer Faktor bei der Syrinxgenese.

Diagnostik

Die vorausgehenden Betrachtungen machen deutlich, dass es eine idiopathische Form der Syringomyelie per definitionem an sich nicht gibt. Eine erfolgreiche Behandlung von Syringomyeliepatienten lässt sich demnach nur erzielen, indem man die zugrundeliegende Störung ursächlich behebt. Die Prognose der Syringomyelie wird entscheidend vor allem vom Verlauf der die Syrinx verursachenden Grunderkrankung bestimmt. Die chirurgische Intervention ist demnach mehr auf die kausale Ursache als auf die Syrinx selbst zu konzentrieren, will man das drohende Fortschreiten klinischer Symptome verhindern.

Prinzipiell kann man zwischen Erkrankungen des kraniozervikalen Übergangs und denen des Spinalkanals unterscheiden. Tabelle 1 gibt den Überblick über Syringomyelie-assoziierte Erkrankungen.

Die Diagnostik der Syringomyelie stützt sich im Wesentlichen auf *die sorgfältige Anamnese und klinische Untersuchung sowie auf die Bildgebung.*

Bei der klinischen Untersuchung ergibt sich je nach Grunderkrankung ein heterogener Symptomenkomplex. Dabei sind Symptome, die durch die Syrinx selbst hervorgerufen werden, von Symptomen der kausalen Erkrankung schwer zu differenzieren. Entscheidend ist die Topographie der Syrinx zum Myelon und seiner unter Druck geratenen Anteile. Durch das Schädigungsmuster können so Rückschlüsse auf die betroffenen Tracti, Laminae oder Radices gezogen werden, die ohne Bildgebung bereits die Lage der Syrinx im Myelon anzeigen können. Die klinischen Zeichen und Symptome sind meist chronisch progredient, wobei Verläufe über Zeiträume von Monaten und Jahren, aber auch von Jahrzehnten beschrieben werden. Typisch ist auch die Progredienz hinsichtlich der aszendierenden bzw. deszendierenden Schädigung, wobei bei der Anamnese auf die Lokalisation der zuerst vom Patienten erfahrenen Symptome besonderes Augenmerk gelegt werden sollte, kann sie doch Hinweis auf den Ort der Entstehung der Syrinx sein.

Syringen im Halsmark imponieren durch dissoziierte Sensibilitätsstörungen der Arme vor allem für Schmerz und Temperatur (Tractus spinothalamicus), atrophische Arm- oder Handparesen (Vorderhorn), Paraspastik (Pyramidenbahn) und vegetative Störungen mit Schweißanomalien, neurogener Arthropathie oder Wundheilungstörungen (Ncl. intermediolateralis, Ncl. intercalatus). Zu beachten ist, dass der spinale Trigeminuskern bis zum Segment C3 herunterreicht und Hypästhesien des Gesichts entsprechend dessen Somatotopik (Sölder-Linien) auftreten können.

Eine Syrinx im Bereich der Medulla oblongata oder des Stammhirns, auch als *Syringobulbie* bezeichnet, wird der Lokalisation zu den beeinträchtigten Hirnnerven oder ihren Kerngebieten im Stammhirn entsprechend z.B. Schluckstörungen (N. glossopharyngeus), Nystagmus (N. vestibulocochlearis), Zungen-

Tabelle 1. Überblick über verschiedene Syringomyelie-assoziierte Erkrankungen

1. Syringomyelie in Verbindung mit Erkrankungen des kraniozervikalen Übergangs
a) Malformationen: Arnold-Chiari-Malformationen
   basiläre Impression
   andere Erkrankungen einhergehend mit vermindertem Volumen der Fossa cranii posterior
b) Arachnopathien: postmeningitisch
   postoperativ
   posthämorrhagisch
   posttraumatisch
c) Tumoren der Fossa cranii posterior
d) Supratentorielle Tumoren

2. Syringomyelie in Verbindung mit Erkrankungen des Spinalkanals
a) Malformationen: Spina bifida
   Tethered cord
b) Tumoren: intramedullär
   extramedullär
   extradural
c) Arachnopathien: postmeningitisch
   postoperativ
   posthämorrhagisch
   posttraumatisch
d) Degenerative Wirbelsäulenerkrankungen: Bandscheibenerkrankungen
   Skoliose
   Kyphose

lähmungen (N. hypoglossus), Trapeziuslähmungen (N. accessorius) oder Sprachstörungen im Sinne einer sogenannten bulbären Sprache (Tractus spinorubralis Monakow, Tractus spinocerebellaris Flechsig u. a.) hervorrufen (Abb. 3).

Durch die genaue neurologisch-topographische Diagnostik können so Hinweise auf die Lage der Syrinx gewonnen werden, die richtungsweisend für die weiterführende Bildgebung sind.

Neben der klinischen Untersuchung und Analyse der Symptome sind heutzutage *moderne bildgebende Verfahren* für die Diagnose der Syringomyelie entscheidend. Durch die Einführung der Kernspintomographie stieg die Zahl der diagnostizierten und somit behandelten Syringomyelien sprunghaft an (Abb. 4).

Dennoch sind zusätzliche bildgebende Untersuchungen wie CT oder Myelographie vor allem bei der Identifikation der zugrundeliegenden Störung unumgänglich. Durch die sorgfältige neuroradiologische Abklärung der gesamten Wirbelsäule und vor allem auch des kraniozervikalen Übergangs und damit auch der Ausmaße der Syrinx offenbart sich meist auch deren Ursache. Dabei muss immer darauf geachtet werden, dass die gesamte Syrinx im MRT dargestellt wird, da pathologische Läsionen sowohl am kranialen als auch am kaudalen Pol Ausgangspunkt der Syrinx sein können. Obligat ist die Kontrastmitteldarstellung im MRT zum Ausschluss intramedullärer Tumoren. Weiterhin kann die Cine-MRT-Technik Aufschluss über die Flussverhältnisse in der Syrinx und im Subarachnoidalraum liefern.

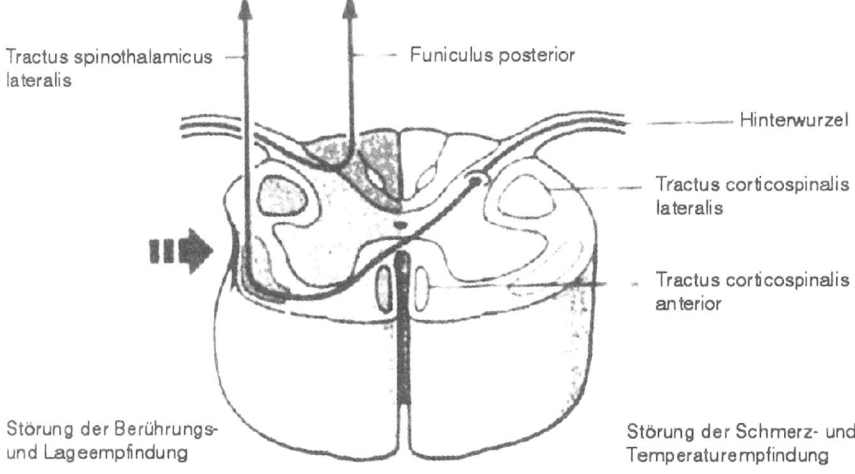

Abb. 3. Rückenmarksbahnen und deren Beziehung zur neurologischen Symptomatik

Der Goldstandard für die radiologische Diagnostik ist:
- MRT T1- und T2-gewichtet zur Darstellung der sagittalen Morphologie
- Gadolinum-Kontrast-MRT zum Tumorausschluss
- Cine-MRT zur Liquorflussmessung
- komplettte Myelondarstellung mit kraniozervikalem Übergang

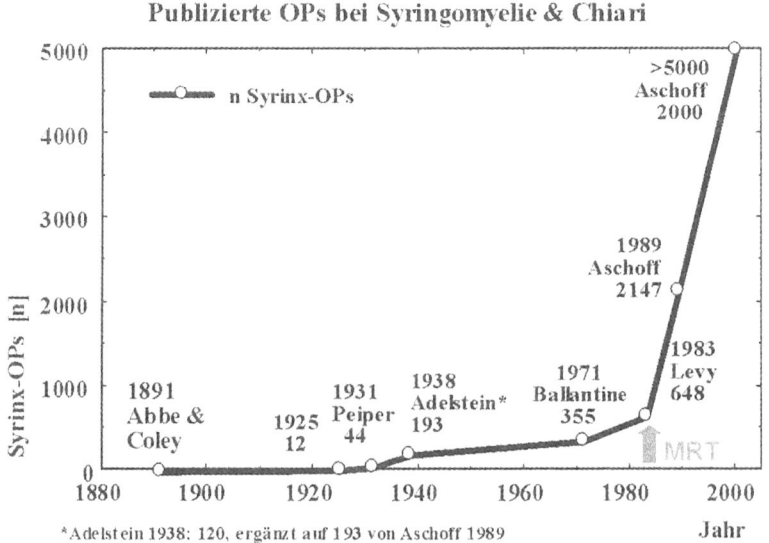

Abb. 4. Einfluss des MRTs auf die Syringomyeliediagnose und -therapie

Ist die Ätiologie für die Entstehung der Syringomyelie nicht zu klären, kann man zumindest bei obstruktiven, neoplastischen und Tethered-cord-bedingten Syringes folgende für die Therapie wichtigen Schlüsse ziehen:
1. Klinisch scheinen die ersten neurologischen Symptome eher durch die ursächliche Erkrankung als durch die Syrinx selbst verursacht zu werden. In praxi wird eine sorgfältige Anamnese den Untersucher über die zuerst durch den Patienten wahrgenommenen Symptome an den Ort der Entstehung führen.
2. Radiologisch entwickelt sich eine Syrinx vom Ort der Pathologie weg, sodass Serien-MRTs über Monate oder Jahre durch Veränderung der Ausdehnung und des Durchmessers der Syrinx auf den Ort ihrer Entstehung hinweisen: Der Syrinxdurchmesser ist typischerweise am Ort nahe des Entstehungsherdes am größten, und die Syrinx wird sich am entgegengesetzten Ende in weitere Rückenmarkssegmente hin ausdehnen – wächst die Syrinx nach kaudal, so liegt die Ursache kranial und umgekehrt.

Damit sollte zumindest eine Unterscheidung möglich sein, ob die Syrinx durch Veränderungen im kraniozervikalen Übergangsbereich oder in einem anderen Wirbelsäulenabschnitt verursacht wird.

Syringomyelie in Assoziation mit Erkrankungen im kraniozervikalen Übergang

Erkrankungen im Bereich des kraniozervikalen Übergangs führen über die Behinderung des Liquorflusses zu einer Syringomyelie. Dabei werden die ersten klinischen Symptome meist durch die Kompression des Hirnstamms und/oder Zervikalmarks im Bereich des Foramen magnum hervorgerufen. Die hierbei weit häufigste Erkrankung ist die Arnold-Chiari-Malformation Typ 1. Daneben können Dandy-Walker-Malformationen oder Atresien im Bereich der Foramina Luschkae und Magendii zur Syringobulbie führen, also zur Syrinxbildung im Hirnstamm mit entsprechenden Symptomen der Hirnnervenschädigung.

Arnold-Chiari-Malformationen

In zwei Monographien 1891 und 1896 beschrieb Chiari vier Malformationen des kraniozervikalen Übergangs, wobei Typ 1 und 3 durch Verlagerung von Cerebellum und Hirnstamm in den Spinalkanal gekennzeichnet sind. Typ 2 imponiert durch eine Vergrößerung des Foramen magnum und Herniation von Vermis cerebelli und Medulla oblongata in den Spinalkanal. Im Gegensatz zu Typ 1 besteht bei Typ 2 durch Obstruktion der Foramina Luschkae und Magendii fast immer ein Hydrocephalus. Typ 4 ist gekennzeichnet durch eine Kleinhirnhypoplasie ohne weitere Missbildungen.
  Patienten mit Arnold-Chiari-1-Malformation (CM1) sind meist mittleren Alters mit einer jahrelang progredienten Symptomatik, wohingegen CM2-Patienten sich meist jung mit kurzer Krankengeschichte präsentieren. Vorherr-

schende Symptome sind Kopfschmerzen, Gangataxie und Schluckstörungen, bei CM2 auch autonome Dysfunktionen oder Schlafapnoe. Bei Bestehen einer Syrinx kommen Symptome einer Myelopathie wie motorische Defizite, Hyp- und Dysästhesien in den betroffenen Segmenten hinzu. Nahezu jeder Patient erlebt ein Fortschreiten der neurologischen Symptome, wobei die Geschwindigkeit der Progression sehr variabel ist und auch spontane Symptomrückbildungen beobachtet werden.

Neuroradiologisch ist im MRT eine Herniation der Kleinhirntonsillen von mehr als 5 mm als pathologisch zu bewerten. Es sollte zur Beurteilung neben dem Ausmaß der Tonsillenherniation auch die Größe der hinteren Schädelgrube, die Lage des Tentorium, Ventrikelgröße und das eventuelle Vorhandensein von Arachnoidalzysten und Assimilationen der zervikalen Wirbelkörper – wie etwa beim Klippel-Feil-Syndrom – berücksichtigt werden. Die präoperative Bildgebung sollte auch zur Beurteilung der Halswirbelsäule konventionelle Zwei-Ebenen-Röntgenaufnahmen mit Funktionsaufnahmen in Ante- und Retroflexion umfassen, um knöcherne Anomalien und Instabilitäten im kraniozervikalen Übergang beurteilen zu können.

Therapie der Syringomyelie

Die Therapie der Syringomyelie sollte immer auch die Therapie der Grunderkrankung beinhalten, sofern diese zu eruieren ist. Mit der ursächlichen Diagnose und deren Behebung wird der Progress der neurologischen Symptome und der Syrinx selbst am suffizientesten aufgehalten.

Zur kausalen Therapie gehört sowohl die Beseitigung extraduraler Prozesse – z. B. knöcherner Raumforderung, Tumore oder traumatischer Läsionen – als auch intraduraler Prozesse wie Adhäsionen, Zysten, Missbildungen oder Tumoren.

Prinzipiell sind zwei Behandlungsalgorithmen je nach Ätiologie der Syringomyelie – nichtforaminal oder foraminal – zu differenzieren.

Therapie der nichtforaminalen Syringomyelie

Die klassische Syringostomie, also die Eröffnung und Entleerung der Syrinx, wurde erstmalig 1892 durch Abbe und Coley beschrieben. Seit den 30er Jahren des 20. Jahrhunderts wurden unterschiedliche Methoden zur Funktionserhaltung durchgeführter Syringostomien beschrieben, wie etwa die Implantation von Stents oder Tantaldraht, um die Verbindung von Syrinx zum Subarachnoidalraum aufrechtzuerhalten.

Falls möglich sollte bei Vorliegen einer raumfordernden Läsion im kraniozervikalen oder spinalen Bereich eine kausale Therapie erfolgen. Multizystische, tiefer als 3 mm von der Myelonoberfläche gelegene Syringen sollten durch eine Dekompressionslaminektomie mit zusätzlicher Duraerweiterungsplastik behandelt werden (Abb. 5).

Bei Diagnose eines Tethered cords genügt meist bereits die Arachnolyse bzw. das Untethering des Myelons nach Laminektomie und Duraeröffnung zur Behandlung. Hierdurch werden sowohl die Obstruktion des Liquor- bzw. ECF-Fluss als auch die pathologischen Scherkräfte und unphysiologischen Druckverhältnisse im Parenchym beseitigt und dadurch die Syrinx therapiert.

Dünnwandige Syringen vor allem in den Segmenten kaudal von Th1 können mit syringosubarachnoidalen Mikroshunts versorgt werden. Falls dies nicht möglich ist, bietet sich als Ultima ratio die Anlage eines syringoperitonealen oder -atrialen Shunts an. Insgesamt sind 40 verschiedene operative Verfahren bekannt, die neben unterschiedlicher Technik auch verschiedene Materialien und Shunts mit Durchmessern zwischen 1, 2 und 4 mm verwenden. Die am häufigsten angewandte Technik ist die Einbringung eines syringosubarachnoidalen Shuntes (SSS). In den letzten Jahren wurden hierfür spezielle den anatomischen Gegebenheiten angepasste Syringostomieshunts mit Durchmessern von 1,5 mm entwickelt.

Während die Laminektomie mit Duraerweiterungsplastik einzig die Druckentlastung des Myelons und durch diese die Reduzierung der Symptome zum Ziel hat, dienen Shunt-Verfahren der Ableitung des überschüssigen, druckverursachenden Liquors aus der Syrinx in den Subarachnoidalraum und damit der Normalisierung des Liquorflusses.

Die Shuntanlage ist aber auch eine Methode, die im Vergleich zur Dekompression Probleme und Komplikationen mit sich bringen kann. Zum einen besteht intraoperativ die Gefahr von Blutungen durch die Myelotomie, zum anderen kann es bei der Shuntplazierung zu Läsionen an der ventralen Wand der Syrinx kommen. Außerdem besteht die Möglichkeit der unbemerkten Dislokation des Shuntes in der Syrinx und damit einer insuffizienten Drainage.

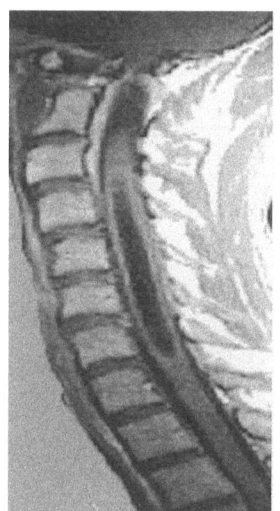 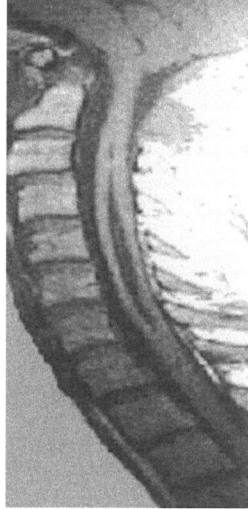

Abb. 5. Syrinx vor (links) und nach (rechts) kraniozervikaler Dekompression und Einlage eines syringo subarachnoidalen Shunts

Therapieoptionen bei nichtforaminaler Syringomyelie sind:
- Erste Wahl: Arachnolyse, Untethering, Duraerweiterungsplastik
- Zweite Wahl: syringosubarachnoidaler Shunt, endoskopische endokavitäre Syringostomie
- Dritte Wahl: extrathekale Shuntanlage pleural oder peritoneal

Als Frühkomplikationen nach Shuntanlage wurden Pseudomeningomyelocelen beobachtet, die bei insuffizienter Duranaht durch Leckage aus dem Subarachnoidalraum entstehen und teilweise Ventilmechanismen aufweisen können. Auch Liquorfisteln können auftreten.

Hinzu kommen die Spätkomplikationen durch die Einbringung extrathekaler Shunts, die bis zum Bild eines iatrogenen Tethered cord führen können: das Myelon kann z.B. durch einen syringoperitonealen Shunt in seiner physiologischen Beweglichkeit eingeschränkt und de facto über den Shunt an der Dura fixiert werden. Durch Überdrainage kann das Bild eines Low-pressure-ICP-Syndroms mit Ausbildung chronischer Subduralhämatome entstehen. Dies ist durch Verwendung geeigneter Ventile oder eines syringosubarachnoidaler Shunts (SSS) zu vermeiden.

Desweiteren können narbige Duraadhäsionen am Myelon auftreten, die die Myelonbeweglichkeit und den Liquorfluss behindern. Stenosierender Kollaps durch die Duraerweiterungsplastik ist ebenso möglich wie die Okklusion des Shuntkatheters.

Die *endoskopische endokavitäre Syringostomie* beruht auf dem Prinzip unter endoskopischer Kontrolle intrakavitäre Septen und Adhäsionen innerhalb einer Syrinx zu durchtrennen und dadurch eine Normalisierung des Liquorflusses aus der Syrinx heraus in den Subarachnoidalraum über einen eingebrachten Shunt herzustellen. Dabei wird nach Myelotomie ein flexibles, steuerbares Endoskop in die Syrinx eingebracht. Unter Vorschieben des Instruments werden die intrakavitären Septen, die zu einer Kopartimentierung geführt haben, gelöst. Intraoperativ besteht die Gefahr der Blutung aus Gefäßen innerhalb der Syrinx und

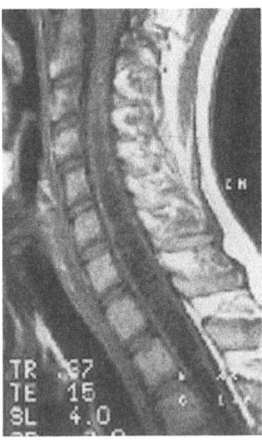 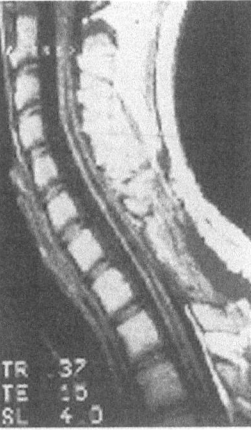

Abb. 6. Präoperatives (links) und postoperatives (rechts) MRT bei einem Patienten mit septierter Syrinx nach endoskopisch-endokavitärer Syringostomie und Shunteinlage

der Myelonverletzung durch das Endoskop. Der Vorteil des Verfahrens besteht darin, septierte Syringen, die durch Shunteinlage nur schwer vollständig zu drainieren sind, suffizient behandeln zu können (Abb. 6).

Therapie der foraminalen Syringomyelie

Ursächlich für die foraminale Syringomyelie ist eine Läsion im Bereich des kraniozervikalen Überganges. Das häufigste Krankheitsbild in diesem Zusammenhang ist die Arnold-Chiari-Malformation (CM), deren Therapie hier ausführlicher beschrieben werden soll.

Therapie bei Arnold-Chiari-Malformationen

Die Therapie der Arnold-Chiari-Malformationen sollte bei Erwachsenen erst bei Vorhandensein klinischer Symptome erfolgen, bei Kindern älter als zwei Jahre kann zunächst zugewartet werden. Verbessert sich die anatomische Situation kann dann auf eine Operation verzichtet werden. Kinder mit Arnold-Chiari-Malformation Typ 2 sollten jedoch selbst bei funktionierendem Ventrikelshunt bei Auftreten von Symptomen operiert werden, da die kraniozervikale Malformation bei diesen Patienten die häufigste Todesursache durch Hirnstammkompression darstellt.

Folgendes neurochirurgisches Vorgehen ist indiziert:
1. Behandlung des Hydrocephalus
2. Dekompression des Foramen magnum und des Spinalkanals
3. Dekompression der Syrinx durch einen syringosubarachnoidalen Shunt oder Syringostomie, falls erforderlich
4. Stabilisierung des kraniozervikalen Übergangs, falls dies notwendig sein sollte

Therapie bei Arnold-Chiari-Malformation Typ 1

Die klassische Operation nach Gardner zur Dekompression einer CM1 erfolgt durch eine Kraniektomie zur Erweiterung des Foramen magnum, einer oder – entsprechend des Ausmaßes der Herniation der Kleinhirntonsillen – mehrerer Laminektomien im oberen HWS-Bereich und der Anlage einer Duraerweiterungsplastik. Das abschließende Pluggin mit Muskelstückchen im Obex wird kontrovers diskutiert. Zur Überwachung der Hirnstammfunktionen und Vermeidung zusätzlicher intraoperativer Kompression kann ein elektrophysiologisches Monitoring der sensiblen evozierten Potentiale (SEP) durchgeführt werden.

Nach Exposition der knöchernen Strukturen in Bauchlage des Patienten sollte eine dem oberen Duralsack angepasste, maximal 3 cm große Kraniektomie (Abb.

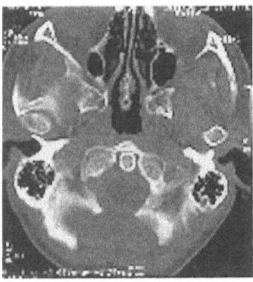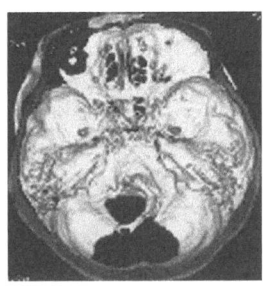

Abb. 7. Axiales Schädelbasis-CT mit 3D-Rekonstruktion nach kraniozervikaler Dekompressionsoperation bei CM1

7) zur Formung einer künstlichen Cisterna magna und Darstellung des Foramen Magendii durchgeführt werden. Durch Y-Schnitt wird die Dura eröffnet, wobei auf variante Sinusverläufe und Brückenvenen geachtet werden muss. Die Arachnoidea wird in der Medianlinie eröffnet.

Die meist atrophischen, funktionslosen Kleinhirntonsillen können teil- oder vollständig reseziert werden ohne postoperative neurologische Einschränkungen zu riskieren. Dies bietet neben dem besseren Zugang zum Foramen Magendii einen größere Entwicklungsmöglichkeit für die Cisterna magna. Nach Herstellung eines ausreichenden Liquorflusses aus dem 4. Ventrikel durch das Foramen Magendii sollten eventuelle arachnoidale Adhäsionen nur streng in der Mittellinie in Richtung der zerebellopontinen Cisterne oder des Spinalkanals gelöst werden, um Verletzungen der Hirnnerven oder Arterien zu vermeiden.

Die Anlage einer Duraerweiterungsplastik wird unter Verwendung von Fascia lata, okzipitalem Periost oder Goretex vorgenommen. Der Wundverschluss ist mittels fortlaufender Dura- und mehrschichtiger Muskel- und Subkutannaht zur Verhinderung postoperativer Liquorfisteln durchzuführen.

Therapie bei Arnold-Chiari-Malformation Typ 2

Bei der CM2 ist die Operationsindikation beim Auftreten von neurologischen Symptomen zu stellen. Der Ort der Kompression des Hirnstammes liegt nicht am bei der CM2 erweiterten Foramen magnum sondern ist vielmehr im Spinalkanal der Halswirbelsäule zu suchen. Der Patient sollte ebenfalls in Bauchlage unter SEP-Monitoring operiert werden.

Dabei werden alle Laminae, die in der Bildgebung Kleinhirntonsillengewebe bedecken, reseziert, und das Foramen magnum dekomprimiert. Nach Laminektomie ist meist eine Duravorwölbung zu beobachten. Die Duraeröffnung sollte in der Mittellinie erfolgen, wobei eine Erweiterung des Foramen magnum und die Duraeröffnung in die hintere Schädelgrube hinein aufgrund der tiefen Lage des Sinus transversus und der Torcula schwierig sein kann. Danach wird die Arachnoidea über dem Spinalmark eröffnet werden, um den freien Liquorfluss zwischen intrakraniellem und intraspinalem Subarachnoidalraum zu erreichen. Die Tonsillen sollten wegen der möglichen Verletzungsgefahr des Hirnstamms und der Arteria cerebelli posterior inferior (PICA) wenig manipuliert werden. Ziel der Operation ist die Hirnstammdekompression und damit die Normalisierung des Liquorflusses. Duraerweiterungsplastik und Wundverschluss werden wie bei der CM1 vorgenommen. Die postoperative intensivmedizinische Behandlung ist obligat.

Kraniozervikale Instabilität bei Arnold-Chiari-Malformationen

Kraniozervikale Instabilitäten werden meist bei basilärer Impression, Klippel-Feil-Syndrom oder Atlasassimilation beobachtet. Sollte diese Diagnose neuroradiologisch bestätigt werden, ist zur oben beschriebenen Dekompression gleichzeitig eine okzipitozervikale Fusion durchzuführen. Dabei kann die Freilegung weiterer Laminae nach kaudal notwendig sein. Die Fusion erfolgt z.B. mittels eines Ransford-Loop und transartikulärer Schrauben oder Drahtfixierung an den Wirbelbögen sowie okzipitaler Verschraubung.

Postoperative Ergebnisse und Verlauf

Die postoperativen Ergebnisse bei Patienten mit Syringomyelie sind im Allgemeinen so zu bewerten: Unabhängig von der Behandlungsmethode erfahren etwa 50% der Patienten eine Verbesserung ihrer Symptomatik. Entscheidend ist hierbei die suffiziente Beseitigung der Syrinx. Es ist hervorheben, dass die Anlage von syringosubarachnoidalen Shunts die besten Ergebnisse zeigt. Eine Verbesserung der Symptome tritt bei 64% und eine Verschlechterung nur bei 10% der Patienten auf. Einen Überblick über das Outcome bezogen auf die unterschiedlichen Operationsverfahren gibt Tabelle 2.

Wesentlich für die Beurteilung der Langzeitverläufe ist neben der regelmäßigen klinischen Untersuchung der Patienten die Durchführung von MRT-Verlaufskontrollen mit Liquorflussstudien.

Tabelle 2. Postoperatives Outcome

Syrinx-OP procedure	Improved %	No change %	Worse %	Cases %	Authors %
Subarachnoid	64	25	10	237	(24)
Peritoneal	59	25	15*	112	(15)
Pleural	66	19	14*	36	(4)
Syringostomy	41	25	34*	176	(8)
Cranio-cervical decompression	48	29	21* (2%†)	455	(16)
Mixed methods	43	32	25	233	(8)
Terminale ventriculostomy	27	42	31	52	(5)
Summary	49	28	14	1301	(80)

Mortality 1% (cumulative) *Mortality mentioned

Zusammenfassung

Die pathophysiologische Ätiologie der nichttraumatischen Syringohydromyelie ist nachwievor nicht sicher geklärt. Morphologisch kann man zwischen der foraminalen und nichtforaminalen Form unterscheiden. Ursächlich für die foraminale Form sind Läsionen im Bereich des kraniozervikalen Übergangs, bei der nichtforaminalen Form in erster Linie arachnoidale Adhäsionen und Tumore. Die Therapie der foraminalen Form besteht in der operativen kraniozervikalen Dekompression mit Duraerweiterunsplastik. Bei der nichtforaminalen Form der Syringomyelie kommen unterschiedliche operative Verfahren zur Anwendung. Die kausale Therapie der verursachenden Pathologie ist selbstverständlich. Zusätzlich sind zur Behandlung der Syrinx die Duraerweiterungsplastik als Therapie der ersten Wahl und die Anlage eines syringosubarachnoidalen Shunts zu empfehlen. Bei septierten Syringomyelien schlagen wir die Durchführung der endokavitären Syringostomie vor. Alle operativen Verfahren haben primär das Ziel, die Progredienz der neurologischen Symptome aufzuhalten. Eine Verbesserung der Symptomatik tritt bei etwa 50% der Patienten auf.

Literatur

1. Alvisi C, Cerisoli M (1984) Longterm results of the surgical treatment of syringohydro-myelia. Acta Neurochir 71: 133–140
2. Aschoff A et al. (1991) 64 Cases of Post-Traumatic Syringomyelia (30 with operation) – A review of 920 cases from literature (updated version 9/91)
3. Aschoff A, Kunze S (1993) 100 years syrinx-surgery – a review. Acta Neurochir 123: 176–177
4. Barbaro NM, Wilson CB, Gutin PH, Edwards MSB (1984) Surgical treatment of syringomyelia. J Neurosurg 61: 531–538
5. Batzdorf U (1993) Chiari malformation and syringomyelia. In: Apuzzo M (ed) Brain surgery. Williams & Wilkins, Baltimore, pp 1985–2001
6. Bertalanffy H, Eggert HR (1990) Microsurgical treatment of syringomyelia: intraoperative findings and results. Adv Neurosurg 16: 137–140
7. Brunner JC (1700) Hydrocephalo, sire hydrope capitis, In: Bonetti T (ed) Sepulchretum, Miscell Nat Curios. III. Dec. Ann. I. 1688, ed II, Lib I. Cramer & Perachon, Genf, p 394
8. Charcot JM, Joffroy A (1869) Deux cas d'atrophie musculaire progressive avec lesions de la substance grise et des faisceaux anterolateraux de la moelle epiniere. Arch Physiol Ser 1 2: 354–367
9. Chiari H (1896) Über Veränderungen des Kleinhirns, des Pons und der Medulla oblongata infolge congenitaler Hydrocephalie des Grosshirns. Denkschr Akad Wiss Wien 63: 71–116
10. Da Silva JAG (1993) Basilar impression and Arnold-Chiari malformation. Surgical findings in 209 cases. Neurochirurgia 35: 189–195
11. Donauer E (1989) Syringomyelie. Klinische und experimentelle Studien. Med habil, Univ Homburg
12. Estienne C (1546) La dissection des parties du corps humain divisée en trois livres. Book 3. Simon de Collines, Paris
13. Gardner WJ, Angel J (1959) The mechanism of syringomyelia and its surgical correction. Clin Neurosurg 6: 131–140
14. Gardner WJ (1965) Hydrodynamic mechanisms of syringomyelia: its relationship to myelocele. J Neurol Neurosurg Psychiatr 28: 247–259
15. Klekamp J, Batzdorf U, Samii M, Bothe HW (1996) The surgical treatment of Chiari I malformation. Acta Neurochir 138: 788–801
16. Klekamp J, Batzdorf U, Samii M, Bothe HW (1997) Treatment of syringomyelia associated with arachnoid scarring caused by arachnoiditis or trauma. J Neurosurg 86: 233–240

17. Krayenbuehl H (1974) Evaluation of the different surgical approaches in the treatment of syringomyelia. Clin Neurol Neurosurg 77: 110–128
18. Lesoin F, Petit H, Thomas III CE, Viaud C, Baleriaux D, Jomin M (1986) Use of the syringoperitoneal shunt in the treatment of syringomyelia. Surg Neurol 25: 131–136
19. Lichtenstein BW (1942) Distant neuroanatomic complications of spina bifida (spinal dysraphism). Hydrocephalus, Arnold-Chiari-Malformation, stenosis of aquaeduct of Sylvius, etc.; pathogenesis and pathology. Arch Neurol Psychiatry 47: 195–214
20. Milhorat TH, Johnson WD, Miller JI, Bergland RM, Hollenberg-Sher J (1992) Surgical treatment of syringomyelia based on magnetic resonance imaging criteria. Neurosurgery 31: 231–245
21. Oldfield EH, Muraszko K, Shawker TH, Patronas NJ (1994) Pathophysiology of syringomyelia associated with Chiari I malfomation of the cerebellar tonsils. Implications for diagnosis and treatment. J Neurosurg 80: 3–15
22. Ollivier D'Angers CP (1827) De la moelle épinière et de ses maladies. 2me edn, Crevot, Paris
23. Padovani R, Cavallo M, Gaist G (1989) Surgical treatment of syringomyelia: favorable results with syringosubarachnoid shunting. Surg Neurol 32: 173–180
24. Peiper H (1931) Die operative Behandlung der Syringomyelie. Nervenarzt 4: 436–453
25. Pollack IF, Kinnunen D, Albright AL (1996) The effect of early craniospinal decom-pression on functional outcome in neonates and young infants with myelodysplasia and symptomatic Chiari II malformations: results from a prospective series. Neurosurgery 38: 703–710
26. Schroth G (1991) Physiologie und Pathologie der intrakraniellen Liquordynamik. Jahrbuch der Radiologie, Biermann Verlag Köln, S 287–290
27. Sherman JL, Barkovich AJ, Citrin CM (1986) The MR appearance of syringomyelia: new observations. A J N R 7: 985–995
28. Williams B (1993) Surgery for hindbrain related syringomyelia. Adv Tech Stand Neurosurg 20: 107–164
29. Zager EL, Ojemann RG, Poletti CD (1990) Acute presentations of syringomyelia. Report of three cases. J Neurosurg 72: 133–138

Zervikale Myelopathie

Die zervikale Myelopathie – eine Erkrankung des alternden Menschen

A. SCHMIDT
Kliniken Beelitz GmbH, Neurologische Rehabilitationsklinik

Die zervikale Myelopathie ist eine Affektion des Halsmarks, die am häufigsten chronisch-progredient auftritt. Im Wesentlichen betreffen die Störungen die langen Bahnen wie die Hinterstränge und Pyramidenseitenstränge. Im Vordergrund der Beschwerden stehen Störungen der Sensibilität und Gangstörungen in Form von Unsicherheit. Aus diesem Grund wird oftmals die Schädigung des Halsmarks übersehen. Als Ursache werden mechanische und vaskuläre Faktoren angenommen. Insbesondere wird ein enger zervikaler Spinalkanal mit chronisch-degenerativen Veränderungen der Halswirbelsäule wie Osteochondrose und Osteophytenbildung diskutiert. Eine vaskuläre Ursache sieht man darin, dass beim Übergang von der Retroflexion in die Anteflexion es zu einer funktionellen Verlängerung des hinteren Anteils des zervikalen Spinalkanals kommt. Hierbei wird die Dura, deren Bewegungen sich auf das Rückenmark übertragen, gedehnt und somit die Durchblutung verändert.

Von unseren 397 behandelten Patienten im Zeitraum von 1996 bis April 2001 wiesen 162 Patienten eine Halsmarkschädigung auf. Die Ursachen der Halsmarkschädigung sind Abbildung 1 zu entnehmen.

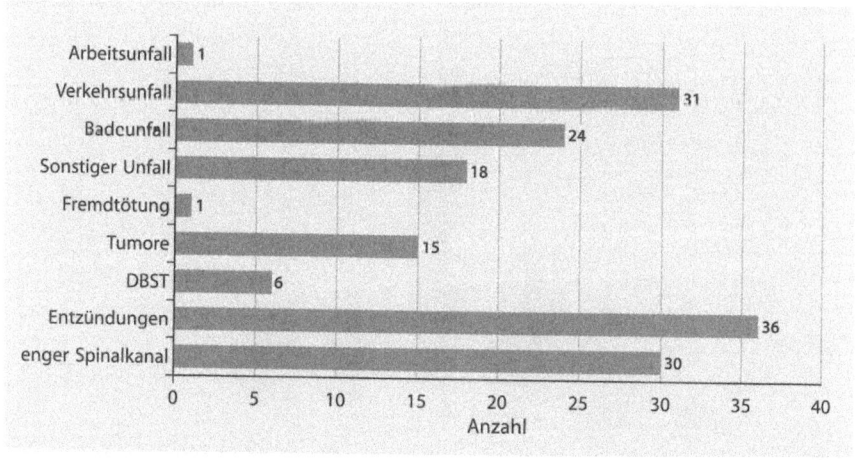

Abb. 1. Ursachen der Halsmarkschädigung

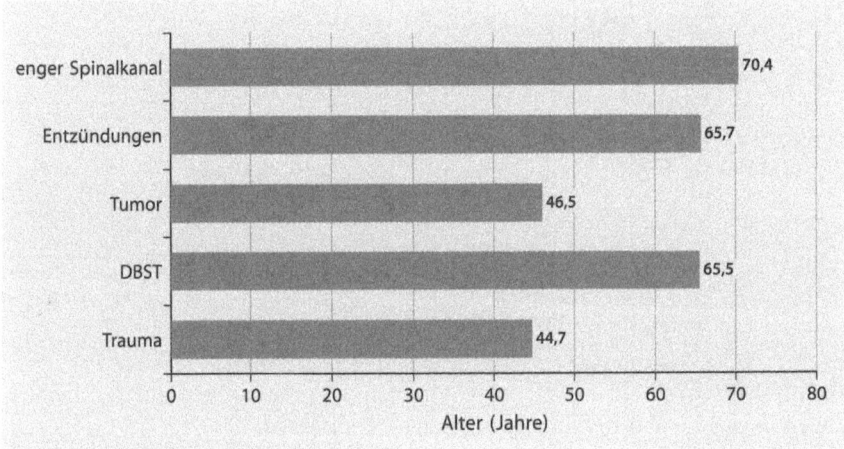

Abb. 2. Durchschnittsalter der Tetraplegiker

Auffällig ist, dass ein großer Teil der Patienten doch eine zervikale Myelopathie auf Grund eines engen Spinalkanals aufwies. Das Durchschnittsalter der Tetraplegiker ist Abbildung 2 zu entnehmen.

Die weiteren Ausführungen betreffen den Personenkreis mit engem Spinalkanal. In 7 Fällen war die Halsmarkschädigung zusätzlich hervorgerufen durch einen Bandscheibenvorfall.

Eine Patientin war vor zwei Jahren an einem Astrozytom mittels Laminektomie über 4 Segmente ohne Stabilisierung operiert worden. Es kam zur Dislokation und damit Einengung des Spinalkanals mit Querschnittsymptomatik. Ein Patient wies einen Mb. Langdon Down auf. Hier wurde die Spinalkanaleinengung ebenfalls durch Fehlstellungen in Höhe C2/3 verursacht. Ein weiterer

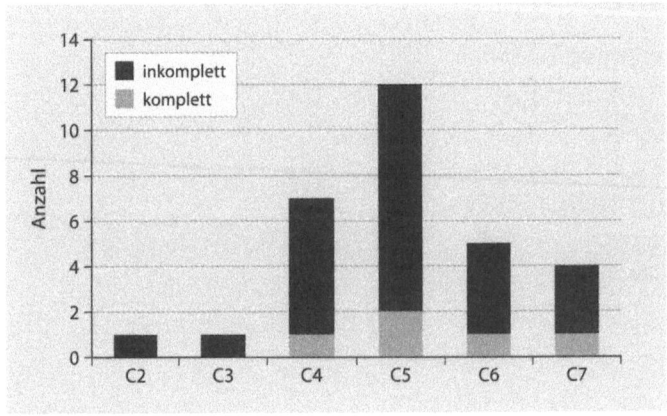

Abb. 3. Häufigkeit in der Lähmungshöhe

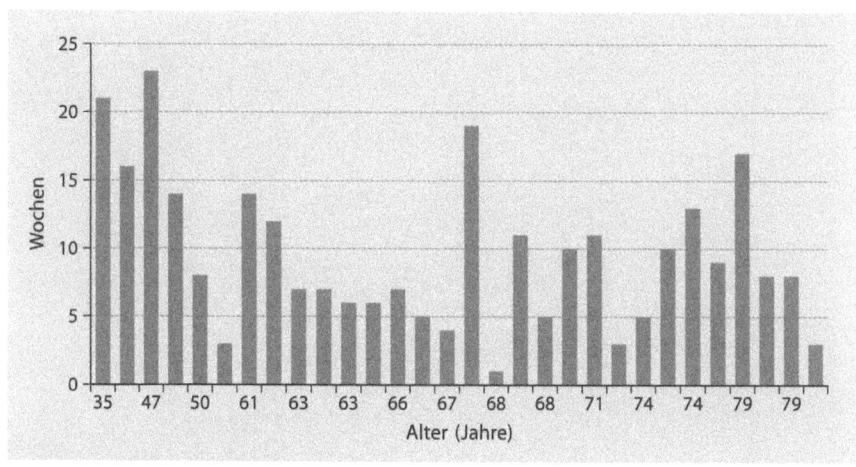

Abb. 4. Behandlungsdauer, aufgeschlüsselt nach Alter

Patient mit athetotischer Tetraparese erlitt durch die ständigen maximalen Bewegungen eine Einengung des Spinalkanals. Die drei Letztgenannten waren die jüngeren Patienten in unserer Population.

Abbildung 3 ist die Häufigkeit in der Lähmungshöhe zu entnehmen.

Von dieser Behinderung waren 10 Frauen und 20 Männer betroffen, was auch den Angaben in der Literatur entspricht.

Die Patienten wiesen alle bei der Aufnahme motorische, sensible und Blasen- und Mastdarmstörungen auf. Über neurophysiologische Untersuchungen, insbesondere SEP und MEP, wurde die Diagnose „zervikale Myelopathie", die im Akutkrankenhaus gestellt worden war, bestätigt. Elektrophysiologische Untersuchungen müssen durchgeführt werden, da die Patienten häufig Begleiterkrankungen, die mit Polyneuropathien einhergehen, aufweisen.

Schlüsselt man die Behandlungsdauer auf das Alter auf, so findet man das in Abbildung 4 dargestellte Bild.

Bei 13 Patienten war eine Behandlungsdauer über 10 Wochen erforderlich. Hierbei handelte es sich um 4 Patienten mit Lähmungshöhe C4, 5 Patienten mit Lähmungshöhe C5, 3 Patienten mit Lähmungshöhe C6 und 1 Patient mit Lähmungshöhe C7. Zwei von ihnen wurden in ein Pflegeheim verlegt, ein Patient musste in ein Akutkrankenhaus aufgenommen werden.

Die durchschnittliche Behandlungsdauer in Abhängigkeit von der Lähmungshöhe ist Abbildung 5 zu entnehmen.

Während die Lähmungshöhen C5 und C6 zeitmäßig kaum differieren, ist eine deutlich längere Behandlungsdauer bei der Lähmungshöhe C4 zu erkennen.

Der Aufenthalt in der Rehabilitationsklinik wurde wesentlich mitbestimmt durch die Begleit-erkrankungen, die die Patienten aufwiesen. Es war zu erkennen, dass das durchschnittliche Lebensalter 70 Jahre betrug, dementsprechend sind behandlungsbedürftige andere Erkrankungen zu beachten. Nur 3 Patienten

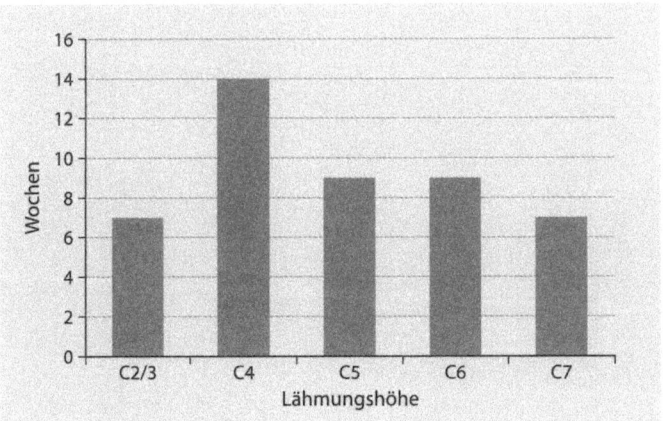

Abb. 5. Behandlungdauer in Abhängigkeit von der Lähmungshöhe

wiesen keine solche Erkrankung auf. Oftmals handelte es sich um mehrere Erkrankungen, die der Abbildung 6 entnommen werden können.

Die Haupterkrankungsursachen sind in Abbildung 7 aufgeschlüsselt.

Bei den Diabetikern handelt es sich um Patienten, die überwacht und gespritzt werden mussten. Bei den Herz-Kreislauf-Erkrankten waren es Patienten, bei denen in Physio- und Sporttherapie auf die Situation Rücksicht genommen werden musste. Auch die pulmonalen Erkrankungen bedeuteten eine deutliche Verminderung der körperlichen Belastbarkeit auf Grund schlechter Sauerstoffsättigungen.

Patienten, die hier mit Arthrose als Begleiterkrankung aufgeführt waren, benötigten besondere physikalische Therapie. Die Arthrosen betrafen sowohl Knie- als auch Hüftgelenke und beeinträchtigten die Steh- und Gehfähigkeit.

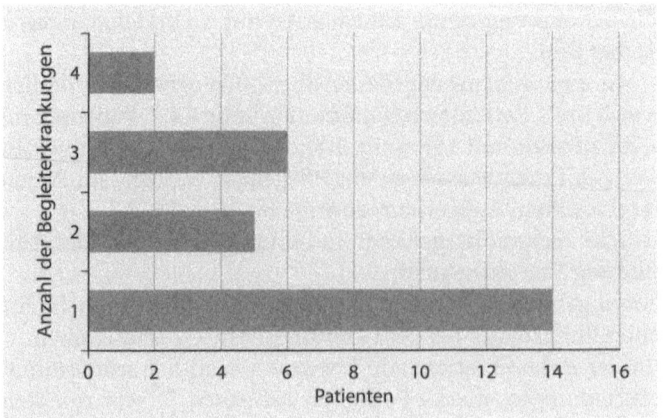

Abb. 6. Anzahl der behandlungsbedürftigen Begleiterkrankungen

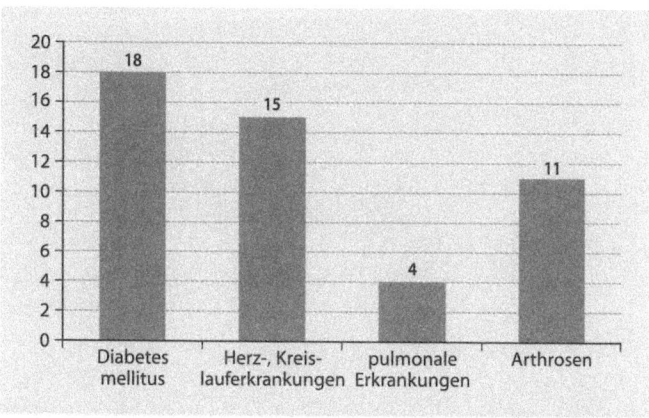

Abb. 7. Art der behandlungsbedürftigen Begleiterkrankungen (n = 30)

Betrachtet man die behinderungsspezifischen Komplikationen wie Harnwegesinfekte, Dekubiti, Thrombosen und POA-Bildung, so hielten diese sich in Grenzen (Harnwegsinfekte 4, POA 1, Dekubitus 1, keine Thrombose).

Von den 30 aufgenommenen Patienten waren zum Zeitpunkt der Aufnahme nur 6 schon mobilisiert, alle anderen bettlägerig. Zum Zeitpunkt der Entlassung waren 8 ausreichend selbstständig gehfähig, bei 12 Patienten reichte die Gehfähigkeit für Räumlichkeiten und 10 konnten sich nur mit dem Rollstuhl fortbewegen. Trotz Halsmarkschädigung waren zum Zeitpunkt der Entlassung 12 Patienten völlig in der Eigenversorgung selbstständig, 12 benötigten teilweise fremde Hilfe und 6 waren völlig auf fremde Hilfe angewiesen.

Von den völlig auf Hilfe angewiesenen Patienten wurden 4 wegen Komplikationen in eine Akutklinik verlegt. Einmal erfolgte die Verlegung in ein Pflegeheim, einmal in die Häuslichkeit.

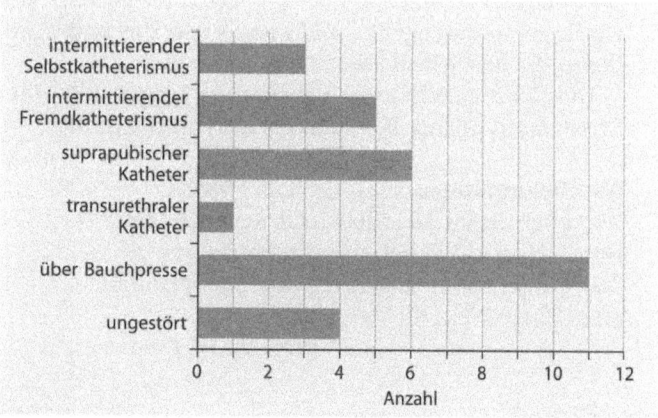

Abb. 8. Urologische Situation bei der Entlassung

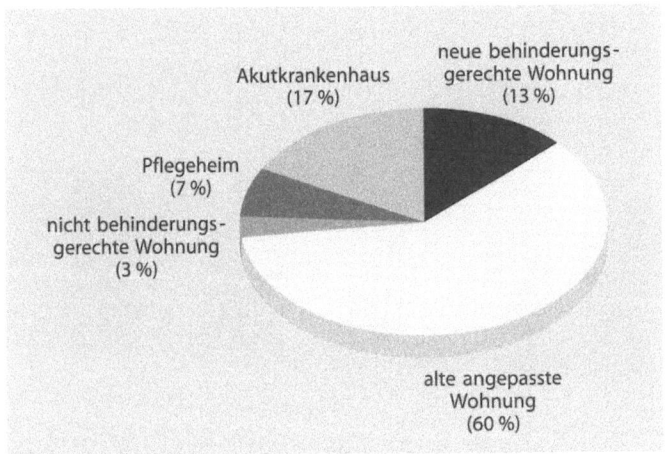

Abb. 9. Aufenthalt der Patienten nach der Entlassung

Betrachtet man die urologische Situation, so sind die Daten Abbildung 8 zu entnehmen.

Die Entlassung erfolgte bei einem Patienten in eine nicht behinderungsgerechte Wohnung (Abb. 9). Dies war der Patient mit dem Mb. Langdon-Down, und die Eltern wollten trotz Behinderung nicht umziehen. In ein Pflegeheim gingen zwei Patienten. Hiervon war der Athetotiker betroffen, dem keine Familie zur Verfügung stand und der nicht ausreichend selbstständig geworden war. 5 Patienten mussten in ein Akutkrankenhaus verlegt werden, weil es zu einer Dekompensation der Begleiterkrankungen gekommen war.

Zusammenfassend kann festgestellt werden, dass trotz hohen Alters und dementsprechend bestehender Begleiterkrankungen die Patienten eine deutliche Besserung ihrer Situation durch eine umfassende Rehabilitation erfahren. Drei Viertel von ihnen konnten in ihre Häuslichkeit zurückkehren, zwei Drittel von ihnen waren sogar gehfähig geworden. Bewundernswert war eine 79-jährige Dame, die den Selbstkatheterismus erlernte.

Durch die zunehmende Lebenserwartung werden wir uns noch öfter an den Ergebnissen solcher Behandlungen erfreuen können.

Was blieb im Alter zu wünschen noch offen?

Was blieb dir im Alter zu wünschen noch offen?
Dass stets etwas da sei, sich d'rüber zu freu'n.
Statt langer Erwartung, nicht endendem Hoffen,
erreichbare Ziele, die stets sich erneu'n.

                        Prof. Dr. W. Presber

Osteoplastische Laminotomie zur Behandlung der multisegmentalen zervikalen Spinalkanalstenose

A. Kosmala, J. Bockhorn
Neurochirurgische Klinik, Krankenhaus Hohe Warte, Bayreuth

Die zervikale Myelopathie ist eine der schwersten Komplikationen der zervikalen Spondylarthrose und damit auch eine der häufigsten erworbenen Rückenmarkstörungen. Als Krankheit wurde sie 1928 von Stookey beschrieben und wurde einer Rückenmarkkompression durch „chondröse Noduli, aus dem degenerierten Bandscheibenmaterial stammend" zugeschrieben. Die Definition der Zervikalen Spondylotischen Myelopathie (CMS) als eine klinische Entität verdanken wir Clarke und Robinson, die sie 1956 als Folge eines akuten Bandscheibenvorfalls beschrieben. Die Pathophysiologie dieser Erkrankung wird bis heute nicht vollständig verstanden, was die Vielfalt der diversen konservativen und operativen Ansätze vollkommen widerspiegelt.

Die neuropathologischen Merkmale der Erkrankung zeigt folgende Aufstellung:
1. Zentrale graue und mediale weiße Substanz meistens schwer betroffen.
2. Tractus corticospinalis lateralis auf Kompression am empfindlichsten.
3. Untergang der Vorderhornzellen oder lokalisierte Infarzierungen der grauen Substanz assoziiert mit dem Kompressionsausmaß.
4. Ausgedehnte Infarzierungen der grauen und weißen Substanz assoziiert mit dem Wert der anterior/posterioren Kompressionsratio < 20 %.
5. Wallerianische Degeneration der Hinterstränge kranialwärts und der Vorderstränge kaudalwärts des Engpasses.
6. Relative Aussparung der Vordersäulen.
7. Progression der Pathologie korreliert mit dem Kompressionsausmaß.

Ogino führte 1983 eine klinisch-pathologische Studie an 9 Patienten mit zervikalen spondylotischen Myelopathien durch. Sie wurden klinisch, neurophysiologisch und radiologisch sowie post mortem neuropathologisch untersucht. Die Schwere der Rückenmarkveränderungen korrelierte gut mit dem Ausmaß der Rückenmarkkompression, gemessen an der anteroposterioren Kompressionsratio, die physiologisch in der Regel mehr als 40 % beträgt.

Die posterolateralen Fasern der weißen Substanz, inklusive Tractus corticospinalis lateralis, zeigten sich bereits bei Stenosen eines geringeren Ausmaßes deutlich betroffen. Im Kontrast dazu bedurften der Untergang der Vorderhornzellen und die Infarzierungen der grauen Substanz einer viel ausgeprägteren Spinalkanalstenosierung, ab weniger als 20 % der Kompressionsratio. Eine Degeneration der Vorder- wie auch der Hinterstränge war nur in den Fällen einer schweren Kompression nachweisbar. Der pathologische Befund korrelierte somit gut mit dem klinischen Befund: Bei 4 Patienten mit einer leichten Form der Myelopathie waren die Zeichen der langen Bahnen vorhanden, als Ausdruck der frühen Beteiligung des Tractus corticospinalis. Bei weiteren 4 Patienten mit einer schweren Myelopathie zeigte sich eine spastische Tetraparese verbunden mit einer Dysfunktion der Hände, begleitet durch Atrophie der kleinen Handmuskulatur, bedingt durch die Kombination aus Beteiligung des Tractus corticospinalis und Degeneration der Vorderhornzellen im Halsmark. Breig berichtete über eine relativ hohe Resistenz der Vorder- und Hinterstränge auf Kompression und führte sie auf das Verhalten der spezifischen arteriellen und venösen Rückenmarkversorgung unter dynamischen Verhältnissen während der Antero- und Retroflexion zurück. So erscheinen besonders der Tractus corticospinalis lateralis und der mediale Aspekt der Hinterhörner auf die axiale Dehnung und eine ischämische Verletzung besonders vulnerabel.

Die Präsenz der zervikalen Spondylose prädisponiert nicht zwingend zur zervikalen Myelopathie, sondern erst eine Verkürzung des sagittalen Spinalkanaldiameters auf weniger als 12 mm und eine Verkleinerung des Querschnitts des Halsmarks auf weniger als 30 Quadratmillimeter. Panjabi und White konnten eine bedeutende Reduktion des Spinalkanaldurchmessers bis zu einem kritischen Wert bei diversen Stellungen der Halswirbelsäule feststellen. Bei der Anteroflexion muss sich das Rückenmark ausdehnen oder sich im Spinalkanal ventralwärts verschieben können. Die Fläche des Rückenmarkquerschnitts verkleinert sich. Während der Retroflexion wölbt sich das Ligamentum flavum nach innen und engt den Spinalkanal ein. Dabei kommt es zu einer relativen Verkürzung des Rückenmarks, womit seine Querschnittsfläche steigt.

Die Kombination dieser Faktoren ist die kausale Ursache für die Rückenmarkkompression unter dynamischen Bedingungen (sog. Kneifzangenphänomen).

Bei der Vergrößerung des Spinalkanalquerschnitts setzen die operativen Techniken der Behandlung der zervikalen Myelopathie an. Chirurgische Prozeduren wie Laminektomie (mit oder ohne Fusion), Laminoplastik, ventrale Discektomie oder Corporektomie mit Fusion (mit oder ohne Verplattung) stehen zur Verfügung.

Eine kardinale Rolle bei der Entscheidung über die notwendige Operationstechnik spielt die Geometrie des sagittalen Profils der Wirbelsäule, insbesondere die Form der internen Wirbelsäulenkurvatur. Ihre physiologisch-lordotische Form wird hauptsächlich durch Degeneration der Bandscheiben, aber auch der dorsalen und der uncovertebralen Gelenke verändert. Der Höhenverlust der Bandscheiben findet hauptsächlich in den ventralen Abschnitten der Disci statt, die an der Halswirbelsäule höher sind als dorsal. Die Streckung der Wirbelsäule verstärkt durch Elongation des Hebelarmes die ventral wirkenden Kräfte, was zur weiteren ventralbetonten Höhenminderung der Bandscheiben und sekundär auch zur kyphotischen Deformation der Wirbelkörper selbst führt.

Infolge dieses Prozesses kommt es zur Ausdehnung des Rückenmarks entlang der nun verlängerten inneren Kurvatur, was zur neuralen Kompression und Konstriktion der Rückenmarkgefäße führt.

Patienten mit einer kyphotischen Deformation würden von einer dorsalen Entlastung nicht profitieren, da das Rückenmark zwischen den ventralen Osteophyten und den verbliebenen dorsalen Wirbelsäulenabschnitten stranguliert wird. Diese Situation verstärkt sich bei der aktiven Anteroflexion sowie der progressiven HWS-Kyphose. Ein ventraler Zugang mit Resektion der pathologischen Veränderungen wird in diesen Fällen empfohlen und seit der Beschreibung 1955 durch Smith und Robinson durchgeführt. Eine dorsale Entlastung wird bei Patienten mit einer effektiven Lordose angewendet.

1971 entwickelte Hattori eine Technik der dorsalen Rückenmarkdekompression, bei der die Wirbelbögen in einem Rekonstruktionsverfahren inzidiert und dann aber, anders als bei der Laminektomie, wieder eingesetzt wurden.

Die Laminektomie, bei der die dorsalen Wirbelsäulenelemente vollständig entfernt werden, führt mit einer Inzidenz von 41% besonders bei den jüngeren Patienten zu Instabilität, kyphotischer Fehlstellung, Entwicklung einer erheblichen dorsalen Narbenbildung und folglich zu einer sekundären klinischen Verschlechterung (Abb. 1).

Dagegen konnten die langjährigen Follow-up-Studien bei den laminoplastisch versorgten Patienten gute postoperative Resultate belegen. Die Stabilität der Halswirbelsäule zeigte sich dabei als nicht wesentlich beeinträchtigt. Dem Prinzip der ersten Laminoplastik von Hattori folgend, wurden mehrere Techniken entwickelt, die in 3 Gruppen unterteilt werden können: Z-Plastiken, Lami-

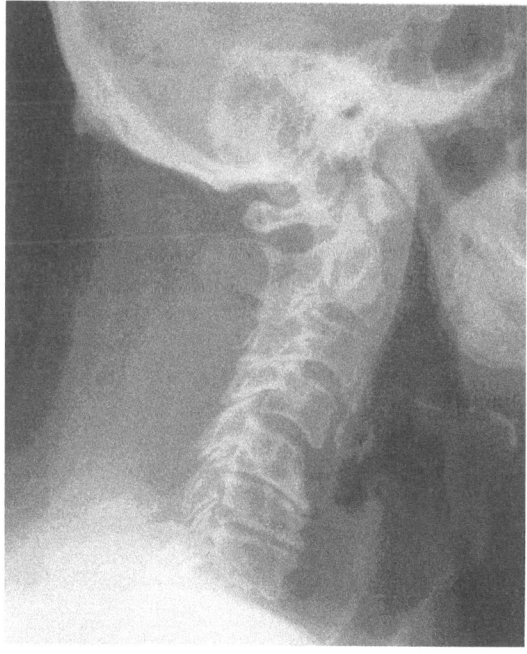
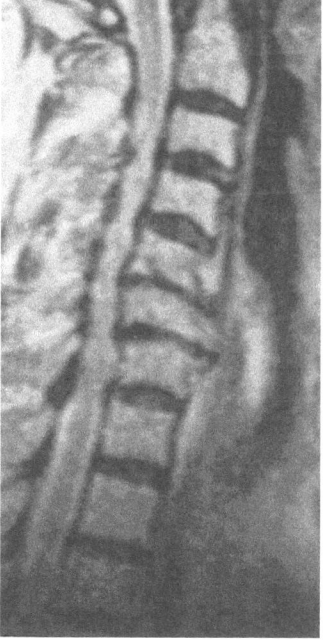

Abb. 1. HWS-Kyphose nach Laminektomie

noplastiken mit einer seitlichen (open-door) und zentralen Inzision (French door) und Erweiterung des Spinalkanals.

Bei der anspruchsvollen Z-Plastik (Hattori) wird durch eine Einfräsung des Wirbelbogens dieser Z-förmig aufgeteilt und nach dorsal aufgestellt, wodurch eine dorsolaterale Expansion des Spinalkanals erreicht wird.

Bei den Mittellinie-Laminoplastiken (Koyama, Lin, Shikata, Yoshida, Nakano, Tomita-T-saw) wird der Wirbelbogen nach Entfernung des Processus spinosus in der Mitte durchgeschnitten und aufgeklappt.

Die Lamina-Öffnung wird entweder durch Nahtzügel oder durch einen interponierten Knochendübel offen gehalten.

Bei den Mittellinie-Techniken führt der Chirurg die Bögen-Inzision mit einer High-speed-Fräse oder Craniotom etwa 1 bis 3 mm oberhalb des duralen Schlauches, was ein nicht geringes Risiko einer iatrogenen Verletzung der neuralen Strukturen in sich birgt. Die mittleren Wirbelbögen (HW3 bis HW5) sind jedoch häufig zu schmal und zu dünn, um dann eine adäquate Spinalkanalrekonstruktion zu erreichen. So wurde eine weniger traumatische Methode der Knocheninzision mit einer ultradünnen Drahtsäge in Anlehnung an die Gigli-Säge entwickelt.

Bei den unilateralen Laminoplastiken (Itoh, Hirabayashi, Nakano, Tomita, Tsui, O'Brian, Baba) wird eine seitlich betonte dorsale Erweiterung des Spinalkanals erreicht, wodurch die radikulär betontere Seite zusätzlich entlastet werden kann. Diese Methoden unterscheiden sich durch die Art der Fixation der aufgeklappten Lamina. Die unilateralen Laminoplastiken scheinen bezüglich des operativen Risikos aufgrund der seitlich geführten Bogeninzision wesentlich einfacher und sicherer.

In unserer Klinik kam 1996 eine unilaterale Art der Laminoplastik nach O'Brian zur Anwendung. Bis Ende 2000 wurden auf diese Weise 17 Patienten mit der Diagnose einer langstreckigen zervikalen Stenose mit zervikaler Myelopathie, mit und ohne begleitende Radikulopathie, operativ versorgt. Bei zwei Patienten wurde diese Technik der Spinalkanaleröffnung benutzt, um intraspinale Tumoren zu exstirpieren. Im selben Zeitraum wurden 128 Patienten mit der Diagnose einer zervikalen Myelopathie bei Spinalkanalstenose mit einem ventralen Zugang entlastet. Von den 17 Patienten konnten die Daten von 12 Krankengeschichten und Röntgenbilder retrospektiv untersucht werden.

Als Indikation zur osteoplastischen Laminotomie sahen wir
1. kongenitale zervikale Spinalkanalstenose (n = 2),
2. multisegmentale zervikale Spondylose (n = 8),
3. rein dorsale Kompression bedingt durch Hypertrophie der Ligamenta flava (n = 2),
4. als Teil einer dorsoventralen Dekompression (n = 1),
5. OPLL (n = 1).

Kontraindikationen:
1. isolierte Radikulopathie,
2. absolute, rigide Kyphose der HWS,

3. auf 1 bis 2 Bewegungssegmente lokalisierte Kompression,
4. Verlust der vorderen Säule durch Tumor, Entzündung, Trauma.

Bei intubierten Patienten in der Bauchlagerung wird ein dorsaler Mittellinienzugang mit subperiostaler Freilegung der Wirbelsäule durchgeführt. Dargestellt werden die Wirbelbögen von HW2 bis HW7 kraniokaudal, nach lateral bis zum medianen Aspekt der Gelenkfacetten. Die Processus spinosi und der dorsale Bandapparat werden sorgfältig geschont. Auf einer Seite wird mit dem Highspeed-Craniotom kaudokranial die gewünschte Anzahl der Lamina durchgeschnitten. Auf der kontralateralen Seite wird mit einer 3-mm-Diamantfräse an den entsprechenden Wirbelbögen am medialen Gelenkrand ein Kanal gefräst, sodass die ventrale Wirbelbogenkompaktalamelle intakt bleibt.

Die Seite der Laminadurchtrennung wird so gewählt, dass die entsprechende Nervenwurzel beim gleichzeitigen Vorliegen der Radikulopathien (n = 2) mittels einer Foraminotomie entlastet werden kann. Auch eine asymmetrische Stenose ist einer der Entscheidungsgründe über die Laminotomieseite. Als nächster Schritt wird die Bogenreihe durch einen sanften Druck auf die Dornfortsätze unter Spaltung der intraspinalen duralen Adhäsionen aufgeklappt.

Die gewünschte Position der Laminareihe wird mit Titan-Mikroplättchen (F. Leibinger) fixiert. Zur Fixierung werden Mikroschrauben mit einer Länge von

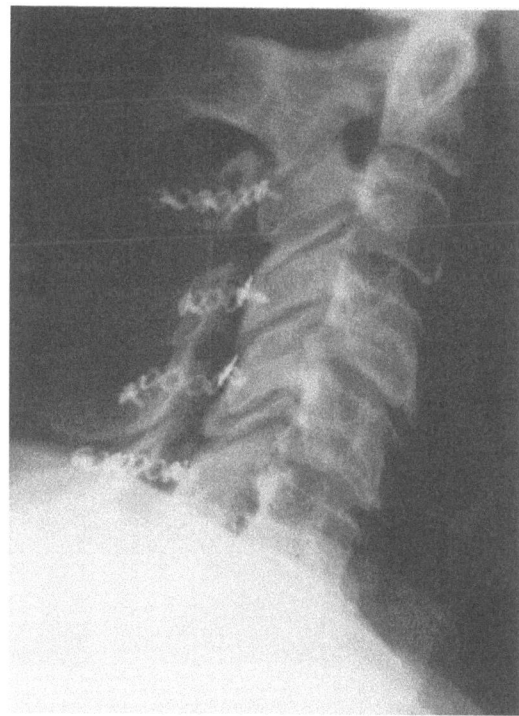

Abb. 2. Postoperative Röntgenaufnahme der HWS

3 bis 5 mm verwendet. Typischerweise wird ein Plättchen für ein Level verwendet, es wurden allerdings auch 3 Plättchen zur Fixierung einer 6-Lamina-Plastik mit Erfolg genutzt.

Häufig wird eine Pulsation an der nun entlasteten Duraoberfläche beobachtet, was als Hinweis auf eine erfolgreiche Spinalkanalerweiterung gedeutet werden kann. Knochenanlagerungen kamen in keinem Fall zur Anwendung; eine interlaminäre Fusion wird auch vom Autor der Operationsmethode nicht empfohlen. Damit wird die Donormorbidität vermieden. Zur Nachbehandlung wird eine weiche Halskrause für die ersten 2 Wochen nach der Mobilisation, die am Tag des Eingriffs begonnen werden kann, empfohlen. Postoperativ wird die Stellung der Implantate im Nativ-Röntgenbild kontrolliert (Abb. 2).

Bei einer klaren klinischen Besserung wird eine Kernspintomografie der Halswirbelsäule etwa 10 bis 14 Tage nach dem Eingriff zur Dokumentation der eingetretenen Spinalkanalerweiterung durchgeführt. Eine postoperativ nachweisbare Erweiterung des subarachnoidalen Liquorraumes und eine Entfaltung des Myelons wird als ausreichender Hinweis auf eine relevante Entlastung gesehen (Abb. 3). Exakte Messungen der Spinalkanalweite prä- und postoperativ werden in der Klinik nicht vorgenommen.

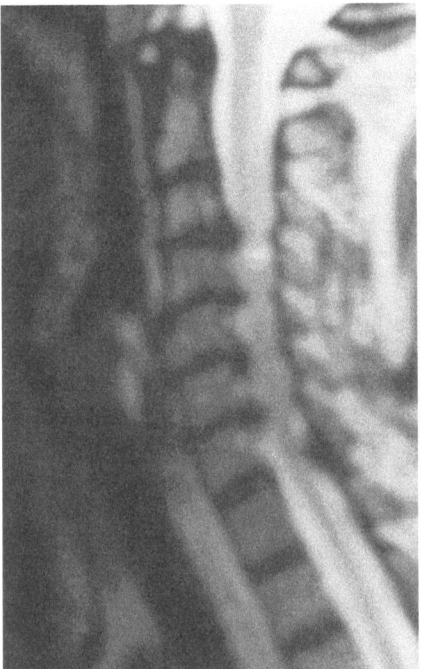
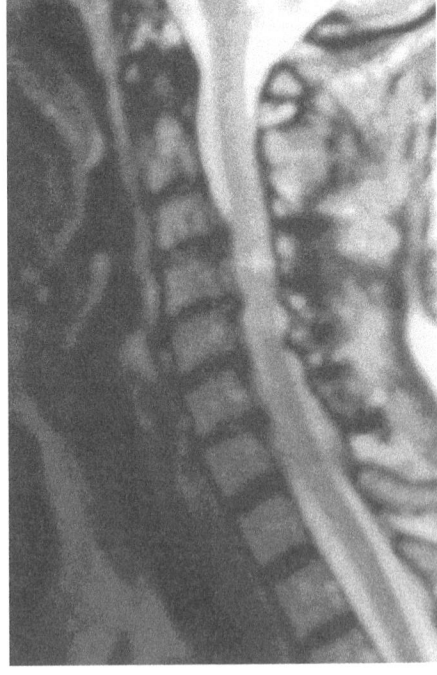

Abb. 3. Sagitales T2-Bild einer zervikalen Spinalkanalstenose vor und nach der osteoplastischen Laminotomie

Tabelle 1. Klinische Ergebnisse

Patienten-ID	Geschlecht	Recovery rate in %	mJOA präop	mJOA postop	Dauer der Beschwerden bei der OP in Jahren	Anzahl der Lamina	Alter bei OP
1NP	m	63	7	14	2	5	76
2HK	m	55	9	14	1	4	68
3FA	m	50	12	15	3	6	50
4GA	w	72	7	15	8	6	51
5HE	m	55	9	14	1	4	66
6WO	m	36	4	9	23	5	75
7KH	m	42	6	11	16	3	78
8SC	m	100	13	18	1	4	64
9ZP	m	75	10	16	11	5	46
10ZH	w	44	9	13	2	6	49
		59,2	8,6	13,9	6,8	4,8	
11LM	w	6	2	3	2	5	66
12RK	m	0	3	3	1	6	48
	9 Männer, 3 Frauen	49,1	7,6	12,1	5,9	4,9	61,4

Klinische Ergebnisse

Es wurden 9 Männer und 3 Frauen im Alter von 46 bis 78 Jahren operativ versorgt, das durchschnittliche Alter betrug 61,4 Jahre. Eine im Einklang mit der Literatur markante klinische Besserung konnte bei 10 Patienten beobachtet werden (Tabelle 1).

Die klinische Beurteilung erfolgte anhand der Skala nach Benzel, der modifizierten Skala der Japanischen Orthopädischen Gesellschaft, die am häufigsten zur Beurteilung der klinischen Symptomatik bei zervikaler Myelopathie in der Literatur verwendet wird. Nachdem jedoch die originale japanische Skala zur Beurteilung der Funktion der oberen Extremitäten als wichtigen Punkt die in der japanischen Kultur sehr stark verwurzelte und von der Kindheit an erlernte Benutzung der Reisstäbchen verwendet, wurde sie von Benzel an die euroamerikanische Realität angepasst. Erstaunlicherweise benutzen in der Literatur auch die europäischen Autoren in ihren klinischen Studien dennoch die originale japanische Skala.

Japanese Orthopedic Association Disability Scale (JOA)

I Motor function of upper extremity
0 – Impossible to eat using chopstick/spoon or fork

1 – Possible to eat using spoon or fork but not chopstick
2 – Possible to eat using chopstick but not practically
3 – Possible to eat using chopstick but awkwardly
4 – Normal

II Motor function lower extremity
0 – Impossible to walk
1 – Needs cane or aid on flat ground
2 – Needs cane or aid only on stairs
3 – Possible to walk without cane or aid but slowly
4 – Normal

III Sensory Function
A   Upper Extremity
0 – Apparent sensory loss
1 – Minimally sensory loss
2 – Normal
B   lower extremity (same as A)
C   Trunk (same A, B)

IV Bladder Function
0 – Complete Retention
1 – Sense of retention and/or dribbing and/or thin stream and/or incomplete continence
2 – Urinary frequence and/or hesitancy
3 – Normal

17 Pkte. maximal möglich

Recovery rate (Hirabayashi):
recovery rate (%) = [(postoperative JOA score – preoperative JOA score)/(17 – preoperative JOA score)] × 100

Skala nach Benzel

Modified Japanese Orthopedic Association Cervical Spinal Myelopathy Functional Assessment Scale (mJOA)

I Motor dysfunction score of upper extremity
0 – inability to move hands
1 – inability to eat with a spoon, but able to move hands
2 – inability to button shirt, but able to eat with spoon
3 – able to button shirt with great difficulty
4 – able to button shirt with slight difficulty
5 – no dysfunction

II Motor dysfunction score of lower extremity
0 – complete loss of motor and sensory function
1 – sensory preservation without ability to move legs
2 – able to move legs, but unable to walk
3 – able to walk on flat floor with a walking aid (cane or crutch)
4 – able to walk up and/or down stairs with hand rail
5 – moderate-to significant lack of stability, but able to walk up and/or downstairs without hand rail
6 – mild lack of stability but walks without smooth reciprocation unaided
7 – no dysfunction

III Sensory dysfunction score of the upper extremities
0 – complete loss of hand sensation
1 – sever sensory loss or pain
2 – mild sensory loss
3 – no sensory loss

IV Sphincter dysfunction score
0 – inability to micturate voluntary
1 – marked difficulty with micturation
2 – mild-to moderate difficulty with micturation
3 – normal micturation

18 Pkte. maximal möglich

Recovery rate (Benzel):
recovery rate (%) = [(postoperative mJOA score - preoperative mJOA score)/(18 - preoperative mJOA score)] × 100

Die beiden Scoring-Systeme erlauben bezeichnenderweise keine Beurteilung einer koexistenten Radikulopathie.

Bei einem Patienten (ID12), der mit der Diagnose einer zervikalen Myelopathie bei Spinalkanalstenose operiert wurde, zeigte sich nach der Rückenmarkentfaltung unter der spinalen Entlastung einen intramedullären Tumor, der zuvor kernspintomographisch wie ein intramedulläres Ödem bei Myelopathie imponierte. Zu einem späteren Zeitpunkt konnten bei demselben Patienten auch zerebelläre Herde nachgewiesen werden. Der Patient verstarb, bevor die Tumorätiologie geklärt werden konnte. Bei einer Patientin (ID11) bestand primär zum Zeitpunkt des Auftretens der zervikalen Myelopathie eine hochgradige Paraparese bei gleichzeitigem Vorliegen einer thorakolumbalen Spinalkanalstenose. Postoperativ, nachdem während der Operation sowohl eine zervikale Entlastung mittels Laminoplastik als auch eine thorakale Entlastung mittels Laminektomie geschaffen wurde, erholten sich lediglich die oberen Extremitäten teilweise. Bei einem Patienten (ID 5) mit Insulin-pflichtigem Diabetes mellitus trat postoperativ eine eitrige Wundheilungsstörung auf, sodass sekundär die Laminotomie in eine Laminektomie mit Entfernung des entzündlich veränderten Knochens umgewandelt wurde. Die nach der Laminotomie aufgetretene klinisch-neurologische Besserung blieb auch nach der 2. Operation konstant. Ein Patient entwickelte ein als typisch für die Methode zu bezeichnendes Schmerzsyndrom der Schultergürtelmuskulatur, das jedoch unter konservativer Behandlung nach etwa zwei Wochen abklang.

Aufgrund unserer Erfahrung mit dieser Operationsmethode bei zervikaler Spinalkanalstenose glauben wir, dass es sich hierbei um eine relativ einfache, effiziente und, was die Ergebnisse anbelangt, beständige Methode handelt. Die dorsale Laminoplastik stellt sicherlich eine Alternative dar zur Methode der reinen ventralen Entlastung, wenn mehr als zwei Bewegungssegmente (3 Bandscheiben und 2 Wirbelkörper) bei einem ventralen Zugang wegen der notwendigen Corporektomien geopfert werden müssen. Angesichts des Alters der Patienten ist die Problematik einer suffizienten ventralen Abstützung und der notwendigen Stabilisierung bei einer langen Fusionsstrecke nicht zu übersehen. Die Erfahrungen mit der einfachen multisegmentalen Laminektomie haben gezeigt, dass es zwar bei den jüngeren Patienten gehäuft (bis zu 60%) zu einer postoperativen Kyphosebildung kommen kann. Der eigentlicher Vorteil einer Laminoplastik bei den senioren Patienten liegt jedoch hauptsächlich darin, den sekundären Komplikationen wie Instabilität und Entwicklung einer überschießenden Narbenbildung vorzubeugen. Die spezielle Technik der Laminoplastik nach O'Brian erlaubt es zusätzlich, eine Foraminotomie zur Nervenwurzelentlastung beim Vorliegen einer Myeloradikulopathie vorzunehmen.

Obwohl unsere Patientenpopulation relativ klein ist, glauben wir zu erkennen, dass die Open-door-Laminotomie nach O'Brian unter Verwendung der Titan-Miniplättchen zur Fixierung der dorsalen Elemente eine dauerhafte Spinalkanalexpansion garantieren und damit den klinischen Langzeiterfolg sichern kann. Eine Erweiterung der Indikation für diese Methode auch bei kürzeren Stenosestrecken erscheint angesichts der guten klinischen Ergebnissen sinnvoll.

Literatur

1. Abumi K, Ito M, Kaneda K (2000) Surgical treatment of cervical destructive spondyloarthropathy (DSA). Spine 25: 2899–2905
2. Albert TJ, Vacarro A (1998) Postlaminectomy kyphosis. Spine 23: 2738–2745
3. Baba H, Chen O, Uchida K, Imura S, Morikawa S, Tomita K (1996) Laminoplasty with foraminotomy for coexisting cervical myelopathy and unilateral radiculopathy. A preliminary report. Spine 21: 196–202
4. Baisden J, Voo LM, Cusic JF, Pintar FA, Yoganandan N (1999) Evaluation of cervical laminectomy and laminoplasty. A longitudinal study in the goat model. Spine 24: 1283–1289
5. Bell DF, Walker JL, O'Connor G, Tibshirani R (1994) Spinal deformity after multiple-level cervical laminectomy in children. Spine 19: 406–411
6. Benzel EC, Lancon J, Kesterson L, Hadden T (1991) Cervical laminectomy and dentate ligament section for cervical spondylotic myelopathy. J Spinal Disord 4: 286–295
7. Breig A, Turnbull I, Hassler O (1996) Effects of mechanical stress on the spinal cord in cervical spondylosis: A study on fresch cadaver. J Neurosurg 25: 45–56
8. Chen TY, Dickman CA, Eleraky M, Sonntag VKH (1998) The role of decompression for acute incomplete cervical spinal cord injury in cervical spondylosis. Spine 23: 2398–2403

9. Chiba K, Toyama Y, Watanabe M, Maruiwa H, Matsumoto M, Hirabayashi K (2000) Impact of longitudinal distance of the cervical spine on the results of expansive open-door laminoplasty. Spine 25: 2893–2898
10. Crockard HA (1997) Point of View: The cross-sectional area of the cervical spinal canal in patients with cervical spondylotic myelopathy. Correlation of preoperative and postoperative area with clinical symptoms. Spine 22: 1995
11. Delamarter RB (1996) Point of view: Measurement of motor conduction in the thoracolumbar cord: A possible predictor of surgical outcome in cervical spondylotic myelopathy. Spine 21: 491
12. Edwards II CC, Heller JG, Silcox III DH (2000) T-Saw laminoplasty for the management of cervical spondylotic myelopathy clinical and radiographic outcome. Spine 25:788–1794
13. Fehlings MG (1998) Summary: A review of the pathophysiology of cervical spondylotic myelopathy with insights for potential novel mechanisms drawn from traumatic spinal cord injury. Spine 23: 2737
14. Fehlings MG, Skaf G (1998) A review of the pathophysiology of cervical spondylotic myelopathy with insights for potential novel mechanisms drawn from traumatic spinal cord injury. Spine 23: 2730–2736
15. Fields MJ, Hoshijima K, Feng AHP, Richardson WJ, Myers BS (2000) A biomechanical, radiologic, and clinical comparison of outcome after multilevel cervical laminectomy or laminoplasty in the rabbit. Spine 25: 2925–2931
16. Fountas KN, Kapsalaki EZ, Jackson J, Vogel RL, Robinson Jr JS (1998) Cervical spinal cord-smaller than considered? Spine 23: 1513–1516
17. Fukuoka M, Matsui N, Otsuka T, Murakami M, Seo Y (1998) Magnetic resonance imaging of experimental subacute spinal cord compression. Spine 23: 1540–1549
18. Grob D (1998) Summary: Surgery in the degenerative cervical spine. Spine 23: 2683
19. Guigui P, Benoist M, Deburge A (1998) Spinal deformity and instability after multilevel cervical laminectomy for spondylotic myelopathy. Spine 23: 440–447
20. Hamburger C, Büttner A, Uhl E (1997) The cross-sectional area of the cervical spinal canal in patient with cervical spondylotic myelopathy. Correlation of preoperative and postoperative area with clinical symptoms. Spine 22: 1990–1995
21. Hosono N, Yonenobu K, Ono K (1996) Neck and shoulder pain after laminoplasty. A noticeable complication. Spine 21: 1969–1973
22. Ito T, Oyanagi K, Takahashi H, Takahashi HE, Ikuta F, Bolesta MJ, Rechtine II GR, Chrin AM, Long DM (1996) Cervical spondylotic myelopathy clinicopathologic study on the progression pattern and thin myelinated fibers of the lesions of seven patients examined during complete autopsy. Spine 21: 827–833
23. Iwasaki M, Ebara S, Miyamoto S, Wada E, Yonenobu K (1996) Expansive laminoplasty for cervical radiculomyelopathy due to soft disc herniation. A comparative study of laminoplasty and anterior arthrodesis. Spine 21: 32–38
24. Jacques A, Bouchard JA, Bohlman HH, Biro C (1996) Intraoperative improvements of somatosensory evoked potentials. Correlation to clinical outcome in surgery for cervical spondylitic myelopathy. Spine 21: 589–594
25. Kaneko K, Kawai S, Taguchi T, Fuchigami Y, Shiraishi G (1997) Coexisting peripheral nerve and cervical cord compression. Spine 22: 636–640
26. Kawaguchi Y, Matsui H, Ishihara H, Gejo R, Yasuda T (2000) Surgical outcome of cervical expansive laminoplasty in patients with diabetes mellitus. Spine 25: 551–555
27. Kawakami N, Mimatsu K, Kato F, Sato K, Matsuyama Y (1994) Intraoperative ultrasonographic evaluation of the spinal cord in cervical myelopathy. Spine 19: 34–41
28. Kimura S, Homma T, Uchiyama S, Yamazaki A, Imura K (1995) Posterior migration of spinal cord between split laminae as a complication of laminoplasty. Spine 11: 1284–1288
29. Kondo S, Onari K, Watanabe K, Hasegawa T, Toguchi A, Mihara H (2001) Hypertrophy of the posterior longitudinal ligament is a prodromal condition to ossification. A cervical myelopathy case report. Spine 26: 110–114
30. Matsuda Y, Shibata T, Oki S, Kawatani Y, Mashima N, Oishi H (1999) Outcomes of surgical treatment for cervical myelopathy in patients more than 75 Years of age. Spine 24: 529–534

31. Matsumoto M, Toyama Y, Ishikawa M, Chiba K, Suzuki N, Fujimura Y (2000) Increased Signal Intensity of the Spinal Cord on Magnetic Resonance Images in Cervical Compressive Myelopathy Does It Predict the Outcome of Conservative Treatment? Spine 25: 677–682
32. Matsuyama Y, Kawakami N, Mimtsu K (1995 Spinal cord expansion after decompression in cervical myelopathy. Spine 15: 1657–1663
33. Mihara H, Ohnari K, Hachiya M, Kondo S, Yamada K, Cusick JF (2000) Cervical myelopathy caused by C3-C4 spondylosis in elderly patients. A radiographic analysis of pathogenesis. Spine 25: 796–800
34. Morio Y, Yamamoto K, Teshima R, Nagashima H, Hagino H (2000) Clinicoradiologic study of cervical laminoplasty with posterolateral fusion or bone graft. Spine 25: 190
35. Nakamura M, Fujimura Y (1998) Magnetic resonance imaging of the spinal cord in cervical ossification of the posterior longitudinal ligament. Can it predict surgical outcome? Spine 23: 38–40
36. Nancy E, Epstein NE (2001) Identification of ossification of the posterior longitudinal ligament extending through the dura on preoperative computed tomographic examinations of the cervical spine. Spine 26: 182–186
37. O'Brian B, Peterson D, Casey ATH, Crockard A (1996) A novel technique for laminoplasty augmentation of spinal canal area using titanium miniplate stabilization. A computerized morphometric analysis. Spine 21: 474–483
38. Oga M, Nakatani F, Ikuta K, Tamaru T, Arima J, Tomishige M (2000) Treatment of cervical cord compression, caused by hereditary multiple exostosis, with laminoplasty. A case report. Spine 25: 1290–1292
39. Ogino H, Tada H, Okada K (1983) Canal diameter, antero-posterior compression ratio, and spondylotic myelopathy of the cervical spine. Spine 8: 1–15
40. Oostenbrugge van RJ, Herpers MJ, de Kruijk JR (1999) Spinal cord compression caused by unusual location and extension of ossified ligamenta flava in a caucasian male. A case report and literature review. Spine 24: 486–488
41. Panjabi MM (1998) Cervical Spine Models for Biomechanical Research. Spine 23: 2684–2699
42. Panjabi MM, White AD (1988) Biomechanics of nonacute cervical spine trauma. Spine 13: 831–837
43. Raynor RB (1999) Point of View: Can intramedullary signal change on magnetic resonance imaging predict surgical outcome in cervical spondylotic myelopathy? Spine 24: 462
44. Sampath P, Bendebba M, Davis JD, Ducker TB (2000) Outcome of patients treated for cervical myelopathy A prospective, multicenter study with independent clinical review. Spine 25: 670–676
45. Sanford E, Emery SE (1998) Point of View: Spinal deformity and instability after multilevel cervical laminectomy for spondylotic myelopathy. Spine 23: 447
46. Sanjay C, Rao SC, Fehlings MG (1999) The optimal radiologic method for assessing spinal canal compromise and cord compression in patients with cervical spinal cord injury part I: An evidence-based analysis of the published literature. Spine 24: 598–604
47. Satomi K, Nishu Y, Kohno T, Hirabayashi K (1994) Long term follow-up studies of open-door laminoplasty for cervical myelopathy. Spine 19: 507–510
48. Saunders RL, Harold J, Pikus HJ, Ball P (1998) Four-level cervical corporectomy. Spine 23: 2455–2461
49. Schellhas KP, Smith MD, Gundry CR, Pollei SR (1996) Cervical discogenic pain. Prospective correlation of magnetic resonance imaging and discography in asymptomatic subjects and pain sufferers. Spine 21: 300–311
50. Seichi A, Takeshita K, Ohishi I, Kawaguchi H, Akune T, Anamizu J, Kitagawa T, Nakamura K (2001) Long-term result of duble-door laminoplasty for cervical stenotic myelopathy. Spine 26: 479–487
51. Shafaie FF, Wippold II FJ, Gado M, Pilgram TK, Riew KD (1999) Comparison of computed tomography myelography and magnetic resonance imaging in the evaluation of cervical spondylotic myelopathy and radiculopathy. Spine 24: 1781
52. Shinomiya K, Dawson J, Spengler DM, Konrad P, Blumenkopf B (1996) An Analysis of the posterior epidural ligament role on the cervical spinal cord. Spine 21: 2081–2088

53. Sodeyama T, Goto S, Mochizuki M, Takahashi J, Moriya H, Hirabayashi K (1999) Effect of decompression enlargement laminoplasty for posterior shifting of the spinal cord. Spine 24: 1527
54. Stookey B (1928) Compression of the spinal cord due to ventral extradural cervical chondromas. Arch Neurol Psychiatry 20: 275–291
55. Tanaka J, Seki N, Tokimura F, Doi K, Inoue S (1999) Operative results of canal-expansive laminoplasty for cervical spondylotic myelopathy in elderly patients. Spine 24: 2308
56. Tomita K, Kawahara N, Toribatake Y, Heller JG (1998) Expansive midline T-Saw laminoplasty (modified spinosus process-splitting) for the management of cervical myelopathy. Spine 23: 32–37
57. Toyama Y, Matsumoto M, Chiba K, Asazuma T, Suzuki N, Fujimura Y, Hirabayashi K (1994) Realignment of postoperative cervical kyphosis in children by vertebral remodelling. Spine 19: 2565–2570
58. Tsuzuki N, Abe R, Saiki K, Zhongshi L (1996) Extradural tethering effect as one mechanism of radiculopathy complicating posterior decompression of the cervical spinal cord. Spine 21: 203–210
59. Uematsu Y, Tokuhashi Y, Matsuzaki H (1998) Radiculopathy after laminoplasty of the cervical spine. Spine 23: 2057–2062
60. Wada E, Yonenobu K, Suzuki S, Kanazawa A, Ochi T (1999) Can intramedullary signal change on magnetic resonance imaging predict surgical outcome in cervical spondylotic myelopathy? Spine 24: 455–461
61. Yamazaki A, Homma T, Uchiyama S, Katsumi Y, Okumura H (1999) Morphologic limitations of posterior decompression by midsagittal splitting method for myelopathy caused by ossification of the posterior longitudinal ligament in the cervical spine. Spine 24: 32–34
62. Yasuhi KA (1999) Correction of cervical kyphosis using pedicle screw fixation systems. Spine 24: 2389
63. Yoshida M, Tamaki T, Kawakami M, Hayashi N, Ando M (1998) Indication and clinical results of laminoplasty for cervical myelopathy caused by disc herniation with developmental canal stenosis. Spine 23: 2391–2397

HWS-Instabilität und paraspinale Calcinose bei fortgeschrittenem CREST-Syndrom

Y.-B. KALKE, R. STROHM, W. PUHL
Orthopädische Klinik mit Querschnittgelähmten-Zentrum der Universität Ulm

PatientInnen mit progressiver systemischer Sklerose (Sklerodermie) weisen häufig Komponenten des CREST-Syndroms auf, wozu die Calcinosis, die Raynaud-Symptomatik, die Oesophagus-Dysmotilität, die Sklerodaktylie und die Teleangiektasien gehören [1]. Die Calcinosis cutis wurde zuerst von Thiebierge und Weissenbach [6] beschrieben. Diese Weichteilcalcifikationen

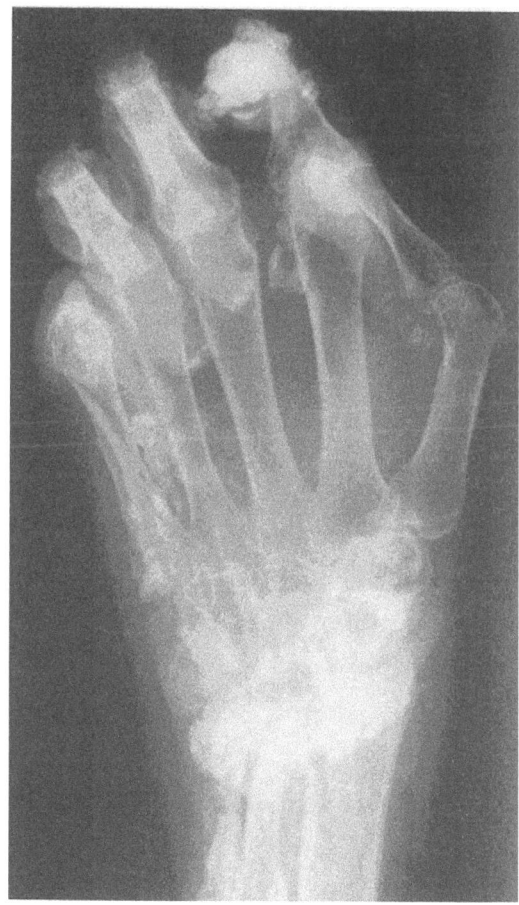

Abb. 1. Ausgeprägte Calcifikationen im Bereich der Hand

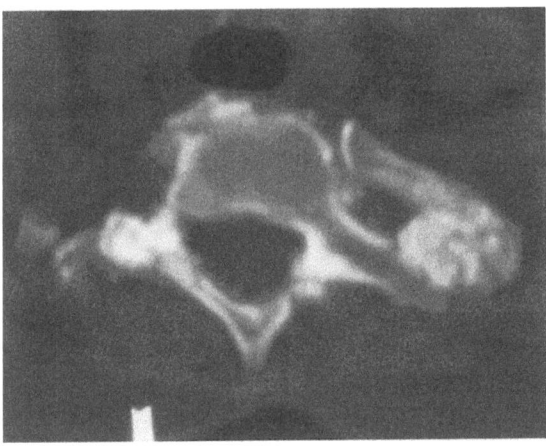

Abb. 2. Paravertebrale Manifestation der Calcifikationen

treten als Spätmanifestationen der Sklerodermie in 9 – 27 % der Fälle bevorzugt an den Fingerspitzen, den Handgelenken (Abb. 1), den Ellenbogen und Knien, paravertebral oder paraspinal jedoch sehr selten auf (Abb. 2).

PatientInnen mit einem CREST-Syndrom haben grundsätzlich eine deutlich reduzierte Lebenserwartung. Es kommt rezidivierend zu Bronchopneumonien, die häufig mit Herz-, Lungen- und Niereninsuffizienz verbunden sind.

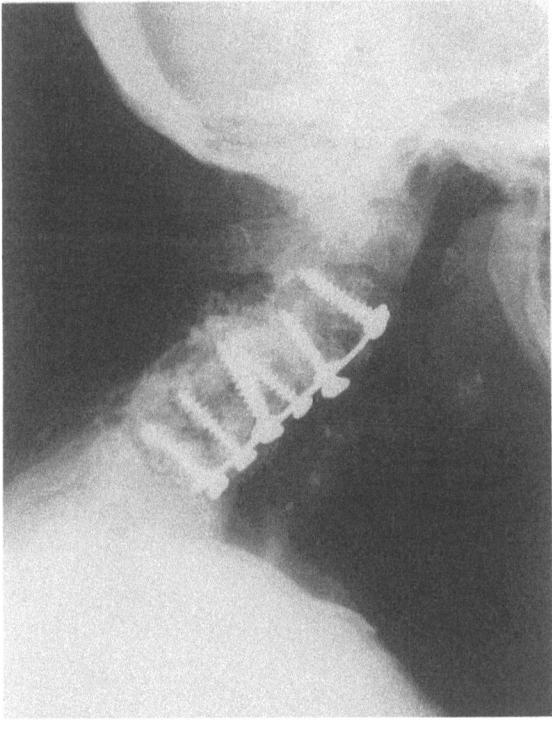

Abb. 3. Gelockerte HWS-Platte

Nur Einzelfälle sind bekannt, bei denen bei fortgeschrittener Sklerodermie para- und intraspinale Calcifikationen vorkamen, die zu zervikobrachialgiformen Schmerzen, Steifigkeit, Radikulopathien und Lähmungserscheinungen führen können [5].

Unser Fallbeispiel zeigt eine 59-jährige Patientin, bei der seit 13 Jahren eine Sklerodermie bekannt war. Sechs Jahre zuvor war bei ihr in einer auswärtigen Klinik bei Myelonkompression mit zervikaler Myelopathie eine ventrale Spondylodese von HWK 3 bis HWK 7 durchgeführt worden. Zu einer neurologischen Erholung kam es nach Aussagen der Patientin postoperativ nicht, die myelopathischen Beschwerden persistierten. Radiologische Kontrolluntersuchungen wurden nicht durchgeführt, bis es beim Vornüberbeugen der Patientin zu einem Knacken im Nacken mit konsekutiv zunehmender Tetraparese kam.

Die 59-jährige Patientin zeigte das Bild einer progressiven systemischen Sklerose mit ausgeprägter Lungenfibrosierung und Herzinsuffizienz. Es fand sich eine gelockerte HWS-Platte (Abb. 3) bei partieller Destruktion von Atlas, Axis mit großem Densanteil (Abb. 4) und von HWK 3 mit generalisierten Calcifikationen, unter anderem auch in der paravertebralen Muskulatur.

Unser Vorschlag, die Halswirbelsäule auf Dauer extern mit einer Minerva-Orthese zu stabilisieren, wurde von der Patientin bei deutlich verminderter Lebensqualität auch infolge von bei empfindlichsten Hautverhältnissen im Minerva-Bereich zunehmenden Hautreizungen abgelehnt. Es wurde daraufhin mit dem Cervifix®-System [4] in Verbindung mit dem Kluger-Fixateur [2] eine dorsale Spondylodese von atlantookzipital bis BWK 4 durchgeführt (Abb. 5).

Histologisch zeigten sich extensive Calciumanreicherungen. Zu einer neurologischen Erholung kam es nicht. Infolge einer progressiven respiratorischen Insuffizienz erfolgte drei Wochen postoperativ der Exitus.

Zusammengefasst sind para- und intraspinale Manifestationen bei CREST-Syndrom äußerst selten. Zwar werden in der Literatur Calciumantagonisten und

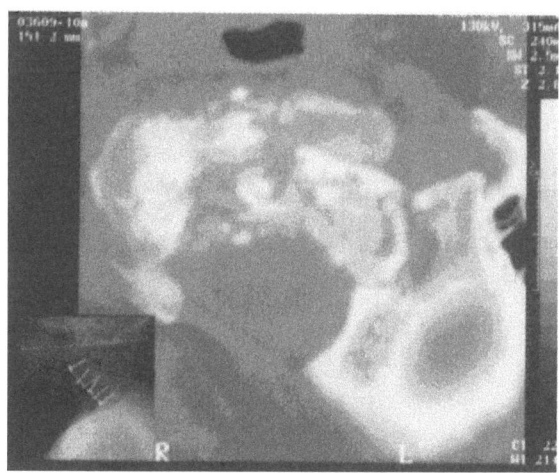

Abb. 4. Partielle Destruktion von HWK 1

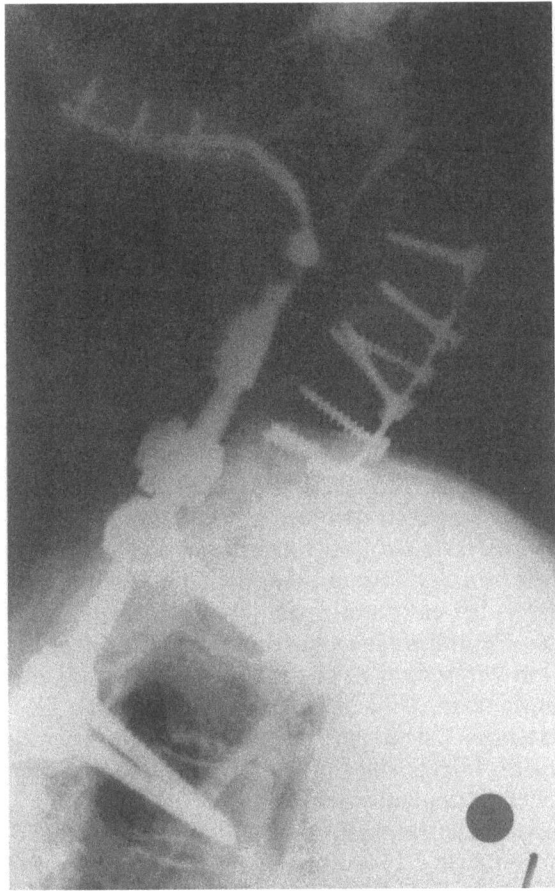

Abb. 5. Dorsale Spondylodese C 0 – Th 4

Marcumar als Inhibitoren der Calcifikationen beschrieben [3, 7], doch ist bei eingetretener Instabilität die Wirbelsäulenstabilisierung die Methode der Wahl.

Radiologische Kontrolluntersuchungen insbesondere der Halswirbelsäule sollten nicht nur bei Sklerodermie und Anzeichen eines CREST-Syndroms jährlich durchgeführt werden, sondern insbesondere auch bei Patienten mit einer chronischen Polyarthritis, da es bei Pannusbildung im okzipitozervikalen Übergangsbereich häufig zu operationsbedürftigen Instabilitäten kommen kann.

Literatur

1. Bassett LW, Blocka KLN, Furst DE, Clements PJ, Gold RH (1981) Skeletal findings in progressive systemic sclerosis. AJR 136: 1121–1126
2. Dick W, Kluger P, Magerl F, Woersdoerfer O, Zach G (1985) A new device for internal fixation of thoracolumbar and lumbar spine fractures: the fixateur interne. Paraplegia 23: 225232

3. Dolan AL, Kassimos D, Gibson T et al. (1995) Diltiazem induces remission of calcinosis in scleroderma. Br J Rheumatol 34: 576–578
4. Jeanneret B (1996) Posterior rod system of the cervical spine: a new implant allowing optimal screw insertion. Eur Spine J 5: 350–356
5. Pinstein ML, Sebes JI, Levanthal M, Robertson JT (1989) Case report 579: progressive systemic sclerosis with cervical cord compression syndrome, osteolysis, and bilateral facet arthropathy. Sleletal Radiol 18: 603–605
6. Thiebierge G, Weissenbach RJ (1911) Concrétions calcaires et sclérodermie. Ann Derm Syph 2: 129–155
7. Yoshida S, Torikai K (1993) The effects of warfarin on calcinosis in a patient with systemic sclerosis. J Rheumatol 20: 1233–1235

Spinale Ischämie

Querschnittlähmung bei nicht myelitisch-radikulitisch bedingtem Rückenmarködem – arteriovenöse Durafistel/Malformation?

C. Kamm, G. Exner
Berufsgenossenschaftliches Unfallkrankenhaus Hamburg

Die meisten Patienten, die mit einer nicht verletzungsbedingten Querschnittlähmung in ein Querschnittgelähmten-Zentrum verlegt werden, sind bezüglich der Diagnose abgeklärt und im Rahmen des therapeutisch Möglichen behandelt. Einige wenige Patienten werden bei letztlich nicht voll geklärter Lähmungsursache verlegt. Bei solchen Patienten bleibt es gelegentlich bei einer Befundumschreibung, wie z. B. „Querschnittlähmung bei nicht myelitisch/radikulitisch bedingtem Rückenmarködem" mit aufsteigenden neurologischen Ausfallerscheinungen. Solche oder ähnliche Verlegungsdiagnosen sind nicht wirklich ursachenbezogene Krankheitsdiagnosen. Damit eröffnet sich weiterer Handlungsbedarf, um nicht letzte Chancen für einen Patienten auf ursächliche Therapie ungenutzt zu lassen, sei die Zahl derjenigen, die es betreffen mag, auch noch so klein. Immerhin ergab sich seit 1986 für 8 Patienten im Querschnittgelähmten-Zentrum des Berufsgenossenschaftlichen Unfallkrankenhauses Hamburg ein solcher Handlungsbedarf, der letztlich für 3 Patienten in einer kausalen Therapie, die von funktioneller Verbesserung gefolgt war, endete.

Die häufigste Diagnose, die sich letztlich hinter einer solchen Beschreibungsdiagnose verbarg, war im Querschnittgelähmten-Zentrum des Berufsgenossenschaftlichen Unfallkrankenhauses Hamburg eine arteriovenöse Durafistel, arteriovenöser, transduraler Gefäßshunt zwischen zumeist einer Meningealarterie aus einer A. radicularia und einer das Rückenmark drainierenden Vene. Hierbei handelt es sich um ein durch den Fortschritt der technischen Möglichkeiten inzwischen zunehmend häufig therapierbares Krankheitsbild. Es ist die statistisch häufigste arteriovenöse Fehlbildung am Rückenmark, aber insgesamt eine seltene und deshalb wenig bekannte Erkrankung mit der Folge einer Querschnittlähmung.

Gerade deshalb ist die Wahrscheinlichkeit, ihr in einem Querschnittgelähmten-Zentrum zu begegnen, erhöht und es wäre Patienten letztlich nicht vermittelbar, wenn gerade in den Spezialzentren derartige Lähmungsursachen nicht in Betracht gezogen würden.

Daraus resultiert im Querschnittgelähmten-Zentrum des Berufsgenossenschaftlichen Unfallkrankenhauses folgende allgemeine Vorgehensweise.

Bei jeder Verlegung eines nicht traumatisch Querschnittgelähmten ist zunächst genau zu prüfen, ob die Diagnose eine Ursachenbeschreibung der Lähmung gibt oder ob Differenzialdiagnosen noch abzuklären sind. Hierzu ist die enge Kooperation mit anderen Fachkollegen, wie Neuroradiologen und Neurologen in erster Linie erforderlich und diagnostischer Aufwand unumgänglich. Zur Methodik der Abklärung gehört selbstverständlich die Erhebung einer sorgfältigen Anamnese, speziell auch hinsichtlich des zeitlichen Ablaufs der neurologischen Ausfallsymptomatik (akut/subakut/schubweise/aufsteigende neurologische Defizite) und eventueller Vorboten der Erkrankung. Die klinische Befunderhebung, die Würdigung mitgebrachter Röntgenaufnahmen und ggf. Ergänzung der Röntgendiagnostik ist notwendig, wie zusätzlich zum Computertomogramm die Anfertigung eines Kernspintomogramms nativ und mit Kontrastmittel. Lumbalpunktionsliquor sollte untersucht werden zur einesteils (nochmaligen) orientierenden Diagnostik zur Abklärung bezüglich eines infektiösen wie nicht infektiösen entzündlichen Geschehens sowie zur differenzierten Liquoreiweißdiagnostik und Zelluntersuchung bezüglich z.B. MS, dazu Antikörpersuche und Abklärung auf immunpathologische Erkrankungen. Nach Ausschluss eines infektiös entzündlichen Geschehens ist die hochselektive spinale Angiographie in einer in der interventionellen Radiologie versierten Abteilung ggf. anzustreben, unabhängig davon, ob bis dahin bereits die vorliegenden Kernspintomogrammbefunde durch atypische Gefäßkonvolute eine Malformation zeigen. Ein nicht infektiös bedingtes Rückenmarködem, gleich ob tumoröser oder vaskulitischer Genese, ist ggf. nach Abnahme der für die Diagnostik erforderlichen Blut- und Liquormaterialien mit Kortison zu behandeln, noch bevor die Ergebnisse vorhanden sind. Die gleiche Maßnahme verbreitert das diagnostische Zeitfenster für eine selektive Angiographie der Spinalgefäße bei einem Rückenmarködem. Insofern ist die letztlich schwierige Differenzialdiagnose nicht infektiös bedingter Rückenmarködeme zumindest passager von einer gleichzeitigen Palliativtherapie zu begleiten. Sie kann letztlich im Falle, dass keine arteriovenöse Durafistel vorliegt, auch die einzige kausale Therapie für vaskulitische Erkrankungen sein. In eben dieser Weise wurde im Querschnittgelähmten-Zentrum verfahren.

Spezielle radiologische Methodik

Das radiologische Bild des Rückenmarködems ist durch die folgenden Kriterien charakterisiert.
Im Kernspintomogramm:
- Auftreibung des Rückenmarkes im T2-gewichteten Bild mit langstreckiger signalintenser intramedullärer Läsion.
- In der T1-Gewichtung stellt sich diese Veränderung signalarm dar.
- Nach Kontrastmittelgabe (Gadolinium) kommt es zu diskreten Signalanhebungen im Myelon.
- Im optimalen Fall grenzen sich dabei deutlich erkennbare girlandenförmige Signalanhebungen intradural ab, falls diese nicht auf den Nativ-Kernspintomogrammen bereits erkennbar wurden.
- Angiographisch zeigt sich beim Anspritzen einer zunächst aus einer Interkostalarterie entspringenden Radikulararterie zur Rückenmarkarterie die sofortige Anfärbung einer das Rückenmark drainierenden Vene, zumeist dor-

sal als girlandenförmiges Gebilde, während restliches Kontrastmittel, das den normalen Stromweg durch das Rückenmark nimmt, erst mit deutlicher Verzögerung zu einem zweiten Anfluten in derselben Vene führt und damit die Abstrombenachteiligung des Rückenmarks gegenüber dem Direktabfluss der arteriovenösen Durafistel, die zumeist aus einer Meningealarterie entspringt, aufzeigt.

Die venöse Stase im Rückenmark bedingt das letztlich bis zur Myelomalazie (nach Foix und Alajouanine) fortschreitende Rückenmarködem.

Ergebnisse

Seit 1986, d.h. in den letzten 15 Jahren, wurden 8 Patienten mit weder infektiös noch nichtinfektiös myelitisch noch radikulär-entzündlich noch tumorös bedingter Rückenmarkveränderung im Querschnittgelähmten-Zentrum des Berufsgenossenschaftlichen Unfallkrankenhauses Hamburg aufgenommen. Lediglich bei 2 Patienten mit nicht infektiös bedingtem Rückenmarködem blieb die Diagnose letztlich unaufgeklärt, da der Allgemeinzustand der Patienten so schlecht war, dass angiographische Diagnostik sie vital bedroht hätte und daher unverhältnismäßig zum möglichen Gewinn war.

Angiographiebefunde

Sechsmal zeigten selektive spinale Angiographien pathologische Gefäße. Bei 4 Patienten in Form einer typischen arteriovenösen Durafistel, bei 1 Patienten als kavernöses Hämangiom, bei einer weiteren Patientin ein Dissekat der A. vertebralis.

Therapeutische Konsequenz

Zwei Patienten mit arteriovenöser Durafistel wurden durch selektive Fistelembolisation durch die Neuroradiologen behandelt, der Patient mit dem kavernösen Hämangiom durch von den Neurochirurgen durchgeführte Angiomexstirpation. Alle 3 behandelten Patienten zeigten eine Verbesserung des neurologischen Zustandsbildes im weiteren Verlauf. Es kam zu einer Zunahme der Motorik um mehrere Kräftegrade (1 Patient wurde Teilfußgänger) sowie zu einem Absinken des sensiblen Niveaus und Rückgang geklagter Schmerzen. Bei der Patientin mit Dissektion der A. vertebralis wurde dies als nicht ursächlich für die Problematik angesehen und eine Myelitis auf immunallergischer Basis für wahrscheinlicher als Lähmungsursache erachtet. Zwei Patienten wurden als zum gegenwärtigen Zeitpunkt weder chirurgisch noch neuroradiologisch behandelbar erachtet (wobei die in unseren Fällen die neuroradiologische Diagnostik und Therapie durchführende Neuroradiologie des Hamburger Universitätskrankenhauses Eppendorf in dieser Behandlungstechnik zu den führenden Zentren gehört).

Diagnostische Problematik und therapeutische Grenzen

Beide Patienten mit arteriovenöser Durafistel, die durch Embolisation erfolgreich behandelt werden konnten, wiesen mehrere arterielle Zuflüsse zum gleichen arteriovenösen Durafistelbereich auf. Dies ist keine Seltenheit und erklärt in der Literatur beschriebene unvollständige Fistelverschlüsse und sog. Rezidive. Das Auftreten von arteriovenösen Durafisteln in verschiedenen spinalen Versorgungsgebieten, das zufälligerweise diese beiden Patienten auch aufwiesen, ist ausgesprochen selten. Es erklärt mehrzeitige, mit großem zeitlichen Zwischenraum abgelaufene Lähmungsereignisse in unterschiedlichen Lähmungshöhen.

Die arterielle spinale Gefäßversorgung ist keineswegs so einfach und übersichtlich, wie sie sich in den meisten Lehrbüchern darstellt (weswegen in der nicht notfallmäßigen Aortenaneurysmachirurgie die vorherige angiographische Darstellung der Spinalarterienabgänge empfohlen wird).

Über die oben genannten, diagnostischen Handlungsbedarf mit sich bringenden Fälle hinaus ist im Berufsgenossenschaftlichen Unfallkrankenhaus Hamburg ein weiterer Patient wegen Querschnittlähmung bei arteriovenöser Durafistel behandelt worden, der auswärtig so umfassend wie nach der Situation möglich behandelt worden war, letztlich aber ohne funktionellen Gewinn, wenn auch ohne weitere Progredienz der Symptomatik. An ihm und an unseren Patienten, für die keine Behandlungsmöglichkeit gesehen wurde, zeigen sich die therapeutischen Grenzen auf:

- Das Verschlechterungsrisiko ist sorgfältig abzuwägen und die Indikation ist aus der klinischen Progredienz sowie der radiologischen Progredienz zu stellen. Da eventuell eine Ödembildung wesentlich schneller abläuft als die klinische Progredienz und vom Niveau weiterreicht, ist fortschreitende Ödembildung gegenüber den therapeutischen Risiken dabei zu berücksichtigen.
- Nur Patienten mit solchen Durafisteln, bei denen die Shuntgefäße nicht in die Rückenmarkversorgung einbezogen und von dieser sicher zu trennen sind, haben gute therapeutische Chancen bei vertretbaren Risiken.
- Progrediente Lähmungen und ein aufsteigendes Rückenmarködem, eventuell auch ohne weitere neurologische Ausfallerscheinungen im Ödemgebiet, aber mit im Kernspintomogramm erkennbarer aufsteigender Progredienz, zeigen, dass die Krankheit selbst einen malignen Verlauf nimmt und somit eine erhöhte Risikoinkaufnahme gerechtfertigt ist.

Der letztlich operativ mit Hämangiomexstirpation behandelte Patient zeigt in der diagnostischen Vorgeschichte auf, wie erst über die verbesserte angiographische Darstellbarkeit die Jahre zuvor angiographisch nicht darstellbare kavernöse Veränderung bei einem zweiten Lähmungsschub Jahre später schließlich entdeckt wurde. Zwischenzeitlich wurden bei diesem Patienten sogar seltene Erkrankungen wie Morbus Boeck d.h. Sarcoidose erwogen. Keiner unserer

Patienten mit einem Rückenmarködem, die wir abklären konnten, hatte nachweislich Zeichen einer Systemerkrankung mit Vaskulitis. Spinale Primärmanifestationen solcher Erkrankungen sind ohnehin Einzelfälle in der Weltliteratur.

Zusammenfassung

Letztlich ist der gesamten diagnostizierten Patientengruppe gemeinsam, dass akut bis subakut neurologische Ausfallerscheinungen, zum Teil mit Schmerzen, auftraten, die mindestens zum Zeitpunkt von zusätzlich bestehenden motorischen Ausfällen zur Diagnostik führten, aber meist initial mit sensiblen Ausfällen einer gingen. Alle Patienten wiesen ein Rückenmarködem auf, das nicht einer infektiös oder nichtinfektiös bedingten entzündlichen oder tumorösen spinalen Erkrankung zuzuordnen war. Für den überwiegenden Teil der Patienten brachte die selektive spinale Angiographie Klarheit über die Ursache dieses Rückenmarködems. Bei 3 Patienten ergab sich daraus eine therapeutische Konsequenz: Fistelverschluss, der von einer Besserung der neurologischen Ausfallsymptomatik von funktionellem Gewinn gefolgt war.

Resümee

Arteriovenöse Durafisteln sind zwar selten, aber häufig genug, um an ihr Vorkommen und eventuell an eine therapeutische Relevanz denken zu müssen.

Antiphospholipid-Antikörper-Syndrom und Querschnittlähmung

S. Luz, C. Kätterer, M. Mäder
REHAB Basel

Fallbericht

64-jährige Patientin, bei der am 13. 05. 94 akut eine sensomotorische Paraplegie motorisch komplett < TH 12, sensibel inkomplett < Th 9 auftrat. Kernspintomographisch fand sich eine intramedulläre Ischämie, beginnend auf Höhe BWK 7 bis zum Conus medullaris reichend, ohne Hinweis auf Gefäßmissbildungen. Die zunächst eingeleitete Antikoagulation mit Marcumar wurde wegen hämorrhagischer Diathese 11/95 wieder gestoppt. Nach Besserung der motorischen Ausfälle innerhalb der nächsten 4 Jahre bis zur partiellen Gehfähigkeit kam es ab März 98 zu einer erneuten neurologischen Verschlechterung mit Abnahme der Muskelkraft der Oberschenkelmuskulatur bis zum völligen Verlust der Geh- und Stehfähigkeit.

Klinisch zeigte sich im Juni 99 eine motorisch nahezu komplette Paraplegie, sensibel neu ein komplettes Niveau unterhalb Th 11 mit Ausnahme einer sakralen Teilaussparung für S2. Eine Syringomyelie oder ein expansiver intramedullärer Prozess waren mittels MRI bereits im April 99 ausgeschlossen worden, ebenso ergaben Dopplersonographie der hirnversorgenden Gefäße und Echokardiographie keinen Hinweis auf eine Emboliequelle. Die Labordiagnostik mit großem Gerinnungsstatus sowie ausführlichen rheumatologischen und immunologischen Analysen ergaben als einzigen pathologischen Befund einen hochpositiven Anticardiolipin-IgG-Antikörper im Serum (IgG 91 GPL, Norm: 0-20).

In Absprache mit den Hämatologen und Rheumatologen wurde zur weiteren Sekundärprophylaxe eine orale Antikoagulation mit Marcumar (INR 2-3) eingeleitet.

Kurze Übersicht über das Antiphospholipid-Antikörpersyndrom

Historisches
1950 Erstbeschreiber Conley: Patienten mit Lupus hatten aPTT-Verlängerung
1964 Bowie: APLA u. Thromboseinzidenz
1972 Feinstein und Rappaport: Lupusantikoagulans
1980 Harris: Entwicklung v. Tests Anticardiolipin - AK
1983 Hughs: APLA -Syndrom als eigenständige Erkrankung

Das *primäre Antiphospholipid-Antikörpersyndrom* ist definiert durch den Nachweis von Antiphospholipidantikörpern und mindestens einem klinischen Hauptkriterium:
- arterielle oder venöse Thrombosen oder
- Thrombozytopenie oder
- wiederholte Aborte bei Schwangeren.

Diagnostik

Die APLA stellen eine heterogene Gruppe von AK dar, die gegen Phospholipide (Bestandteil der Zellwände), Gerinnungsfaktoren oder Cardiolipin gerichtet sind.

Sie können durch 2 Testmethoden differenziert werden:
1. ELISA-Test, mit dem AK nachgewiesen werden, die an Cardiolipin binden, ACLA, seit kurzem auch AK, die an β_2-Glykoprotein 1 (phospholipidbindendes Protein, Kofaktor für die Bindung von ACLA an Cardiolipin, Gerinnungsinhibitor, = Apolipoprotein H) binden.
2. Koagulationstests bei dem das Lupusantikoagulans LA, durch Verlängerung der partiellen Thromboplastinzeit aPTT und das Fehlen einer Normalisierung nach Zugabe von Normalplasma nachgewiesen wird.

60% der Patienten haben beide AK, daher ist es notwendig, beide Tests durchzuführen.

Pathophysiologie

Die genauen Wirkmechanismen sind bisher nur in Ansätzen bekannt. Es kommt zu einer Beeinträchtigung des Gerinnungssystems auf mehreren Ebenen:
- über Aktivierung von Endothelzellen (möglicherweise auch direkte Reaktion mit Nervengewebe (Myelinepitopen bzw. Hirnependym) [1] oder
- über Aktivierung von Thrombozyten und
- Interferenz mit den Gerinnungsfaktoren.

Therapiemöglichkeiten

Es liegen bislang keine prospektiven Therapiestudien vor.

Ursprünglich wurde zur Therapie habitueller Aborte Prednison verwendet, aber zugunsten von Heparin und TAH wieder verlassen. Es gibt auch Berichte über den Einsatz von hochdosierten Immunglobulinen.

Venöse Thrombosen:	Marcumar	INR 2.0 – 3.0
	oder bei Rezidiv	INR 2.5 – 3.5
	oder bei Resistenzen	LMW-Heparin
Arterielle Thrombosen:	Thrombozytenaggregationshemmer	
	Marcumar	INR 3.0 – 3.5

Bislang gibt es keine Übereinstimmung ob bei einem Laborbefund ohne Klinik (Thrombose) therapiert werden soll.

Literaturübersicht

Primäres Antiphospholipid-Antikörpersyndrom und spinale Ischämien, Patienten mit SLE und MS wurden ausgenommen.

Autor	Quelle	Ersch.dat		Thema	Diagnostik
Hasegawa	J Neurosurg	1993	6-j Junge	spinal cord infarction	LA ACLA IgG
Campi	Am J Neurorad.	1998	3 Patienten	acute transverse myelopathy (ATM)	
Matsushita	Rinsho Shinkeigaku (Jap.)	1997	83-j. Mann	rezid. ATM	ACLA IgG
Mochizuki	No To Shinkei (Jap.)	1996	62-j. Frau	Myelopathie, anamnest.: Optikusneuritis. Habit. Aborte	ACLA IgG
Matsushita	Rinsho Shinkeigaku (Jap.)	1992	2 Patienten	rezid. OPN u. ATM DD: OKB neg MS	ACLA IgG

APA Antiphospholipid-Antikörper, *ACLA* (Anticardiolipin-Antikörper) oder *LA* (Lupusantikoagulans), *OPN* Optikusneuritis, *ATM* akute Querschnitt (transverse) – Myelitis, *DD* Differenzialdiagnose, *OKB* oligoklonale Banden, *MS* multiple Sklerose

Fazit

Somit gibt es zum einen Hinweise aus der Literatur (Einzelfallberichte) über einen Zusammenhang zwischen spinalen Ischämien und erhöhten APLAs, zum anderen Hinweise aus der klinischen und tierexperimentellen Forschung, so konnte z.B. eine Querschnittmyelitis oder spinale Ischämie bei Mäusen durch Immunisierung mit Fremd β_2-GP [2, 3] induziert werden.

Zusammenfassend bleibt zu sagen, dass bei einer spinalen Ischämie unklarer Genese nach Ausschluss anderer (entzündlicher, embolischer oder rheumatologischer) Ursachen (insbesondere bei jungen Patienten oder bei Patienten ohne vaskuläre Risikofaktoren) ein thrombotisches Geschehen bei APLA in Betracht gezogen werden sollte.

Literatur

1. Kent M (1997) Monoclonal antiphosphatidylserine antibodies react directly with feline and murine central nervous system. J Rheumatol 24 (9): 1725–1733
2. Gharavi AE (1998) Origin of antiphospholipid antibodies: induction of aPL by viral peptides, Lupus 7 (Suppl 2): 52–54
3. Gharavi AE (2000) New developments in viral peptides and APL induction. J Autoimmun 15 (2): 227–230

Entzündliche Erkrankungen

Rezidivierende Myelitis: Differenzialdiagnose und Therapie

M. NAUMANN, K. V. TOYKA
Neurologische Universitätsklinik Würzburg

▪ Einleitung

Die *akute* Querschnittmyelitis ist eine entzündliche, monophasische und demyelinisierende Erkrankung, die klinisch durch beidseitige motorische, sensible und autonome Symptome mit einem spinalen Niveau gekennzeichnet ist. Ursächlich kommen v.a. die Multiple Sklerose, infektiöse Ursachen und andere Autoimmunerkrankungen in Frage. In ca. 21% der Fälle bleibt die Ursache jedoch unklar.

Von dieser akuten Querschnittmyelitis wird die *rezidivierende* Querschnittmyelitis abgegrenzt, wenn zwei oder mehr Schübe einer auf das Rückenmark

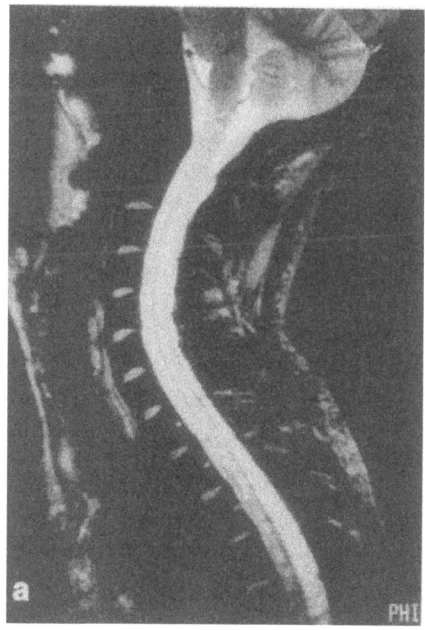 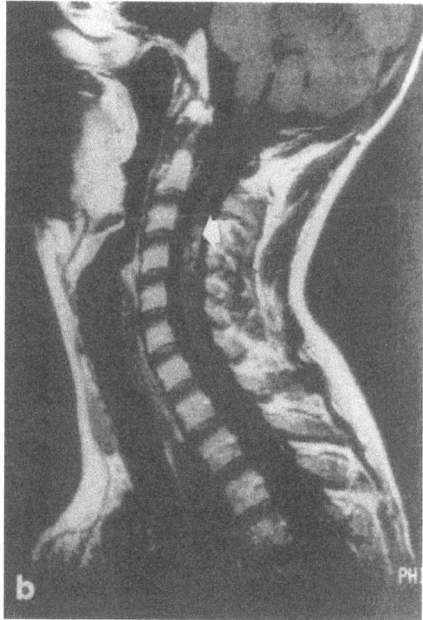

Abb. 1a, b MRT T1/T2. **a** Hyperintense Läsion im Zervikalmark bei rezidivierender Myelitis unklarer Genese. **b** KM-Aufnahme

beschränkten entzündlichen Erkrankung des Nervensystems aufgetreten sind. Die rezidivierende Myelitis kann einerseits idiopathisch im Sinne einer autoimmunologischen Erkrankung unklarer Genese auftreten, jedoch auch Ausdruck einer andersartigen immunologischen, erregerbedingten oder vaskulären Erkrankung des Rückenmarks sein. Daten zur Inzidenz und Prävalenz liegen bislang nicht vor. Wenn keine direkten oder indirekten Entzündungshinweise vorliegen, spricht man von einer Querschnittmyelopathie.

Diagnostik

Diagnostische Maßnahmen im Rahmen der Abklärung einer rezidivierenden Myelitis haben zweierlei Ziele: Einerseits muss die entzündliche Natur der Erkrankung gesichert werden, zum anderen dienen sie der Abgrenzung von einer Encephalomyelitis disseminata. Eine besondere Bedeutung haben die Liquordiagnostik mit Nachweis einer Pleozytose, ggf. Eiweißerhöhung, und der Nachweis oligoklonaler Banden, ferner die Bildgebung mittels kranialer und spinaler Kernspintomographie (Abb. 1a,b, 2, 3), evozierte Potenziale und umfangreiche Laboruntersuchungen inklusive Serologie, ANA, ENA, Rheumafaktoren und weiterer immunologischer Parameter.

Differenzialdiagnose

Die wichtigste Differenzialdiagnose der rezidivierenden Myelitis ist die schubförmig verlaufende Multiple Sklerose (Abb. 2). Diese ist abzugrenzen von der

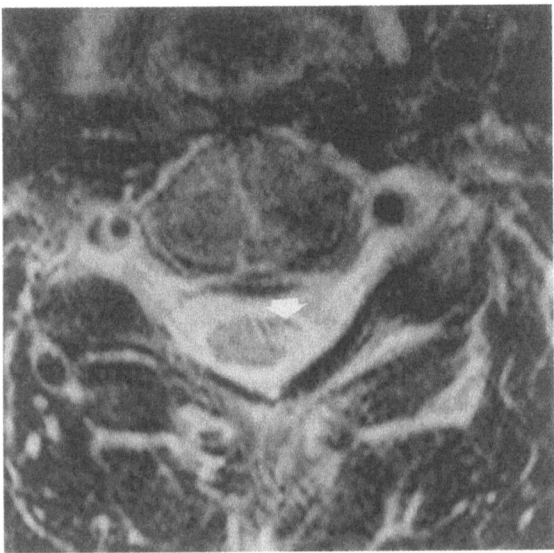

Abb. 2. MRT; Myelitis bei Multipler Sklerose: hyperintense Läsion im lateralen Halsmark (weiße Substanz) (Pfeil)

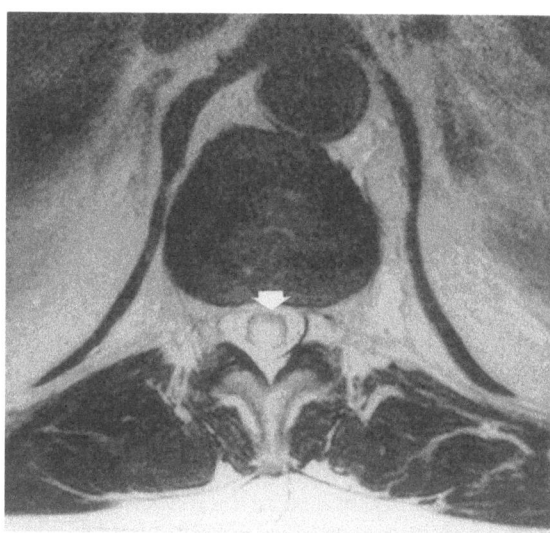

Abb. 3. MRT; Rückenmarksläsion bei spinaler duraler Fistel: zentromedulläre Läsion (Pfeil)

langsam progredient verlaufenden spinalen Verlaufsform der Multiplen Skerose im Sinne einer primär chronisch-progredienten MS. Weitere Differenzialdiagnosen umfassen Vaskulitiden, Kollagenosen (z. B. Lupus erythematodes), Sarkoidose, erregerbedingte Myelitiden und spinale vaskuläre Erkrankungen (Abb. 3). In der Literatur gibt es insgesamt nur wenige Berichte über erregerbedingte rezidivierende Myelitiden. In erster Linie ist an die Borreliose zu denken, seltene Ursachen umfassen die Lues, Toxoplasmose, Brucellose, Mykoplasmen, Larva migrans und virale Erkrankungen wie z. B. die Varizella-zoster-Myelitis oder die Herpes-simplex-Myelitis (Typ 1/2). Spinale Gefäßmalformationen können das klinische Bild einer rezidivierenden Myelitis imitieren. Dabei ist insbesondere an spinale durale Fisteln zu denken, welche zu einer rezidivierenden Querschnittsymptomatik führen können und mittels spinaler MRT und Angiographie nachgewiesen werden können.

Abgrenzung der idiopathischen rezidivierenden Myelitis von einer schubförmig verlaufenden Multiplen Sklerose

Wenngleich die eigenständige Entität der rezidivierenden Myelitis letztlich nicht bewiesen ist, gibt es doch einige paraklinische Befunde, die für die Einordnung der Erkrankung im Rahmen einer MS bzw. für das isolierte Auftreten der Läsion im Bereich des Rückenmarkes sprechen. Das Auftreten persistierender oligoklonaler Banden im Liquor, Demyelinisierungsherde auch im kraniellen MRT und pathologisch verzögerte visuell evozierte Potenziale sprechen für das Auftreten der rezidivierenden Myelitis im Rahmen einer Multiplen Sklerose und sind mit einer isolierten Myelitis nicht vereinbar.

Prognose und Therapie

Die Prognose der rezidivierenden Myelitis hängt letztlich von der zugrundeliegenden Erkrankung, von der Häufigkeit der Schübe, der Schwere der Schübe und den Residuen nach abgelaufener Myelitis ab. Je nach paraklinischen Befunden muss mit einem Übergang der rezidivierenden Myelitis in eine Multiple Sklerose in bis zu 80% der Fälle gerechnet werden. Exakte prospektive Studien dazu liegen jedoch nicht vor.

Therapie der Wahl im Schub sind Steroide (z. B. 1000 mg Methylprednisolon an jeweils 3 Tagen, danach langsames Ausschleichen über 14 Tage), welche in der Regel zu einer guten Rückbildung der Symptomatik führen. Bei rezidivierendem Auftreten der Myelitis sollte die Indikation zu einer längerfristigen Immunsuppression diskutiert werden. Hierzu liegen bislang keinerlei kontrollierte Studien vor. Denkbar sind Immunsuppressiva wie Azathioprin, Mitoxantron und Methotrexat, welche im Einzelfall den weiteren Verlauf stabilisieren können. Wichtige ergänzende Maßnahmen sind Krankengymnastik und eine symptomatisch orientierte Therapie der Spastik sowie von Blasen- bzw. Mastdarmstörungen.

Zusammenfassung

Während die akute Querschnittmyelitis eine monophasische, entzündliche, demyelinisierende Erkrankung des Rückenmarks darstellt, kommt es bei der sog. rezidivierenden Querschnittmyelitis (RQM) zu wiederholten Episoden beidseitiger motorischer, sensibler und autonomer Symptome mit einem spinalen Niveau. Die Ätiologie der RQM ist unklar, wahrscheinlich entsteht sie auf dem Boden einer autoimmunologischen Erkrankung. RQM lassen differenzialdiagnostisch in erster Linie an eine spinale Verlaufsform der Multiplen Sklerose denken, von der sie erst durch den weiteren klinischen Verlauf oder durch paraklinische Befunde wie kraniales MRT, evozierte Potenziale und Liquordiagnostik abgegrenzt werden können. Weitere seltene Ursachen für eine RQM sind bakterielle, virale und parasitäre Infektionen, autoimmunologische Systemerkrankungen (Kollagenosen und Vaskulitiden), arteriovenöse Malformationen sowie ischämische Myelopathien. Die RQM spricht in der Regel gut auf Steroide an, in vielen Fällen ist aber darüber hinaus eine längerfristige Immunsuppression erforderlich. Die Prognose hängt letztlich von der Häufigkeit, der Schwere und der Rückbildungsfähigkeit der einzelnen Schübe ab.

Literatur

1. Flachenecker P, Hartung HP (1996) Krankheitsverlauf und Prognose der Multiplen Sklerose. Nervenarzt 67: 444–451
2. Jeffrey DR, Mandler RN, Davis E (1993) Transverse myelitis: retrospective analysis of 33 cases, with differentiation of cases with multiple sclerosis and parainfectious events. Arch Neurol 50: 523–535
3. Kahl KG, Naumann M, Warmuth-Metz M, Toyka KV (1998) Rezidivierende Querschnittmyelitis. Nervenarzt 69: 1115–1122
4. Pandit L, Rao S (1996) Recurrent myelitis. J Neurol Neurosurg Psychiatry 60: 336–338

Die Behandlung von Guillain-Barré-Syndrom und CIDP in einem Zentrum für Querschnittgelähmte

A. Schmidt
Neurologische Rehabilitationsklinik Beelitz-Heilstätten

Das Guillain-Barré-Syndrom (GBS) wird auch als akute idiopathische Polyneuritis bezeichnet. Es ist die häufigste Erkrankung für akut auftretende generalisierte Paresen mit einer Inzidenz von 1,5 bis 2 Erkrankungen pro 100.000 Einwohner, wobei die Ursache der Erkrankung nicht eindeutig bekannt ist.

Die entzündlichen Reaktionen sind sowohl zellulärer als auch humoraler immunologischer Art. Es kommt zu Demyelinisierungen der Nervenwurzeln und der peripheren Nerven, seltener werden Axonuntergänge beobachtet. Man findet lymphozytäre Infiltrationen der Spinalwurzeln und der peripheren Nerven neben den Demyelinisierungen.

Bei ca. 60% der Patienten lässt sich eine vorangegangene virale oder bakterielle Infektion nachweisen, wobei der Respirationstrakt mit 60% und der Gastrointestinaltrakt mit 20% in der Literatur beschrieben wird. Der Infektion mit Campylobacter jejuni wird eine besondere Bedeutung beigemessen. Weiterhin findet man bei jüngeren Patienten einen Anstieg des Titers von neurotropen Viren wie Zytomegalie- oder Epstein-Barr-Virus.

Die chronisch idiopathische demyelinisierende Polyneuritis (CIDP) ähnelt in ihrem Erscheinungsbild dem Guillain-Barré-Syndrom. Sie wird auch als Verlaufsvariante teilweise angenommen. Der Verlauf erfolgt jedoch langsamer, chronischer und zeigt häufig Rezidive.

Die Krankheitszeichen bei der Erkrankung sind Tabelle 1 zu entnehmen.

Beiden Krankheiten gemeinsam ist eine Dissoziation des Zytoalbumins im Liquor, d.h. eine ausgeprägte Eiweißerhöhung bei gleichzeitig nur minimaler Zellzahlerhöhung.

Tabelle 1. Differenzialdiagnostische Krankheitszeichen bei Guillain-Barré-Syndrom (GBS) und chronisch idiopathischer demyelinisierender Polyneuritis (CIDP)

GBS	CIDP
symmetrische aufsteigende schlaffe Parese	symmetrische distal betonte Parese
kaum bis keine sensiblen Ausfälle	häufig sensible Ausfälle
initiale Parästhesien	begleitende Dysästhesien
kritische Verschlechterung in 1 – 4 Wochen	langsame Verschlechterung in 1–4 Monaten
Hirnnervenbeteiligung	selten Hirnnervenbeteiligung
Ateminsuffizienz	keine Ateminsuffizienz

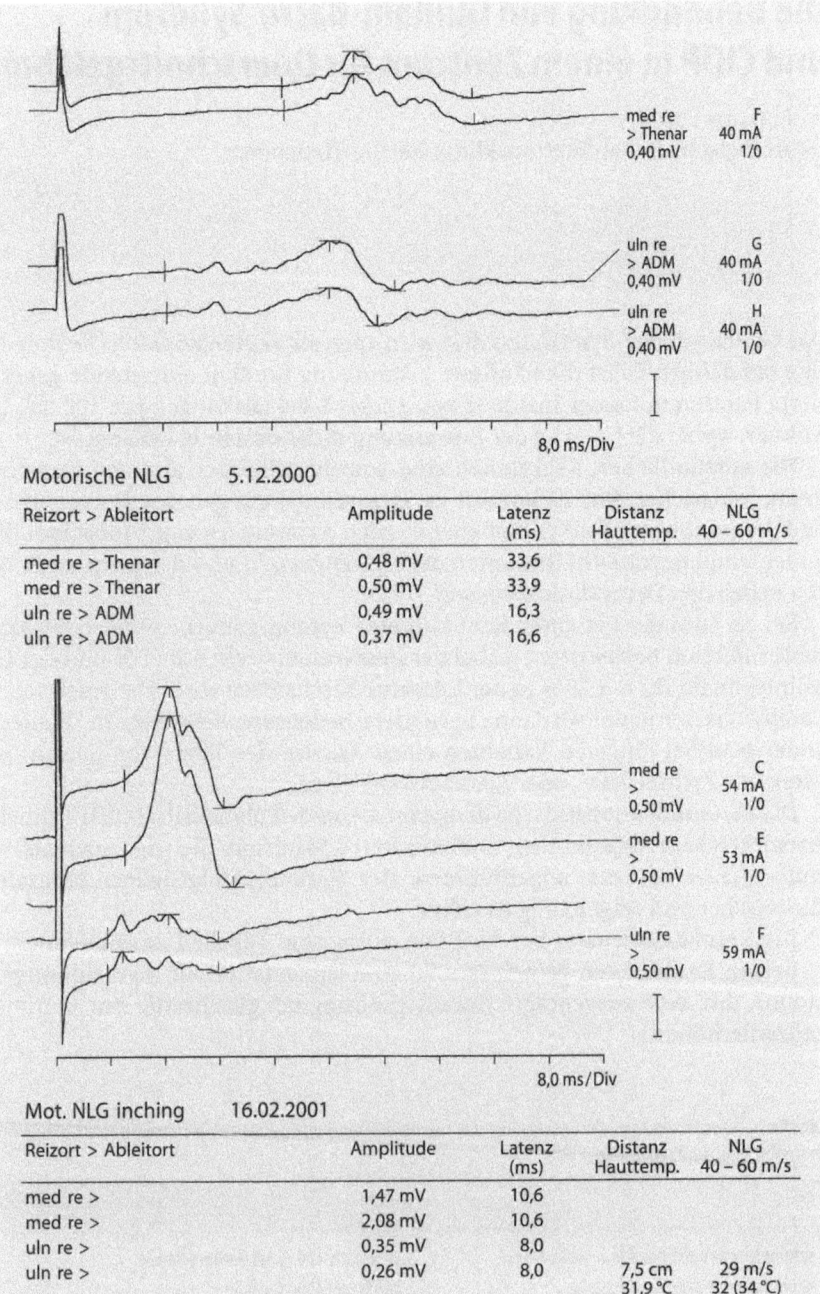

Abb. 1. Elektrisch evozierte Muskelaktionspotenziale

Die Behandlung von Guillain-Barré-Syndrom und CIDP in einem Zentrum für Querschnittgelähmte   137

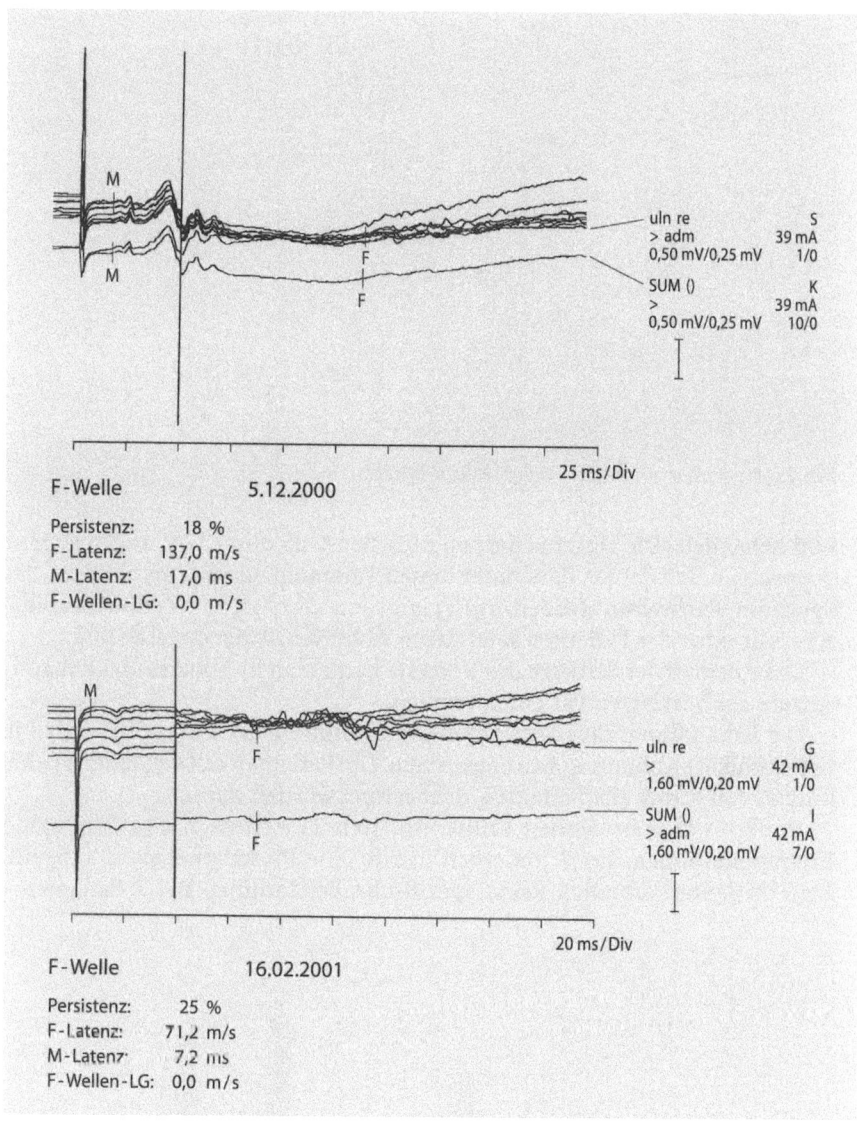

Elektrophysiologisch fällt als Zeichen der proximalen Schädigung im Sinne des partiellen oder vollständigen Leitungsblocks eine verzögerte oder aufgehobene F-Wellen-Latenz auf. Dazu kommt, dass die periphere Nervenleitgeschwindigkeit und die Latenz erniedrigt sind. Als prognostisch ungünstig gilt eine Erniedrigung der elektrisch evozierbaren Muskelaktionspotenziale, was eine axonale Beteiligung darstellt (Abb. 1).

In der Neurologischen Rehabilitationsklinik Beelitz-Heilstätten wurden von 1996 bis April 2001 30 Patienten mit Guillain-Barré-Syndrom aufgenommen

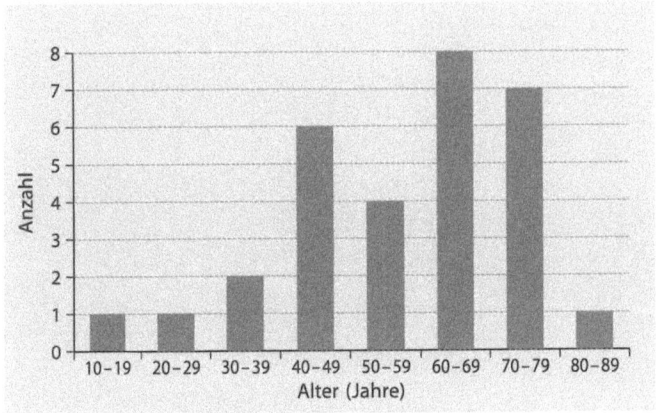

Abb. 2. Altersstruktur der Patienten mit Guillain-Barré-Syndrom

und behandelt. Die Differenzierung zwischen GBS und CIDP möchte ich nicht vornehmen. Ich denke, dass unter diesen Patienten, die uns als Guillain-Barré-Syndrom überwiesen wurden, auch einige mit chronischen Verläufen sind. Die Altersstruktur der Patienten zeigt das in Abbildung 2 dargestellte Bild.

Das Ausmaß der Schwere der Verläufe kann man in Abbildung 3 anhand der Anzahl der beatmeten Patienten ersehen.

Die Behandlungsdauer sowohl in der Akutklinik als auch in der Rehabilitationsklinik ist Abbildung 4 zu entnehmen. Die Patienten mit den langen Behandlungszeiten waren alle Patienten, die beatmet worden waren.

In der erstbehandelnden Klinik erhielten 21 Patienten eine Therapie mit Immunglobulinen. Bei 7 Patienten wurde eine Plasmapherese durchgeführt. Zwei Patienten erhielten keine spezifische Behandlung. Bei 7 Patienten war

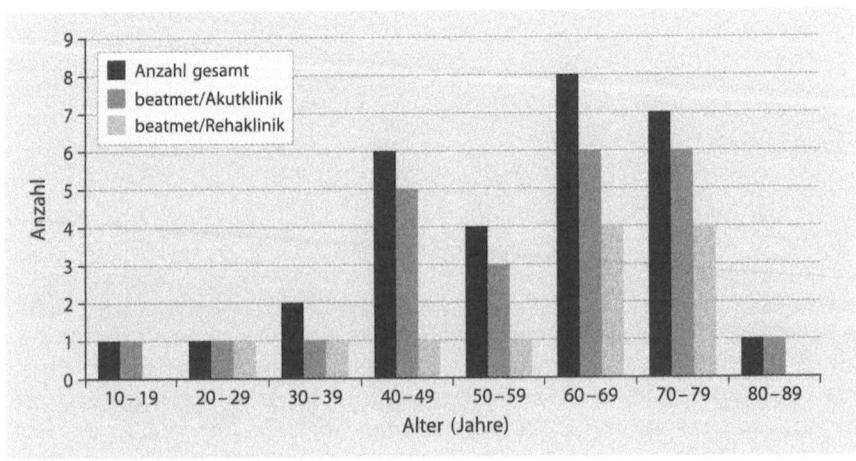

Abb. 3. Anzahl der beatmeten Patienten

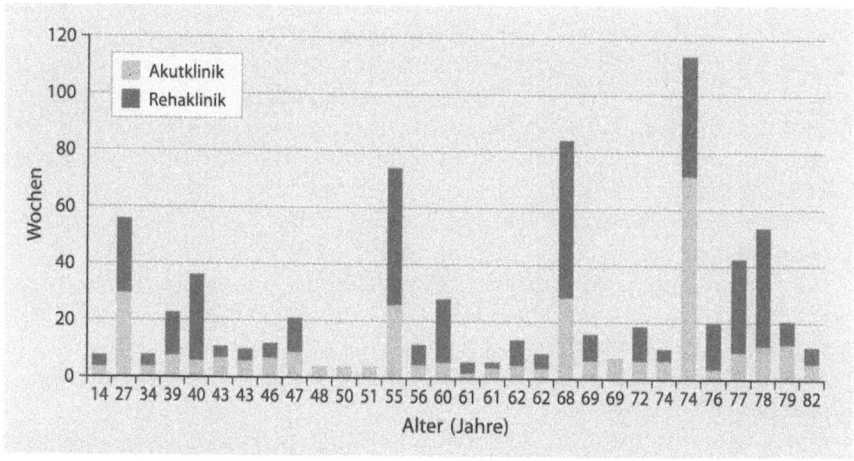

Abb. 4. Behandlungsdauer der Patienten

zusätzlich Cortison eingesetzt worden. Laut Angaben der Literatur ist die Behandlung mit Cortison beim akuten Guillain-Barré-Syndrom nicht erfolgreich. Im Gegensatz dazu ist die CIDP für Cortison gut geeignet. Auch sollte man hier Behandlungen mit Immunglobulinen alle 4 – 6 Wochen wiederholen.

Von unseren Patienten wiesen 22 Sensibilitätsstörungen auf. Diese betrafen die distalen Bereiche der Extremitäten und äußerten sich in Taubheitsgefühl, häufig jedoch in Schmerzüberempfindlichkeiten und Kribbelparästhesien. Diese Missempfindungen waren therapeutisch sehr schlecht behandelbar. Geringe Verbesserungen konnten mittels Gabapentingaben erzielt werden. Außerdem wurden Güsse und 2- bzw. 4-Zellen-Bäder angewendet.

Eine Hirnnervenbeteiligung wurde bei 12 Patienten beobachtet. Hierbei handelte es sich größtenteils um die oftmals schwerwiegende Beteiligung der unteren Hirnnerven, die zu erheblichen Schluckstörungen führte. Ein regelmäßiges FOT-Training bei Ernährung über PEG war dringend erforderlich. Sechs Patienten wiesen auch bei der Entlassung noch eine deutliche Beeinträchtigung auf, obwohl dann eine orale Nahrungsaufnahme gewährleistet war. Eine Patientin hatte eine schwere Ophthalmoplegie.

Bei 6 Patienten beobachteten wir in der Zeit der Betreuung auf unserer Wachstation ausgeprägte Kreislaufdysregulationen, die monitorisiert werden mussten. Hierdurch verzögerte sich auch die weitere Mobilisierung.

Neurourologischerseits wurden bei 13 Patienten hypotone Blasenstörungen bei abgeschwächter Somatoviscerosensibilität gefunden. Auch hier bildeten sich die Störungen bei 10 Patienten zurück.

GBS-Patienten bedürfen einer regelmäßigen psychologischen Betreuung. Es wurde mehrfach auf der Wachstation beobachtet, dass diese Patienten sich zeitweilig völlig verweigerten. Auf der peripheren Station erlebten wir, dass auch bei guten vorhandenen Funktionen die Patienten sich schwerstkrank fühlten, bedienen ließen und sehr erstaunt waren über ihre vorhandenen Fähigkeiten. Die aufsteigende Lähmungssituation ist wahrscheinlich ein so schwerwiegendes Ereignis, das lebensbedrohende Ängste, die lange anhalten, erzeugt, sodass dringlichst eine psychotherapeutische Betreuung bei jedem Patienten angezeigt ist. Unabhängig davon wiesen 4 unserer Patienten zeitweilig deutliche psychotische Reaktionen auf, sodass der Einsatz von Neuroleptika erforderlich wurde. Diese konnten jedoch bis zur Entlassung wieder abgesetzt werden. Vier Patienten wurden wegen Ängsten und starker Schmerzen mit Amitriptylin behandelt, auch hier konnte die Medikation bis zur Entlassung verlassen werden.

Alle Patienten erhielten ein ihrer Lähmungssituation entsprechendes spezifisches physio-, sport-, ergotherapeutisches Programm, welches das Ziel der größtmöglichen Selbstständigkeit hatte. Unterstützend wirkten dabei FES mit Biofeedback, Nutzung von Schlingentisch und Helparm, Therapie im Wasser und Laufbandtraining.

Zur Kontrakturprophylaxe wurden die Hände in Funktionsstellung getapt und Fußlagerungsschalen angewendet.

Tabelle 2. Verlaufsbeobachtung

Alter	Reha-aufenthalt	Immun-globuline	Kraft/ob. Extr.	Kraft/unt. Extr.	Kraft/Hände	Kraft/Füße
14	4 Wochen	0	5	von 3 auf 4	5	von 2 auf 4
27	4 Wochen	0	4	von 3 auf 4	4	von 3 auf 4
34	26 Wochen	0	von 2 auf 3	von 0 auf 1	von 2 auf 3	0
39	19 Wochen	2 × 40 g	von 3 auf 5	von 1 auf 5	von 2 auf 5	von 0 auf 2
40	30 Wochen	6 × 50	von 3 auf 5	von 2 auf 5	von 1 auf 4	von 0 auf 2
43	5 Wochen	0	von 4 auf 5	von 4 auf 5	4	4
43	4 Wochen	1 × 30 g	2	von 2 auf 3	2	0
46	10 Wochen	1 × 40 g	4	von 2 auf 4	4	von 2 auf 3
47	12 Wochen	0	0	0	0	0
55	48 Wochen	10 × 40 g	von 1 auf 4	von 0 auf 2	von 0 auf 2	0
56	7 Wochen	0	von 4 auf 5	von 4 auf 5	von 4 auf 5	von 4 auf 5
60	22 Wochen	4 × 40 g	von 3 auf 4	von 1 auf 4	von 0 auf 3	von 0 auf 1
61	4 Wochen	0	von 3 auf 4	von 4 auf 5	von 3 auf 4	4
61	2 Wochen	0	4	3	4	2
62	9 Wochen	0	3	2	von 2 auf 3	0
62	5 Wochen	0	von 4 auf 5	von 4 auf 5	von 4 auf 5	von 4 auf 5
68	55 Wochen	8 × 50 g	von 1 auf 4	von 0 auf 3	von 0 auf 2	von 0 auf 1
69	9 Wochen	0	von 4 auf 5	von 3 auf 5	von 4 auf 5	von 3 auf 5
72	12 Wochen	2 × 30 g	4	3	von 2 auf 3	1
74	42 Wochen	4 × 50 g	3	2	2	0
74	4 Wochen	0	5	von 4 auf 5	von 4 auf 5	von 4 auf 5
76	16 Wochen	4 × 40 g	4	von 2 auf 4	von 2 auf 3	von 0 auf 4
77	33 Wochen	6 × 40 g	von 3 auf 4	von 1 auf 4	von 1 auf 4	von 1 auf 3
78	22 Wochen	3 × 40 g	von 4 auf 5	von 1 auf 4	von 2 auf 3	von 2 auf 4
79	8 Wochen	0	5	von 4 auf 5	von 4 auf 5	4
82	6 Wochen	1 × 40 g	von 4 auf 5	von 4 auf 5	von 3 auf 4	4

Tabelle 3. Funktionen bei Aufnahme und Entlassung

Funktionen	Aufnahme	Entlassung
beatmet	11	4
bettlägerig	21	5
rollstuhlfähig	4	6
rollstuhlfahrend	4	5 (3)
gehfähig	1	15 (1)

Die wochenlangen therapeutischen Bemühungen haben zu folgenden klinischen Ergebnissen geführt (Tabelle 2). Es fehlen die 4 Patienten, die sich zur Zeit noch in unserer Behandlung befinden. Anhand der Tabelle ist ersichtlich, dass es bei 3 Patienten zu keiner Funktionsverbesserung kam. Einmal erfolgte die Verlegung in ein Akutkrankenhaus nach 2 Wochen wegen eines Infektes mit Multiorganversagen.

Ein 74-jähriger Patient war erster beatmungspflichtiger Patient in unserer Klinik. Es gab erhebliche Probleme, ihn in ein entsprechendes Pflegeheim zu verlegen. Ein weiterer Patient wurde, nachdem sich bei gleichzeitig bestehendem hypoxischen Hirnschaden keinerlei Funktionen einstellten, in ein Pflegeheim verlegt. Die Hirnschädigung war durch eine Störung des autonomen Nervensystems im Akutkrankenhaus entstanden.

Die Tabelle macht deutlich, dass die distale Muskulatur von den Lähmungserscheinungen doch stärker betroffen ist und einen geringeren Erholungseffekt aufweist. Besonders ist hierbei an die Fußmuskulatur zu denken.

Neben dem klinischen Bild sind jedoch fürs Leben die erreichten Funktionen wichtig. Von den 26 GBS-Patienten waren zur Entlassung 4 in den ADL-Leistungen völlig auf fremde Hilfe angewiesen, 7 benötigten teilweise fremde Hilfe und 15 von ihnen waren selbstständig.

Weitere Rehabilitationsergebnisse sind Tabelle 3 zu entnehmen.

Die Entlassungen sind in Abbildung 5 zu erkennen.

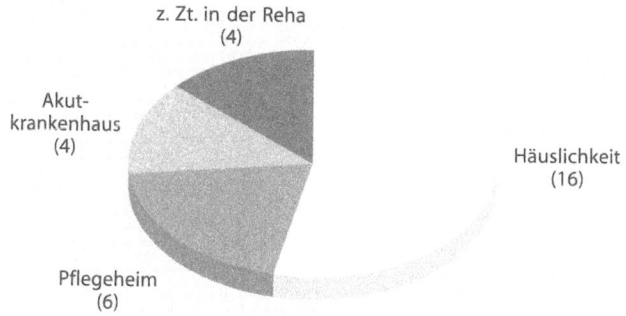

Abb. 5. Aufenthaltsort der Patienten nach der Entlassung

Tabelle 4. Aufteilung der entlassenen Patienten

Entlassung in	Häuslichkeit	Pflegeheim	Akutklinik
beatmet	1	2	1
bettlägerig		1	
im Rollstuhl mobilisiert	3	3	2
Handrollstuhl betreibend	3	1	
gehfähig	11	3	1

In Tabelle 4 wird dargestellt, mit welchen Funktionen die Patienten entlassen wurden.

Die Ausführungen sollen darstellen, dass die Rehabilitation von GBS-Patienten eine oftmals langwierige, jedoch lohnende Behandlung ist. Auch mit älteren Menschen sind gute Rehabilitationsergebnisse zu erzielen. Eine nachfolgende tagesklinische Betreuung führte zu weiteren Fortschritten, die jedoch nicht erfasst wurden.

Für GBS-Patienten gibt es eine sich sehr engagierende Selbsthilfeorganisation, die besonders den Patienten mit chronischen Verläufen hilfreich zur Seite steht.

Guillain-Barré-Syndrom (GBS) und chronisch inflammatorische demyelinisierende Polyneuritis (CIDP) – eine Herausforderung an das Team

J. STRATMANN, A. STÖCKER, F. NEUMANN, J. ZETTEL
Krankenhaus Hohe Warte, Bayreuth

Das Guillain-Barré-Syndrom (GBS), die akute Polyradikul(oneur)itis, und die chronisch inflam-matorische demyelinisierende Polyneuritis (CIDP) sind autoimmunologische Erkrankungen des *peripheren* Nervensystems [12]. Das durchschnittliche jährliche Auftreten von GBS wird mit 1,5 pro 100.000 Einwohner angegeben und das der CIDP mit 0,25 – 0,5 pro 100.000 Einwohner [8, 13]. Aufgrund des geringen epidemiologischen Vorkommens von GBS und CIDP fällt es schwer, einheitliche Richtlinien bezüglich der rehabilitativen Therapie zu geben [3]. Zudem stellt sich der Verlauf der Erkrankung sehr individuell dar.

Im Folgenden sollen die eigenen Erfahrungen bezüglich GBS und CIDP resümiert und die daraus zu ersehenden Konsequenzen für das Reha-Team diskutiert werden.

In den Jahren von 1992 bis 2001 wurden außerhalb unserer neurologischen Abteilung 28 Patienten in der Querschnittabteilung des KHW mit GBS oder CIDP behandelt. Dabei handelte es sich um 17 männliche und 11 weibliche Patienten (Abb. 1). Die Altersspanne reichte von 14 bis 83 Jahren, wobei die Mehrzahl der Patienten zwischen 60 und 70 Jahren alt war (Abb. 2).

Die durchschnittliche Aufenthaltsdauer betrug dreieinhalb Monate. Fast die Hälfte der Betroffenen mit schneller Rückbildung der Ausfälle wurde bereits nach einem Zeitraum von bis zu zwei Monaten entlassen. Bei schwerer betroffe-

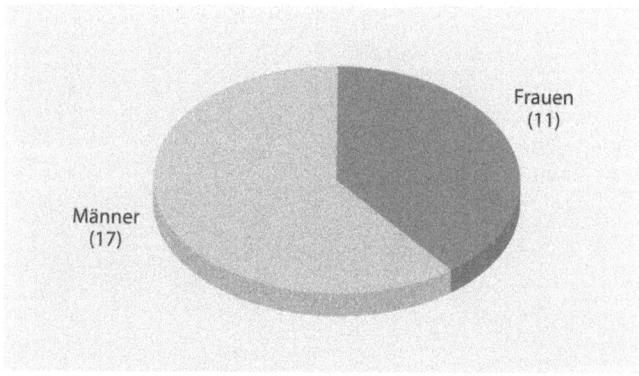

Abb. 1. Verteilung der GBS- und CIDP-Patienten nach Geschlecht

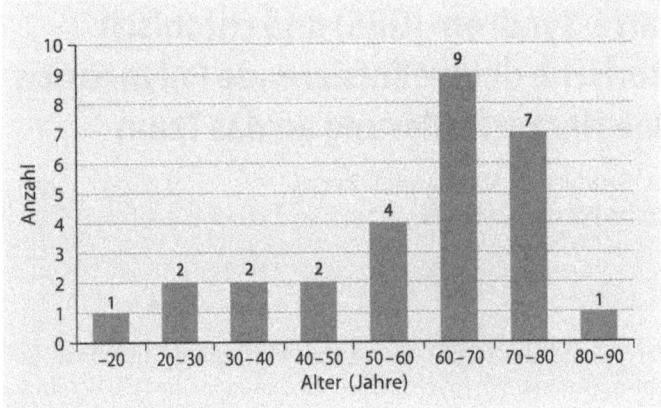

Abb. 2. Altersverteilung (in Jahren)

nen Personen kam es hingegen zu einer verlängerten Behandlungsdauer von bis zu maximal 8 Monaten (Abb. 3).

Die Mehrzahl der Patienten (85%) erlangte wieder die Fähigkeit zu gehen, wobei in diesem Fall unter „Gehen" einige Schritte im Gehbarren bis hin zum freien Gehen ohne Hilfsmittel zu verstehen ist. 17 Patienten verließen, lediglich mit mobilen Hilfsmitteln ausgestattet, als „reine Fußgänger" die Klinik; hierbei ist die Fähigkeit selbstständig zu laufen gemeint, ohne dass – auch auf längeren Gehstrecken – ein Rollstuhl benötigt wird. Sieben Patienten waren bei Entlassung zwar gehfähig, jedoch noch so weit eingeschränkt, dass sie zusätzlich mit einem Rollstuhl ausgerüstet wurden. In einem Fall kam es zur Verordnung eines E-Stuhls, wobei hier Alter, Nebendiagnose und Wohnumgebung (Dorf/Geländebeschaffenheit) eine entscheidende Rolle spielten. Ein Patient verstarb bereits

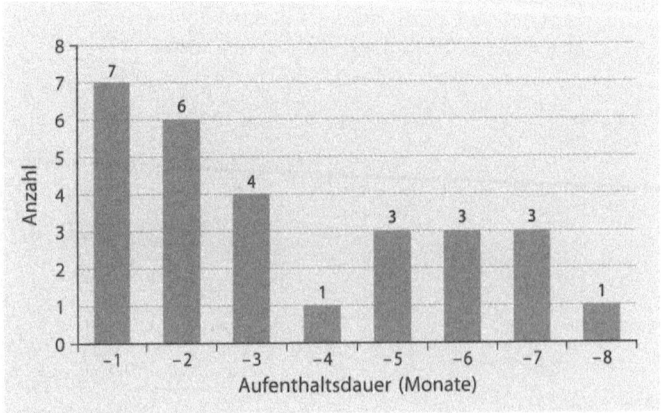

Abb. 3. Aufenthaltsdauer (in Monaten)

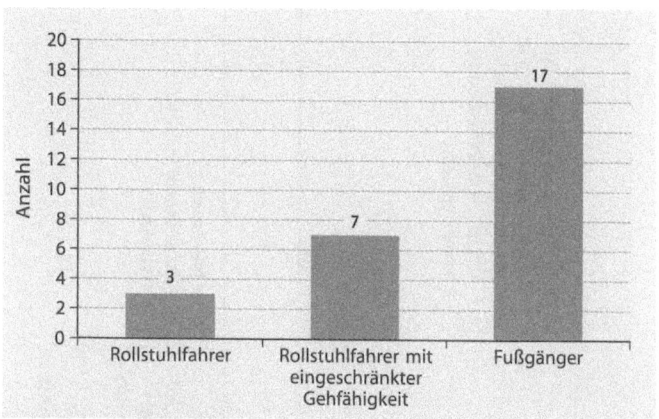

Abb. 4. Verhältnis Fußgänger/Rollstuhlfahrer bei Entlassung

nach kurzem Aufenthalt im Krankenhaus Hohe Warte. Drei Personen verließen als „reine Rollstuhlfahrer" das Krankenhaus (Abb. 4).

Anhand des Fallbeispiels einer CIDP soll im Folgenden das Therapiekonzept für GBS- und CIDP-Erkrankte im Krankenhaus Hohe Warte dargelegt werden. Es handelt sich um den Krankheits-verlauf eines 14-jährigen Mädchens, welches Anfang Dezember im Krankenhaus Hohe Warte aufgenommen wurde.

Erste Krankheitssymptome wie Taubheitsgefühle und Kribbeln in Beinen und Händen sowie ein Schwächegefühl und unsicherer, ataktischer Gang traten bei der Patientin im August 2000 auf. Wir wollen an dieser Stelle nicht darüber spekulieren, ob eine im September 2000 erfolgte Hepatitis-B-Impfung das Krankheitsbild moduliert haben mag. Zumindest ist bekannt, dass Hepatitis-B-Impfungen in 1:10.000 Fällen ein GBS auslösen können.

Anfang Oktober 2000 wurde das Mädchen zu einer Liquoruntersuchung in ein heimatnahes Krankenhaus eingewiesen und anschließend insgesamt 5 Tage lang mit Immunglobulinen behandelt. Am 5. 10. 2000 wurde die Patientin in eine weiterbehandelnde Klinik verlegt. Zu diesem Zeitpunkt waren die Muskeleigenreflexe nicht auslösbar, und es lagen sensible Störungen an Fingern und Fußsohlen vor. Es wurde ein weiterer Zyklus der Immunglobulintherapie durchgeführt. In den folgenden Tagen kam es zu einer Besserung der Beschwerden, wobei sich Gangbild und Kraft positiv entwickelten. Nach 2 Wochen wurde die Patientin in einem guten Allgemeinzustand und mit lebhaft auslösbaren Muskeleigenreflexen entlassen, wobei sie noch Unterarmstützen als Gehhilfe benötigte.

Seit diesem Zeitpunkt kam es zu einer stetigen Verschlechterung ihres Zustandes. Die Patientin konnte ab November 2000 nicht mehr stehen. Anfang Dezember traten zudem Paresen in den Hän-den auf. Kurz darauf wurde die Betroffene in das Krankenhaus Hohe Warte überwiesen.

Im Folgenden soll der medizinische sowie der parallel dazu erfolgende motorische Therapieverlauf in einer Übersicht dargestellt werden (Tabelle 1).

Tabelle 1. Parallel erfolgende Therapiemaßnahmen beim GBS und der CIDP-Erkrankung am Fallbeispiel CIDP

Datum	Zustandsbeschreibung	Medizinische Therapie	Physiotherapie	Sporttherapie	Ergotherapie
Aufnahmetag 05.12.00	• Rumpfmuskulatur 4er-Werte • Obere Extremität: prox. 4er-Werte, distal Flexoren 2er-Werte, Ext. Carpi rad. 1er-Wert; kein sog. großer Faustschluss möglich • Untere Extremität: prox. 3er-Werte, Quadriceps u. Ischios 1-er Werte, distal plegisch • Nervendehnschmerz (pos. La-sègue)		• Atemtherapie (Inhalog, Vibrax) • Mobilisierung i. Rollstuhl • Erarbeiten d. Transfers mit einer Hilfsperson + Rutschbrett • Stehbrett • Aktives unterstütztes Bewegen		• Kontrakturprophylaxe d. o. Extr. • Anfertigung von Extensionsmanschetten: Halten von Besteck u. Stift m. 1,5 cm Griffverdickung • Schreibübungen
06.12.– 10.12.00		• Immunglobulin: 5 Tage à 24 g			
11.12.00	• Transfer allein ohne Rutschbrett, Bett → Rollstuhl		• Erarbeiten v. ADL z.B. Rückenlage-Seitlage • Kräftigung d. Rumpfmuskulatur isometr. in verschied. Ausgangsstell. u. nach PNF	• Bewegungsbad: Schwimmen m. Auftriebshilfen; Kräftigungsübungen Hüfte/ Knie-Ext/ Flex • Krafttraining: Assistivmod. Knie Ext/ Flex am Biodex	• Waschtraining • Anziehtraining Ober- und Unterkörper
02.01.01	• Verschlechterung der Fingermotorik: Daumenflex 1er-Wert, Pro/Sup bds. 2er-Wert • Selbst. Waschen + Zahnpflege eingeschr.; Pat. kompensiert m. Mund u. distalen Unterarmen • Untere Extrem.: prox. 2er-Wert		• Kräftigungsübungen mussten in Intensität u. Dauer deutl. reduz. werden • Haltungsschulung i. Sitz		• Durch stark verschlechterte Fingermotorik muss geübt werden, vor d. Essen d. Esswerkzeug mit dem Mund i. d. Manschette zu stecken, um anschließend selbstständig zu essen.

Guillain-Barré-Syndrom (GBS) und chronisch inflammatorische demyelinisierende Polyneuritis (CIDP)

Datum	Befund	Medizinische Maßnahme	Physiotherapie	Weitere Therapie
08.01.01	• Pronation/Supination 1er-Wert	• Lumbalpunktion	• Erarbeiten von ADL z.B. Transfer/ Übersetzen über Ellbogenext., Schulterretrakt., WS-Flex. u. Latflex. • Erarbeiten von Bewegungsabläufen, z.B. RL-SL-Sitz • Stehgerät	• Bewegungsbad: zusätzl. Kräftigungsübungen ABD/ ADD • Geschicklichkeitsübungen mit Steckspielen u.Ä.
16.01.01	• Keine motorische Verbesserung	• Immunglobulin 21 g	• Haltungsschulung i. Sitz u. i. Stehgerät	
17.01.–06.02.01	Stagnation			
07.02.01 11.02.01		• Liquorphorese an 5 aufeinanderfolgenden Tagen	• Pneumonieprophylaxe • Aktives – unterstütztes Bew.	• Aussetzen v. Bewegungsbad u. Krafttraum
19.02.01	Verbesserungen: • li. Zeigefingerflex 1er-Wert • re. Bein Adduktoren • li. Bein Illiopsoas • Transfer Rollstuhl → Bett mgl.		• Erarbeiten von Bewegungsabläufen z.B. Rückenlage – Seitlage – Sitz • Stehgerät	• Wiederaufnahme der Therapie im Bewegungsbad u. Krafttraum
12.03.01	• li. Zeigefinger 2er-Wert, re. Ringfinger u. Kleinfinger Ext/Flex 2er Wert • Untere Extremität: Stand wie b. Aufnahme, zusätzl. Gastrocnemius 1er-Wert		• Kräftigung. des M. gluteus u. des M. Quadrizeps im physiol. Muster • Laufband m. 2/3 Gewichtsentlastung, 2HP • bet. auf d. Standbeinphase • Kräftigung der Rumpfmuskulatur in verschiedenen Ausgangsstellungen	• Kräftigung der vorhandenen Muskulatur und Erarbeiten von „Trick"-/Ausweichbewegungen • Geschicklichkeitsübungen

Forts. Tabelle 1.

Datum	Zustandsbeschreibung	Medizinische Therapie	Physiotherapie	Sporttherapie	Ergotherapie
19.03.01	• li. Kleinfinger 1er-Wert, minimale Verbesserung der oben angegebenen Fingereinzelbewegungen		• Laufband m. 1/2 Körpergewicht, 2HP	• Bewegungsbad: Stehübungen, Wassertiefe: 1,50 m	
02.04.01	• Verbesserte Geschicklichkeit bei der Bewältigung diverser Alltagssituationen • max. Hilfe von 2HP beim Aufstehen		• Laufband m. 5/6 Körpergewicht, ohne Hilfe • Stehen im Barren	• Bewegungsbad: Schwimmen ohne Auftriebshilfe; erste Gehübungen im Wasser, Wassertiefe: 1,50m • Krafttraining: Beinstemme + Add/Abd.training i. Wechsel mit Oberkörperkräftigung	
17.04.01	• Fingermotorik weiterhin nicht im Alltag einsetzbar • Verbesserung Abd., AR Quadriceps bds. 2er-Werte		• Gehschule im Barren mit Peronaeusfedern beidseits	• Bewegungsbad: Gehübungen im flachen Wasser, Wassertiefe: 1,10 m	

Zum jetzigen Zeitpunkt der Therapie ist die Patientin in der Lage, mit Peronaeusfedern im Barren zu laufen. Im Wasser von 1,0 m Tiefe läuft sie eine bis zwei Treppenstufen mit Unterstützung. Trotz weiterhin schlechter Fingerfunktion kann das Mädchen selbstständig essen. Beim Anziehen wird nach wie vor Hilfe benötigt.

Aus dem zunächst sehr schleppend vorangehenden Therapieverlauf mit einer dennoch positiven Entwicklung in den letzten Wochen lässt sich schließen, dass zunächst ein hohes Maß an Geduld aller Beteiligten die Grundvoraussetzung der Polyradikulitis-Therapie darstellt. Das Fallbeispiel zeigt, dass selbst nach ausgeprägten Stagnationsphasen weitere Fortschritte erzielt werden können [11]. Auch während solcher Phasen ist darauf zu achten, dass der Patient zur Funktionsanbahnung vielseitig mobilisiert wird. Um weiteren Komplikationen vorzubeugen, müssen Gelenke beweglich, Sehnen und Muskeln unter Berücksichtigung von Nervenschmerzen gedehnt werden [1]. Zudem muss eine intensive Pneumonie- und Thromboseprophylaxe erfolgen. Dies ist Aufgabe des „motorischen" Therapieteams.

Eine allgemeine neurologisch-krankengymnastische Therapieausrichtung scheint nicht impliziert, da bei den Ausfällen das periphere Nervensystem betroffen ist [10]. Ein umfassendes aktiv-motorisches Training muss erfolgen, sobald eine minimale Innervation erkennbar ist. Nun ist die Grundsäule der Therapie gefragt: die abteilungsübergreifende Zusammenarbeit innerhalb des Therapeutenteams. Die Notwendigkeit, sich auszutauschen und den Therapieplan aufeinander abzustimmen, verlangt von den Physiotherapeuten, Ergotherapeuten, Sporttherapeuten sowie dem sozialen und psychologischen Dienst ein hohes Maß an Flexibilität und Kommunikationsbereitschaft. Jeder einzelne Therapeut muss sich und seine Primärziele zurücknehmen, da das Gesamttherapieziel als solches im Vordergrund zu stehen hat. Hierdurch ist es möglich, Überforderungen durch Therapieüberschneidungen innerhalb der einzelnen Abteilungen zu vermeiden. Ermüdung und verbale Rückmeldung des Patienten gelten hierbei als Richtwert für die Beanspruchung, welche durch die Erfahrungswerte des Therapeuten modifiziert werden.

Der vorliegende Fall zeigt, dass bereits in der Frühphase der Rehabilitation großer Wert auf Steh- und Gehversuche gelegt werden muss, u. a. um der Muskelatrophie vorzubeugen und den Kreislauf zu stabilisieren. Baldiges Einsetzen des Bewegungsbades bietet sich daher besonders an. Desweiteren sollte frühestmöglich ein umfassendes Krafttraining erfolgen, um dem auch während der Heilungsphase stattfindenden Muskelabbau entgegen zu wirken [9]. Parallel dazu ist je nach individuellem Zustand ein Rollstuhltraining und/oder Tischtennis (mit/ohne Helparm) zeitbegrenzt zur Grundtherapie mit einzubeziehen. Im konkreten Fall gestaltet sich ein Therapieplan 11 Wochen nach Aufnahme im Krankenhaus Hohen Warte daher wie in Tabelle 2 dargestellt.

Ein derartiger Tagesablauf wird drei Mal in der Woche durchgeführt alternierend mit einem entsprechenden Ergänzungsprogramm an den anderen beiden Wochentagen. Inhalte sind hierbei Waschtraining, Kräftigungsübungen zur Stabilisierung der Rumpfmuskulatur sowie der Arm- und Schultermuskulatur, Tischtennis, physikalische Therapie.

Tabelle 2. Therapieplan im Tagesverlauf 11 Wochen nach Aufnahme

morgens	– Bewegungsbad	Sporttherapie
	– Anziehtraining	Ergotherapie
vormittags	– aktives-assistives Bewegen bzw.	KG
	– Krafttraining Abduktoren/ Adduktoren untere Extremität bzw.	KG
	– ADL	KG
mittags	– Esstraining	Ergotherapie
nachmittags	– Stehgerät/Laufband	KG
	– Rumpfkräftigung/Erarbeiten von ADL	KG
	– Krafttraining Knie Ext / Flex	Sporttherapie
	– Finger/Feinmotorik	Ergotherapie
	– Rollstuhltraining	Sporttherapie

Festzuhalten ist, dass die Therapieinhalte und Belastungsnormative überprüft und je nach Entwicklungsstand des Patienten modifiziert, verändert und angepasst werden müssen.

Diskussion

Beim Vergleich des vorliegenden Tagesablaufs mit demjenigen ehemaliger GBS- und CIDP-Patienten fällt auf, dass der Therapieverlauf der behandelten Personen sowohl im Mikro- als auch im Makrozyklus nach stets ähnlichen Grundmustern verläuft. Es liegt weder ein literarischer Leitfaden vor, noch existieren wissenschaftlich belegte Studien und Erkenntnisse bezüglich der Belastungsnormative. Es steht jedoch fest, dass die Patienten sehr wohl förder- und forderbar waren. Sowohl bei dem vorliegenden Fallbeispiel als auch bei Betrachtung der GBS- und CIDP-Patientengruppe der vergangenen 10 Jahre fällt auf, dass im Allgemeinen eine sehr hohe Therapie-motivation zu beobachten war. Dies kann Zufall sein oder aber durch die phasenweise spektakulär auftretenden Fortschritte des Patienten bedingt sein. Vergleicht man das Krankheitsbild der Polyneuritis mit dem der inkompletten Querschnittlähmung, kann die vergleichsweise große Motivationsbereitschaft der Betroffenen auch darin begründet liegen, dass aufgrund des häufig noch nicht absehbaren Verlaufs und der noch offenen Prognose das Hoffnungsprinzip der Beteiligten einen sehr hohen Stellenwert einnimmt. Besonders deutlich wird dieses Phänomen auch im Falle des beatmeten GBS-Patienten, bei dem zunächst keine phonische Kommunikation möglich ist. Eine psychologische Unterstützung des Patienten sowie der Angehörigen durch das Team ist daher besonders wichtig. Zudem herrschen bei GBS- oder CIDP-Erkrankung im Gegensatz zur inkompletten Querschnittlähmung keine neurologischen Ausfälle der Blasen- und Mastdarmfunktionen vor, so dass der Patient hierdurch nicht zusätzlich psychisch belastet wird und sich somit ausschließlich auf seine motorischen und sensiblen Therapieerfolge konzentrieren kann. Ebenso verhält es sich mit dem bei Querschnittlähmung oft zu beobachtenden Problem der Spastik.

Durch die sprunghaft und plötzlich erfolgenden Zustandsverbesserungen kommt es zudem bei der Entlassung häufig zu einer Überversorgung an Hilfsmitteln, da spätere fortlaufende gesundheitliche Fortschritte im Alltag nicht auszuschließen sind [4]. Ähnlich gelagert ist das Problem bei der beruflichen Rehabilitation, weil auch hier mit einer stetigen Genesung des Patienten und demnach dessen Rückkehr in den Berufsalltag zu rechnen sein kann.

Um klare Aussagen und Leitfäden bezüglich der Therapiestruktur bei der GBS- und CIDP-Erkrankung zu treffen, ist festzuhalten, dass weiterhin großer Forschungs- und Untersuchungsbedarf auf diesem Gebiet besteht. Solange dies nicht gegeben ist, bleibt weiterhin die Grundsäule der Therapie die interdisziplinäre Zusammenarbeit – eine Herausforderung an das Team.

Literatur

1. Beckmann C, Klein-Neuhold M (2001) Physiotherapie bei Querschnittlähmung. Thieme, Stuttgart
2. Chowdhury D, Arora A (2001) Axonal Guillain-Barre syndrome: a critical review. Acta Neurologica Scandinavia 103: 267–277
3. Eldar R, Marineck C (2000) Physical activity for elderly persons with neurological impairment: a review. Scandinavian Journal of Rehabilitative Medicine 32: 99–103
4. Hidasi E, Soltesz P (2001) The effect of plasmapheresis and other immunomodulating therapies on the course of severe Guillain-Barre syndrome. JID 142: 335–339
5. Oh SJ, La Ganke C, Claussen GC (2001) Sensory Guillain-Barre syndrome. Neurology 56: 82–86
6. Pott M (2001) Handbuch Neurologie. Kohlhammer, Stuttgart
7. Pschyrembel (1994) Klinisches Wörterbuch. De Gruyter, Berlin
8. Raphael JC, Sharashar T (2000) Guillain-Barre syndrome: epidemiological, clinical and therapeutical insight. Annales Medical Interne 1: 35–40
9. Schwick W (2001) Die Guillain Barre Seite. http://www.emphysem.de/gbs/gbs-therapie.htm
10. Seneviratne U (2000) Guillain-Barre syndrome. Postgraded Medical Journal 76: 774–782
11. Van der Meche FG, van Doorn PA (2000) Guillain-Barre Syndrome. Current treatment options in neurology 2: 507–516
12. Vedanarayanan VV, Chaudhry V (2000) Guillain-Barre syndrome – recent advances. Indian Journal of Pediatrics 67: 635–646
13. Wiethölter H (1993) Polyneuritis. In: Brandt T, Dichgans J, Diener HC (Hrsg) Therapie und Verlauf neurologischer Erkrankungen, 2. Aufl. Kohlhammer, Stuttgart, S 1026

Diagnostik und Management der neurogenen Blasenstörung bei der Multiplen Sklerose

R. NÜTZEL
Urologische Klinik, Krankenhaus Hohe Warte, Bayreuth

Definition der Multiplen Sklerose

Es handelt sich um eine entzündliche Erkrankung mit Narbenbildung im Bereich der Markscheiden, die Ätiologie ist ungeklärt, diskutiert wir auch eine Autoimmunerkrankung.

In Deutschland finden sich ca. 80 Erkrankte auf 100.000 Einwohner, also insgesamt etwa 122.000 Erkrankte, wobei doppelt so viele Frauen wie Männer betroffen sind (Verhältnis Frauen zu Männer 2:1). Die Erkrankung bricht in der Regel zwischen dem 20. und dem 40. Lebensjahr aus. Der Verlauf ist schubweise oder chronisch progredient.

Symptomatik der Multiplen Sklerose

Bei ca. 40 Prozent der Patienten treten Augensymptome mit Doppelbildern und Verlust der Sehschärfe bis zur Amaurosis hin auf. Die Symptomatik bei Befall des Hirnstammes äußert sich in Schmerzattacken im Gesicht, einer Gesichtsläh-

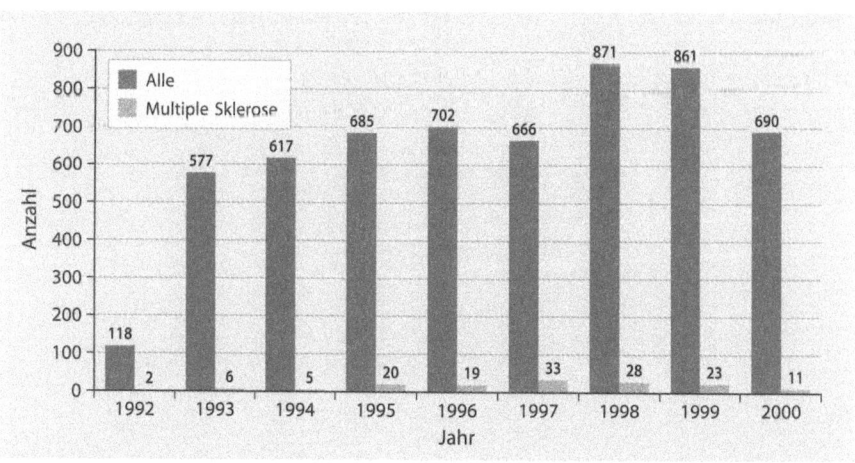

Abb. 1. Urodynamische Untersuchungen bei Patienten mit Multipler Sklerose am Krankenhaus Hohe Warte seit 1992

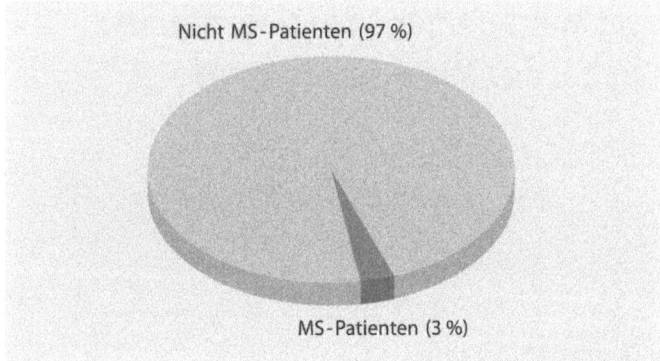

Abb. 2. Anteil der Patienten mit Multipler Sklerose und Anteil der Patienten ohne Multiple Sklerose bei den urodynamischen Untersuchungen seit 1992

mung, Gleichgewichtsstörungen, Nausea und dysarthrischen Sprachstörungen. Bei Befall des Kleinhirns treten Koordinationsstörungen, Zittern, Gangstörungen und Sprachstörungen auf. Bei Befall des Rückenmarks findet man Sensibilitätsstörungen mit Parästhesien, Hyperästhesie, Hypästhesie und Anästhesie. Motorisch zeigen sich spastische oder paralytische Lähmungen. Im Rahmen des Rückenmarkbefalls finden sich natürlich auch Blasen- und Mastdarmstörungen.

Patientengut und eigene Untersuchungsergebnisse

Am Krankenhaus Hohe Warte Bayreuth wurden von 1992 bis 2000 insgesamt 5747 Patienten urodynamisch untersucht, darunter waren 183 Patienten mit Multipler Sklerose. Abbildung 1 zeigt die jeweilige Jahresgesamtzahl und die

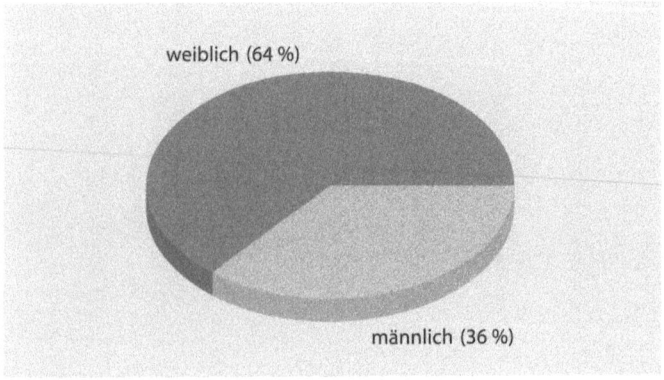

Abb. 3. Geschlechtsverteilung der Patienten mit Multipler Sklerose

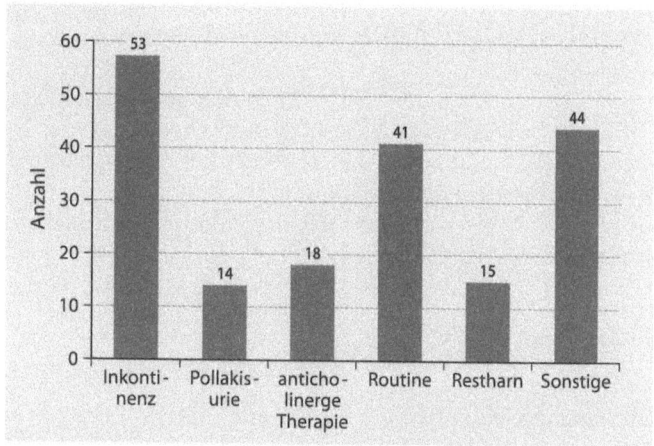

Abb. 4. Anlass für die urodynamischen Untersuchungen bei 185 Patienten mit Multipler Sklerose

Zahl der Patienten mit Multipler Sklerose. Abbildung 2 zeigt das Verhältnis der untersuchten Patienten mit Multipler Sklerose und ohne Multiple Sklerose.

Die Geschlechtsverteilung bei unseren 185 Patienten mit Multipler Sklerose zeigte das zu erwartete Verhältnis von Frauen zu Männern von 2 : 1 (Abb. 3).

Der Grund bzw. der Anlass, der bei den Patienten mit Multipler Sklerose zur urodynamischen Untersuchung führte, war überwiegend die Harninkontinenz, Routine eine bereits durchgeführte anticholinerge Therapie, Restharnbildung und das Symptom Pollakisurie. Bei einem großen Anteil der Patienten war der Anlass, der zur Untersuchung führte, nicht genau eruierbar (Abb. 4).

Die Ergebnisse der urodynamischen Untersuchungen sind sehr unterschiedlich. So liegt der Blasendehnungsfaktor in der großen Spanne zwischen 8 und

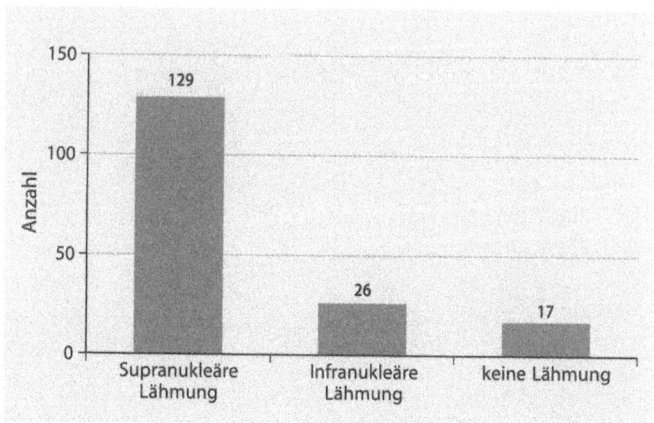

Abb. 5. Klassifikation der Blasenstörung als Ergebnis der urodynamischen Untersuchungen bei 185 Patienten mit Multipler Sklerose in der Zeit von 1992 bis 2000

288 ml/cm H2O, das Reflexievolumen bei den Reflexblasen schwankt zwischen 33 ml und 680 ml.

Bei der überwiegenden Zahl der Patienten, nämlich bei 120 von 185 Patienten, fanden wir eine Blasenlähmung mit Reflexharninkontinenz, also eine supranukleäre Blasenlähmung, bei 25 Patienten eine schlaffe Blasenlähmung, also eine infranukleäre Blasenlähmung, bei 17 von 185 konnte eine Blasenlähmung ausgeschlossen werden. Bei 80 % der Patienten mit Blasenlähmung ist die Blasensensitivität zumindest teilweise erhalten (Abb. 5).

Therapie der Blasenstörung

Die Therapieempfehlung bzw. die tatsächliche Therapie bei unseren 185 MS-Patienten war aufgrund der komplexen Störungen, die bei der MS zu finden sind, sehr unterschiedlich (Abb. 6).

Es ist nicht einfach möglich, bei einem MS-Patienten mit Sehstörungen, Koordinationsstörungen und erhaltener Sensitivität bei der Reflexblase den intermittierenden Selbstkatheterismus (ISK) zu empfehlen. Für viele unserer Patienten ist der intermittierende Selbstkatheterismus einfach nicht durchführbar. Abbildung 6 zeigt, dass der ISK die häufigste Therapieempfehlung ist, aber nicht einmal in 50 % der Fälle diese Empfehlung tatsächlich umgesetzt wird. In wenigen Fällen wurde ein suprapubischer Katheter oder auch ein Dauerkatheter empfohlen und umgesetzt. Auch ist als Therapieoption eine alleinige moderate anticholinerge Therapie möglich. Der hohe Anteil „anderer" Therapien ist deshalb so hoch, weil es sich hierbei um kombinierte Therapieformen handelt bzw. aufgrund der einmaligen Untersuchung keine eindeutige Empfehlung ausgesprochen wurde.

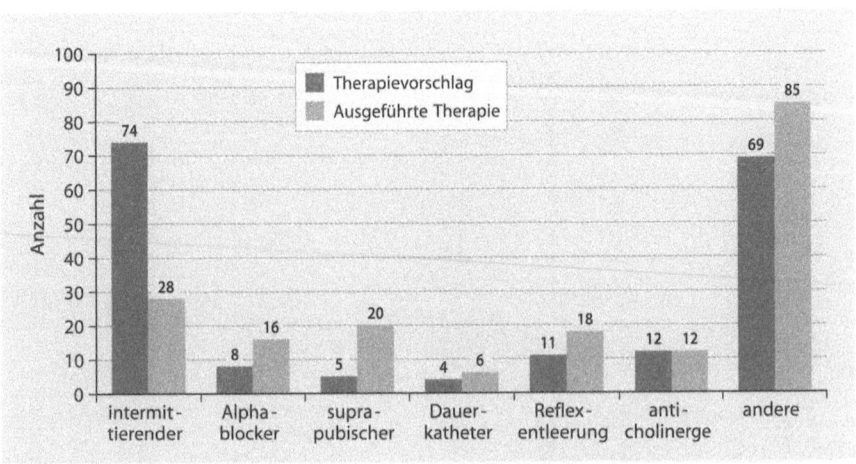

Abb. 6. Gegenüberstellung von Therapieempfehlung und ausgeführter Therapie bei den 185 Patienten mit Multipler Sklerose, bei denen urodynamische Untersuchungen vorgenommen wurden

Schlussfolgerung

Die Blasenstörungen sind zum Teil vielfältig und anamnestisch nicht zu klären.

Der intermittierende Selbstkatheterismus wurde oft empfohlen, aber in vielen Fällen wegen der Schmerzhaftigkeit bei erhaltener Sensitivität, Koordinationsstörungen und Sehstörungen abgelehnt.

Die Symptomatik der Blasenstörung kann beim MS-Patienten wechseln und die Patienten sind oft bei den alternativen (nicht ISK) Behandlungsmethoden schwer zu führen.

Routinemäßige urologische bzw. urodynamische Untersuchungen, wie sie bei Patienten mit traumatischer Querschnittlähmung üblich sind, sollten auch bei Patienten mit urologischer Symptomatik und multipler Sklerose durchgeführt werden.

Nichttraumatische Querschnittlähmung – Allgemeines

Rehabilitation der traumatischen und der nichttraumatischen Querschnittlähmungen – Was gleicht und was unterscheidet sich?

H.-P. Pätzug

Krankenhaus Dresdner Straße, Chemnitz, ehemals Klinik Bavaria, Kreischa, Sachsen

Der Anteil der nicht traumatisch ausgelösten Querschnittlähmungen in einem Behandlungszentrum wird je nach der Versorgungsstruktur stark schwanken. In primär traumatologisch orientierten Einrichtungen wird der Anteil naturgemäß eher gering ausfallen. In Zentren, die dagegen internistisch, neurologisch oder primär rehabilitationsmedizinisch aufgebaut sind, steigt der Anteil dieser Patienten in den letzten Jahren ständig an. In Kreischa beträgt dieser Anteil bei der Erstrehabilitation von knapp 600 Patienten bereits 50%.

Aus den Kreischaer Zahlen der Erstrehabilitation von 1994 bis 2001 lassen sich die folgenden strukturellen Probleme aufzeigen.

Analog zum Ursachenkatalog für Querschnittlähmungen in der halbjährlichen Statistik der Anlaufstelle Hamburg ist in Kreischa die Position „Erkrankungsbedingte Ursachen" die mit Abstand häufigste Form einer Querschnittlähmung (Abb. 1).

Innerhalb dieser Gruppe dominieren die Folgen maligner Tumoren weit vor den Fällen mit Spondylitis und mechanischen Raumengen durch einen konstitutionell vorhandenen oder degenerativ erworbenen engen Spinalkanal.

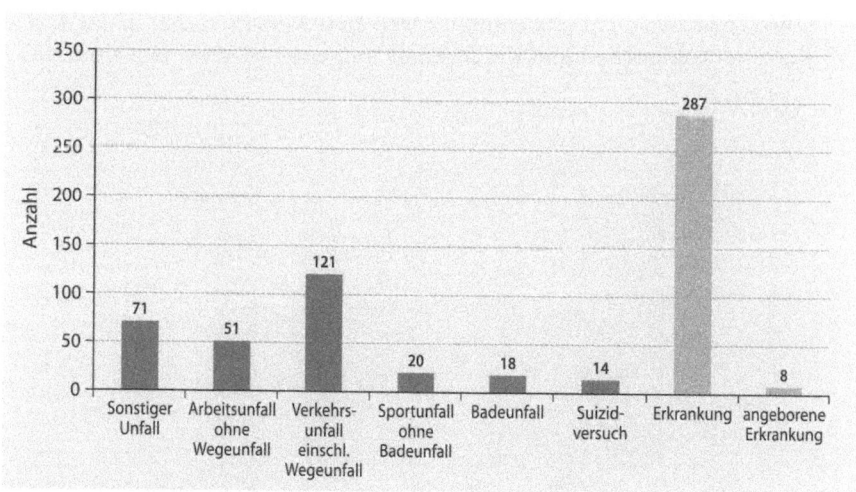

Abb. 1. Ursache der Querschnittlähmung

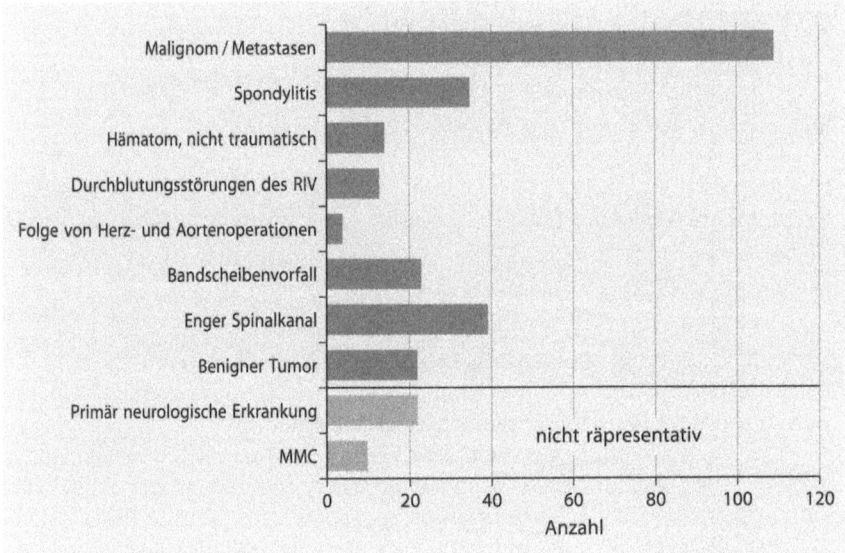

Abb. 2. Häufigkeit der erkrankungsbedingten Querschnittlähmungen

Besonders die Patienten mit malignen Tumoren erfordern eine neue rehabilitative Zielsetzung. Hier ist die Lebenserwartung oft absehbar kurz, sodass auch in kürzester Zeit ein Selbsthilfe- und Hilfsmittelprogramm absolviert werden muss. Gleichzeitig müssen oft noch die Chemotherapie, finale Schmerzzustände, die häusliche Pflege und eine oft trostlose Lebenssituation für den Patienten und dessen Angehörige bewältigt werden (Abb. 2).

Bei der Aufstellung aus Kreischa ist die Zahl der neurologischen und angeborenen Ursachen nicht repräsentativ, weil diese Patienten eher in der dort ansässigen Neurologischen und Kinderklinik aufgenommen worden sind.

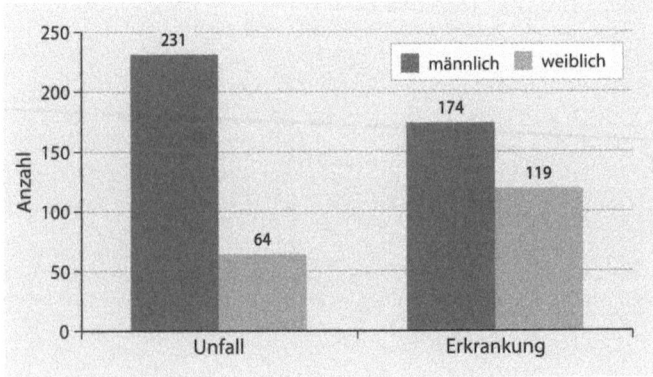

Abb. 3. Geschlechtsverteilung

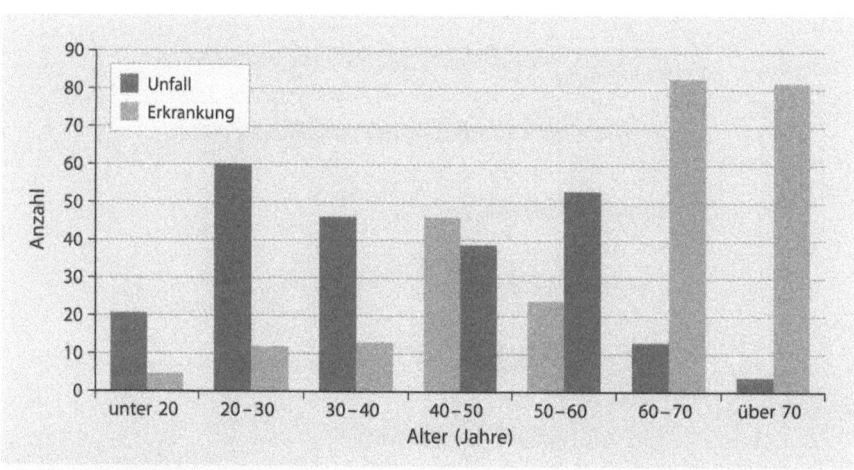

Abb. 4. Altersverteilung

Bei der Geschlechtsverteilung wird deutlich, dass sich das „klassische" Verhältnis bei den unfallbedingten Lähmungen bei den erkrankungsbedingten Fällen etwas nivelliert, aber auch hier eine Männerüberzahl besteht (Abb. 3).

Die Altersverteilung zeigt einen diametral entgegengesetzten Verlauf. Bei den unfallbedingten Lähmungen überwiegen die jungen Erwachsenen, obwohl die 30- bis 50-jährigen Patienten noch einen beträchtlichen Platz einnehmen. Bei den erkrankungsbedingten Querschnittlähmungen stellen die 60- bis über 70-Jährigen den Hauptanteil (Abb. 4).

Auch bei der Lokalisation des Rückenmarkschadens bestehen Unterschiede. Die traumatische Querschnittlähmung dominiert an der Halswirbelsäule. Bei der erkrankungsbedingten Querschnittlähmung überwiegt die Zahl der Schäden an der Brustwirbelsäule (Abb. 5).

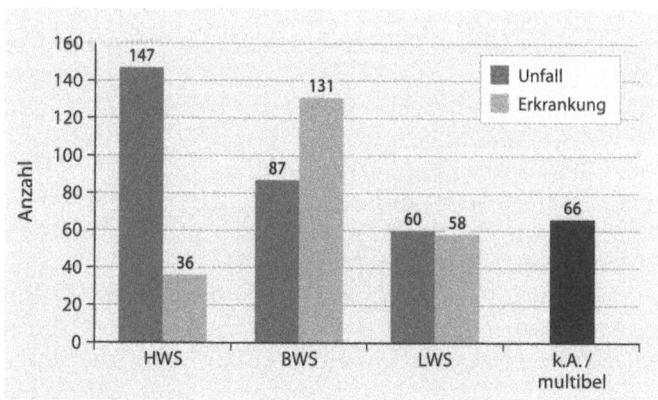

Abb. 5. Lokalisation der Rückenmarkläsion bei Unfall und Erkrankung

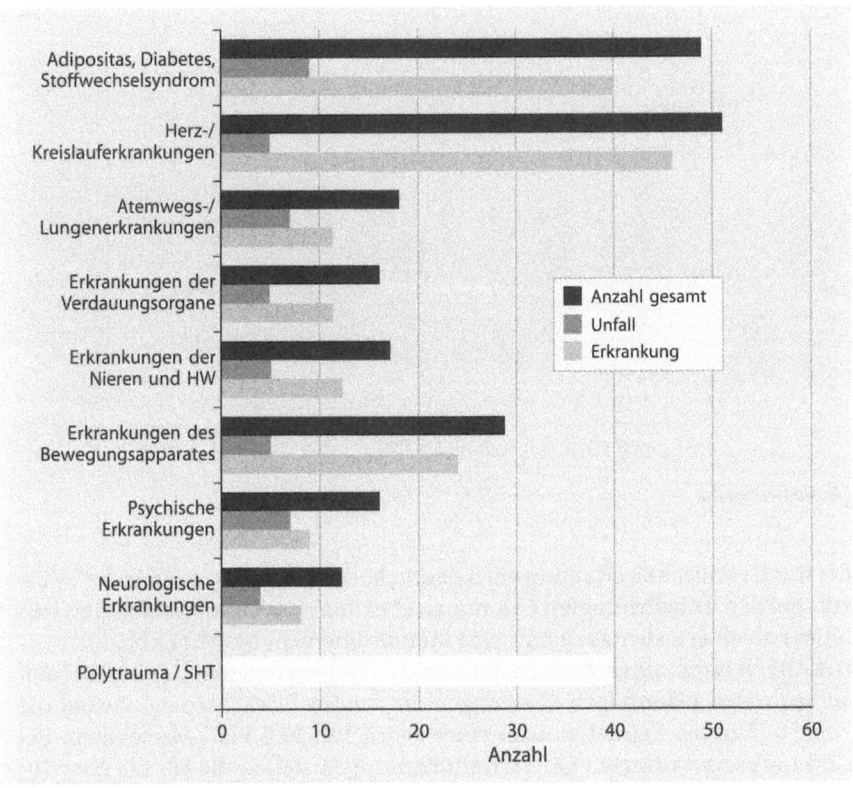

Abb. 6. Vorbestehende Erkrankungen und Begleiterkrankungen

Bei der Versorgung der Patienten vor der Aufnahme in einem Behandlungszentrum für Querschnittgelähmte treten ebenfalls gravierende Unterschiede auf, was an den besonders markanten Beispielen der urologischen Versorgung und am Dekubitus dargestellt werden soll. Bei der Versorgung der gelähmten Harnblase fällt auf, dass der ohnehin „sträfliche" Dauerkatheter bei den erkrankungsbedingten Fällen fast doppelt so oft vorgefunden wurde wie bei den Unfallpatienten. Gleichsam stellt auch die Zahl der Patienten mit scheinbar „spontaner" Blasenentleerung nicht zufrieden. Oft steckt eine Überlaufblase oder andere Formen der Fehleinschätzung der neurogenen Entleerungsstörung dahinter. Auch ein Dekubitus wurde öfter bei der Gruppe mit erkrankungsbedingter Querschnittlähmung festgestellt.

Erhebliche Unterschiede treten auch bei der Betrachtung der vorbestehenden Erkrankungen und der Begleiterkrankungen hervor. Während sich bei den Verletzten die zusätzlichen Erkrankungen in Grenzen halten, nehmen sie bei den erkrankungsbedingten Lähmungen einen hohen Stellenwert ein. Schwerpunktartig treten hier die Problemkreise Stoffwechselstörungen, Herz-Kreislauf-Erkrankungen und vorbestehende Erkrankungen des Bewegungsapparates

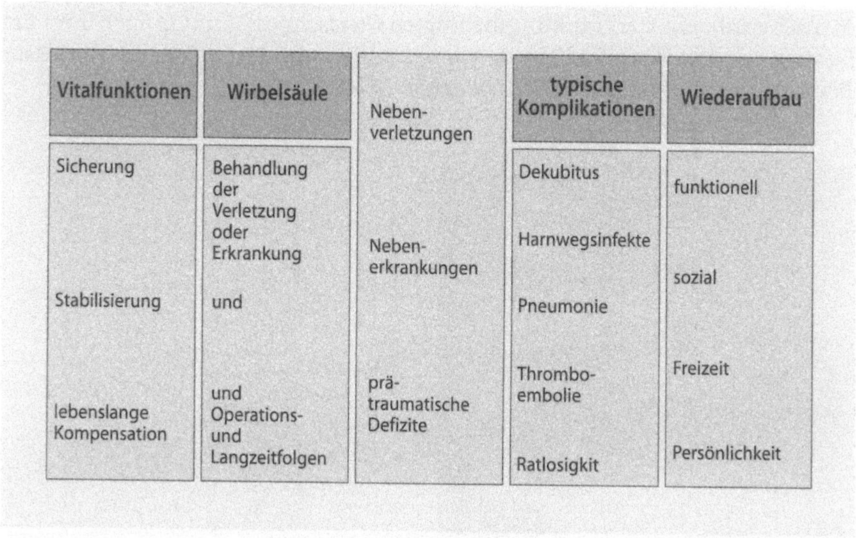

Vitalfunktionen	Wirbelsäule	Nebenverletzungen	typische Komplikationen	Wiederaufbau
Sicherung	Behandlung der Verletzung oder Erkrankung	Nebenerkrankungen	Dekubitus	funktionell
			Harnwegsinfekte	
Stabilisierung	und		Pneumonie	sozial
lebenslange Kompensation	und Operations- und Langzeitfolgen	prä-traumatische Defizite	Thromboembolie	Freizeit
			Ratlosigkit	Persönlichkeit

Abb. 7. Strategie der umfassenden Behandlung und Wiedereingliederung

hervor (Abb. 6). Wenn man bedenkt, wie gerade die Rehabilitation mit einer Querschnittlähmung maximale Anforderungen an diese Organ- und Funktionssysteme stellt, kann man aus dieser Häufung schwerwiegende Rehabilitationshindernisse ableiten.

Aus dem hohen Altersdurchschnitt und den schwer wiegenden Grund- und Begleiterkrankungen begründet sich auch eine hohe Sterberate der erkrankungsbedingt Querschnittgelähmten während der stationären medizinischen Rehabilitation. Dabei kann man in Kreischa schon mit einer hohen Abschwächung rechnen, da bei der Verlegung in eine Rehabilitationsklinik schwerere Krankheitsverläufe bereits selektiert worden sind.

Bei dieser Betrachtung wird ebenfalls deutlich, dass sich alle Mitarbeiter auch mit den Problemen der Sterbebegleitung befassen müssen.

Neben den beschrieben Unterschieden in der Patienten-, Krankheits- und Rehabilitationsstruktur besteht allerdings kein Zweifel, dass die bewährten Prinzipien der Guttmannschen „Comprehensive Care" auch bei den erkrankungsbedingten Querschnittlähmungen ihre volle Gültigkeit behalten (Abb. 7). Eine begrenzte Lebenserwartung verändert nur die Planung der Nachsorge, die dann eher in onkologische und schmerztherapeutische Hände bzw. an einen Hospizdienst übergeben werden sollte.

Die ohnehin komplizierte Verarbeitung des Ereignisses „Querschnittlähmung" bereitet den Erkrankten und ihren Angehörigen oft größere Sorgen, weil der alles erklärende Unfall hier fehlt. Eine sensible Begleitung durch alle Mitarbeiter ist hier erforderlich.

In Dresden haben sich Initiatoren zusammengefunden, um mit einem Verein und mit einer Stiftung „Rückenwind – Hilfe für Querschnittgelähmte" auch den

Menschen mit einer erkrankungsbedingten Querschnittlähmung nach ihrer Entlassung aus dem Krankenhaus den erwünschten und im System oft vermissten Beistand durch erfahrene Helfer zu geben (Abb. 8).

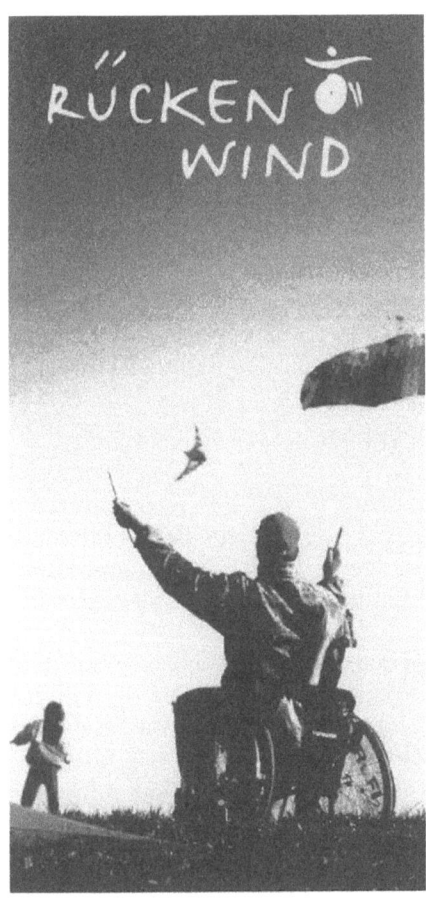

Abb. 8. Stiftung Rückenwind – Hilfe für Querschnittgelähmte (www.stiftung-rueckenwind.de)

Was ist „anders" an der ergotherapeutischen Arbeit mit Querschnittgelähmten ohne traumatische Ursache?

K. Böer
REHAB Basel

Dieser Beitrag soll über Erfahrungen berichten, die in der Ergotherapie mit PatientInnen gemacht wurden, bei denen die Ursache ihrer Querschnittlähmung nicht eine traumatische ist, sondern eine krankheitsbedingte. Am Beispiel einer Krebserkrankung mit spinaler Affektion soll veranschaulich werden, wie anders sowohl die Voraussetzungen als auch die Ziele in unserer Arbeit hier gesteckt werden.

Von welchen Voraussetzungen müssen wir ausgehen?

Ein Patient mit einer traumatischen Querschnittlähmung kommt nach Erstversorgung in die Rehabilitationsphase. In den ersten Tagen oder auch ersten Wochen wird er intensivmedizinisch betreut, parallel dazu laufen bereits die pflegerischen und therapeutischen Maßnahmen an. Nach einer gewissen Zeit stehen diese Maßnahmen dann an erster Stelle und der Verlauf geht in der Regel nach der intensivmedizinischen Versorgung bergauf. Der Traumapatient ist meist nicht im üblichen Sinne krank. Hingegen sind KarzinompatientInnen krank, eventuell sogar schon eine ganze Weile. Ihr Leben ist bedroht. Der Verlauf geht in der Regel abwärts. Die PatientInnen hatten oft vor der Querschnittlähmung schon andere Symptome und die Querschnittlähmung selbst ist ein Symptom dafür, dass die Krankheit weiter fortgeschritten ist. Es gab aber kein traumatisches Ereignis, an das sich der Patient erinnern kann, an dem er festmachen kann, warum er jetzt behindert ist. Das bewirkt eine andere Verarbeitung als beim traumatisch Querschnittgelähmten. Bei einem Patienten mit einer Krebserkrankung stehen medizinische und pflegerische Maßnahmen an erster Stelle, therapeutische Maßnahmen sind zweitrangig. Schon wichtiger sind oft seelsorgerische oder psychologische Betreuung, aber auch für seine Angehörigen braucht der Patient viel Zeit und Ruhe. Von der Chemotherapie oder von Bestrahlungen oder von sonstigen Medikationen und Behandlungen sind die PatientInnen oft zu müde oder auch zu krank, um an einer therapeutischen Maßnahme aktiv teilzunehmen. Ebenfalls hinderlich ist oft die Akzeptanz der Behinderung. Wir hören immer wieder Sätze wie „ich werde doch wieder gesund" und „es wird schon wieder". Dadurch ist es für den Patienten natürlich schwer, therapeutische Maßnahmen anzunehmen, sie erscheinen dem Patienten oft als überflüssig. Ganz deutlich wird das, wenn es darum geht, einen Rollstuhl oder ein anderes Hilfsmittel auszusuchen.

Der Faktor Zeit

Ein Patient mit einer traumatischen Querschnittlähmung kommt nach seinem Unfall zur Rehabilitation in ein Querschnittzentrum. Hier stehen bei einer Paraplegie ca. 6 Monate, bei einer Tetraplegie ca. 12 Monate zur Verfügung, um eine umfassende Rehabilitation mitmachen zu können. Er hat in der Regel ausreichend Zeit zum Erlernen der Aktivitäten des täglichen Lebens, der sog. ADL-Funktionen, zum Abklären und zum Ausprobieren verschiedener Hilfsmittel, zur Verarbeitung, aber auch zur Vorbereitung auf einen Schritt in ein Leben nach dem Rehazentrum. Für uns als TherapeutInnen bedeutet dieser Faktor, dass genug Zeit vorhanden ist, um das optimale Hilfsmittel bzw. den optimalen Rollstuhl finden zu können und dass eine Finanzierung gewährleistet ist. Ganz anders die Situation bei einem Patienten, der aufgrund einer lebensbedrohlichen Erkrankung wenig Zeit hat, weil er so schnell wie möglich nach Hause will, um in der gewohnten Umgebung noch so viel Zeit wie möglich mit den Angehörigen verbringen zu können. Wir haben wenig Zeit zur Abklärung und Beschaffung von Hilfsmitteln wie Rollstuhl oder auch zur Entscheidung wie wir das Zuhause an die neue Behinderung anpassen. In vielen Fällen beträgt die Verweildauer im REHAB Basel nur 3 bis 4 Wochen. Das heißt, es müssen auch so schnell wie möglich Kostenträger für die verschiedenen Maßnahmen wie Hilfsmittelbeschaffung oder Wohnungsanpassung gefunden werden. In der Schweiz gibt es verschiedene Stiftungen; wir im Hause haben einen Verein, der subsidiäre Kostengutsprachen leistet, da amtliche Entscheide von Kostenträgern oft viel zu lange brauchen. Deshalb entscheiden wir uns manchmal, gewisse Hilfsmittel nicht anzuschaffen, sondern zu mieten. Zeitsparend ist es auch, wenn die Therapeuten schon vor Eintritt des Patienten die notwendigen Informationen bekommen. So können schon im Vorfeld Kontakte geknüpft werden und die behandelnde Therapeutin kann sich zeitlich besser ausrichten.

Hilfsmittel

Ein Patient mit einer traumatischen Querschnittlähmung wird bei Abschluss seiner Rehabilitation und bei Austritt aus dem Rehazentrum Hilfsmittel mit nach Hause nehmen, die individuell an ihn angepasst sind, und die er voraussichtlich für einige Zeit, vielleicht für Jahre, benutzen wird. Die Palette seiner Hilfsmittelversorgung wird groß sein. Es geht um Autoanpassungen, Umbauten zu Hause, Hilfsmittel, die ihm eine möglichst große Selbstständigkeit bei der Körperhygiene gewährleisten und natürlich einen Rollstuhl. Ganz anders die Situation bei einem Patienten mit einer nichttraumatischen Querschnittlähmung. Der benötigte Rollstuhl muss aufgerüstet werden können, d.h. er muss an einen

Krankheitsverlauf angepasst werden können. Armlehnen, Rollstuhltisch, Rückenlehnenerhöhung, Kopfstütze, all diese Zusatzteile müssen installiert werden können. Ein weiterer Faktor, der sich oft eklatant auf die Rollstuhlversorgung auswirkt, sind medikamentös nicht mehr beeinflussbare Schmerzen. Für die anderen Hilfsmittel wie Hilfsmittel zur Körperhygiene, Transferhilfsmittel, Hausumbau etc. reichen u. U. improvisierte Lösungen aus, wieder um Zeit zu sparen. Trotzdem haben auch diese PatientInnen, genau wie traumatisch Querschnittgelähmte, theoretisch das volle Anrecht auf optimale Hilfsmittel.

Welche Ziele haben wir in unserer Arbeit?

Die Ziele, die wir haben, sind durch die Ziele des Patienten selbst definiert. Ein Patient, der einen Unfall hatte und jetzt querschnittgelähmt, aber nicht mehr krank ist, wird versuchen, soviel Selbstständigkeit wie möglich zu erreichen. Sein Ziel wird es auch sein, dass er sowohl persönlich, sozial als auch beruflich oder in der Freizeit reintegriert wird in sein altes Leben oder sich ein neues, möglichst selbstständiges Leben aufbaut. Diese Selbstständigkeit macht seine Lebensqualität aus. Ein Patient, der eine schwere Erkrankung hat, wird seine Lebensqualität anders definieren. Sein Ziel wird sein, einen möglichst kurzen Spitalaufenthalt zu haben, und sein Fernziel wird sein, noch möglichst viel Lebenszeit daheim verbringen zu können. Dies macht seine maximale Lebensqualität aus. Auch auf Kosten einer vollständigen Rehabilitation oder evtl. noch erreichbaren größeren Selbstständigkeit wird er so schnell wie möglich in die häusliche Situation zurückkehren wollen. Dem Patienten dieses gewährleisten zu können, erfordert von uns als TherapeutInnen eine gute und schnelle Zusammenarbeit mit Händlern und Herstellern von Hilfsmitteln. Die Zusammenarbeit mit den Angehörigen muss reibungslos und eng laufen. So schnell wie irgendmöglich müssen spitalexterne Dienste, die später einen Teil der Pflege mit übernehmen werden, miteinbezogen werden. Nach der Entlassung muss die ergotherapeutische wie die gesamte Nachbetreuung aller Dienste engmaschig geplant werden. Auch eine Weiterbehandlung muss über das Ambulatorium gewährleistet sein. Dadurch können wir sofort auf Veränderungen reagieren. Und je gründlicher es vorbereitet wurde, dass wir auf Veränderungen reagieren können, umso schneller können diese Anpassungen auch erfolgen.

Damit ist deutlich geworden, dass wir als TherapeutInnen – auch PhysiotherapeutInnen bzw. KrankengymnastInnen – einen ganz anderen therapeutischen Umgang mit dem Patienten mit einer traumatischen Querschnittlähmung haben, als mit einem Patienten mit einer nichttraumatischen Querschnittlähmung. Ein Patient mit einer nichttraumatischen Querschnittlähmung ist oft verständlicherweise durch die fehlende Perspektive depressiv; es ist schwierig, ihn für die Therapie zu motivieren, er wird Schwierigkeiten haben, Hilfsmittel anzunehmen, weil jedes Hilfsmittel, das hinzukommt, ein Symptom für eine Verschlechterung seiner bedrohlichen Krankheit ist. Der Patient hat nur noch wenig Zeit und dadurch auch wir. Er will nach Hause und seine Lebenszeit ist wahrscheinlich begrenzt.

Bei einem Patienten mit einer traumatischen Querschnittlähmung sind wir angewiesen auf ein gutes interdisziplinäres Team und auf eine enge Einbeziehung der Angehörigen. Bei einem Patienten, bei dem eine progrediente Erkrankung zur Querschnittlähmung geführt hat, sind diese Absprachen mit anderen Disziplinen und die Einbeziehung der Angehörigen jedoch von extremer Wichtigkeit. Wir müssen auch damit rechnen, dass unsere Arbeit keine ergotherapeutische Arbeit bleibt, sondern dass der Patient nur noch eine Komforttherapie erträgt. In einigen wenigen Fällen hat sich unsere Arbeit umgewandelt in eine Art Sterbebegleitung, für die wir allerdings keine Ausbildung haben. Das heißt für uns als TherapeutInnen, dass wir uns unbedingt für uns selbst, für unsere eigene Verarbeitung, Hilfe holen müssen, und dass Personen, die in Sterbebegleitung ausgebildet sind, miteinbezogen werden.

Schulterschmerzen bei akuter nichttraumatischer Tetraplegie

Y.-B. KALKE, W. PUHL
Orthopädische Abteilung des Rehabilitationskrankenhauses Ulm,
Orthopädische Klinik mit Querschnittgelähmtenzentrum der Universität Ulm

In Deutschland gibt es derzeit 24 Querschnittgelähmtenzentren mit 1207 Betten. In diesen Zentren werden pro Jahr etwa 1600 Patienten mit akuter Querschnittlähmung behandelt. In den letzten 4 Jahren hat die Anzahl der akut querschnittgelähmten Patienten um 7,6% zugenommen. 29% der akut Gelähmten sind Frauen, 71% männliche Patienten, 1% Kinder. 36% sind Tetraplegiker als Folge einer Verletzung oder Erkrankung im HWS-Bereich, 74% Paraplegiker als Folge einer Verletzung oder Erkrankung im Bereich der BWS bzw. LWS. 72% der querschnittgelähmten Fälle sind unfallbedingt, 28% erkrankungsbedingt. Die erkrankungsbedingten Querschnittlähmungen, denen die 14. Jahrestagung der DMGP in Bayreuth gewidmet war, nehmen in den letzten Jahren zu. Für die umfassende Behandlung des querschnittgelähmten Patienten steht ein Team von Paraplegiologen, Wirbelsäulenchirurgen, plastischen Chirurgen, Neurourologen, Physiotherapeuten, Ergotherapeuten, Sporttherapeuten, Logopäden und der Sozialdienst zur Verfügung.

Intakte Schultergelenke sind für den querschnittgelähmten Patienten eine wichtige Voraussetzung für ein von der Zielsetzung her möglichst selbstständiges Leben. Regelmäßiges Entlasten, Transfers, das Antreiben des Rollstuhls, wenn möglich Gehübungen und Überkopfbewegungen belasten die Schultergelenke. Lähmungshöhe, Dauer seit Lähmungseintritt, Begleiterkrankungen und lähmungsspezifische Veränderungen sind grundsätzlich zu berücksichtigen [1, 3].

Insbesondere Tetraplegiker geben in der Frühphase der Spezialtherapie bei akuter Querschnittlähmung häufig Schmerzen im Schulterbereich an, die aufgrund ihres häufig neuropathischen Schmerzcharakters teilweise sehr schwer zu therapieren sind. Beschrieben werden von den Patienten häufig bandförmige Schmerzen, die einer dem Dermatomverlauf entsprechenden hyperalgetischen Zone im Übergang des nicht betroffenen zum betroffenen Segment entsprechen.

Ziel der Studie war die retrospektive Erfassung von Schulterschmerzen bei 16 Patienten mit akuter nichttraumatisch bedingter Tetraplegie, bei denen keine Plexusbeteiligungen vorlagen.

Bei allen Patienten erfolgten zur Verhinderung von Muskelüberdehnungen, -verkürzungen, Fehlstellungen und Schmerzen Wechsellagerungen alle 3 – 4 Stunden mit Abduktion, Adduktion, Außenrotation/Supination sowie Innenrotation/Pronation. Intensive krankengymnastische Übungsbehandlung mit

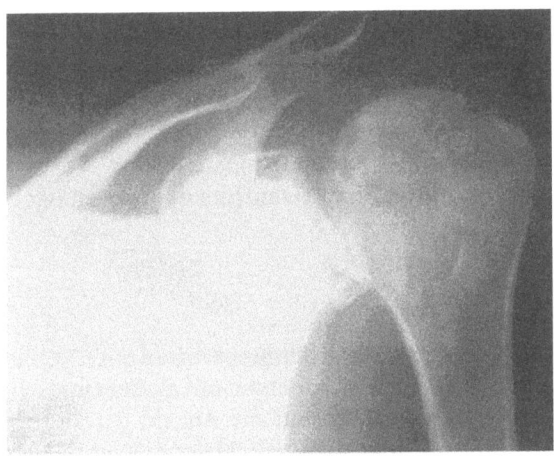

Abb. 1. 59-jähriger Tetraplegiker, Z. n. septisch bedingter Omarthritis

passivem Durchbewegen, Dehnen der verkürzten Muskulatur in Verbindung mit Querfriktionen, propriozeptive neuromuskuläre Fazilitation, Techniken aus der manuellen Medizin sowie Behandlungsmuster nach Vojta gehörten zum Behandlungsschema genauso wie balneophysikalische Therapiemaßnahmen mit Fango- und Massageanwendungen, später auch Bewegungsbad und medizinische Trainingstherapie. Standardmedikation waren nichtsteroidale Antirheumatika, bei Beschwerdepersistenz auch Opioide und Neuroleptika. Die transkutane elektrische Nervenstimulation wurde bei 7 Tetraplegikern mit ausgeprägten Schulterschmerzen probatorisch eingesetzt.

Von den 16 Patienten hatten drei Patienten das Lähmungsniveau C1–2, drei Patienten das Lähmungsniveau C3–4, vier Patienten C5, fünf Patienten C6 und ein Patient das Lähmungsniveau C7. Fünf Patienten waren weiblich, 11 männlich. Das Durchschnittsalter lag bei 48,3 Jahren, der durchschnittliche Zeitpunkt der Aufnahme nach Eintritt der Querschnittlähmung bei 26,2 Tagen. Fünf Patienten kamen aufgrund einer Querschnittmyelitis, zwei Patienten wegen eines Ependymoms, ein Patient aufgrund eines Astrozytoms, drei Patienten aufgrund einer Spondylodiszitis, drei Patienten aufgrund einer rheumatischen Erkrankung (zwei Fälle mit chronischer Polyarthritis, ein Fall mit CREST-Syndrom) und zwei Patienten mit Neurofibromatose in unsere Behandlung.

Alle Patienten gaben im Laufe der durchschnittlich 34,6 Wochen dauernden Ersttherapie Schmerzen im Schulterbereich an, davon neun Patienten beidseits. Bei Entlassung waren sieben dieser 16 Patienten im Schulterbereich schmerzfrei, sechs Patienten waren deutlich schmerzgemindert, drei Patienten hatten weiterhin ausgeprägte Schulterschmerzen. Davon hatte ein Patient einen Zustand nach septisch bedingter Omarthritis (Abb. 1) und ein Patient eine aseptische Humeruskopfnekrose beidseits (Abb. 2).

Fortgeschrittenes Patientenalter, eingeschränkte Schultergelenkbeweglichkeit und verzögerter Beginn der oben aufgeführten Schulterstandardtherapie

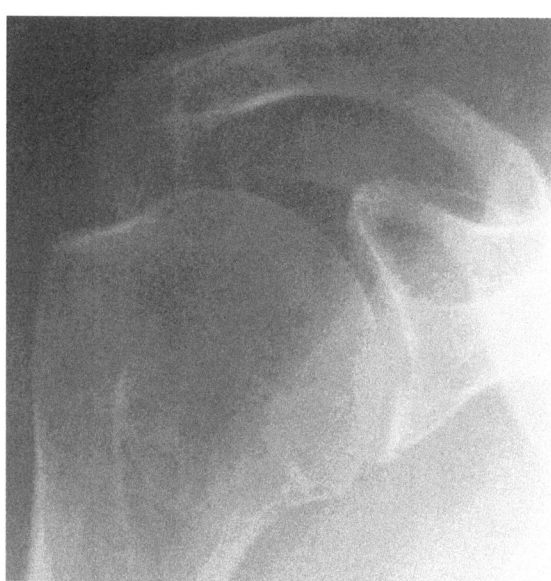

Abb. 2. 63-jähriger Tetraplegiker, aseptische Humeruskopfnekrose

sind als Schmerzrisikofaktoren zu werten [2]. Nur drei Patienten sprachen auf eine additive TENS-Therapie an.

Schulterschmerzen sind ein Problem bei der Versorgung tetraplegischer Patienten. Mit der Beübung der Schultern sollte auch bei nicht unfallbedingten Tetraplegien möglichst unmittelbar nach Eintritt der Querschnittlähmung begonnen werden, und zwar in einem auf Querschnittlähmung spezialisierten Zentrum.

Literatur

1. Gerner H J (1996) Querschnittlähmungen: Aktuelles aus Therapie und Forschung. Springer, Berlin Heidelberg, S 37–47
2. Waring WP, Maynard FM (1991) Shoulder pain in acute traumatic quadriplegia. Paraplegia 29: 37–42
3. Curtis KA, Drysdale GA, Lanza RD, Kolber M, Vitolo RS, West R (1999) Shoulder pain in wheelchair users with tetraplegia and paraplegia. Arch Phys Med Rehabil 80: 453–457

Projekt zur Betreuung/Begleitung von Angehörigen im Rehabilitationsprozess

U. Kaufhold, V. Geng
Schweizer Paraplegiker-Zentrum, Nottwil, Schweiz

Einleitung

Wenn ein Mensch verunfallt oder erkrankt, dann befindet er sich in einer Ausnahme- und/oder sogar Krisensituation. Im Rahmen eines Rehabilitationsprozesses von Querschnittgelähmten werden nicht nur die von einer Lähmung betroffenen Personen betreut, sondern das Pflegepersonal reicht oft einem ganzen Familiensystem die Hand. Daher ist es wichtig, dass bei der Rehabilitation das Gesamtsystem, in dem der Betroffene lebt, gesehen wird. Bei ganzheitlicher Rehabilitation muss der Blick der Betreuenden auch dem sozialen Umfeld gewidmet und dieses in den Rehabilitationsprozess einbezogen werden. Den Kontakt zu den Angehörigen nicht dem Zufall zu überlassen, sondern gezielt und strukturiert in den Pflegeprozess einzubauen, ist das Hauptziel des Pflegeprojekts „Betreuung/Begleitung von Angehörigen im Rehabilitationsprozess".

Zielsetzung

Ein Ziel des Projekts ist die Strukturierung der Angehörigenbegleitung im Rehabilitationsprozess durch die Pflegepersonen. Es sollen gezielte Informationen und Instruktionen sowie konkrete Hilfestellungen bei der Ausführung von Pflegemaßnahmen durch die Angehörigen gewährleistet werden. Mit dem Projekt sollen aber auch die Pflegepersonen für die Notwendigkeit der Angehörigenbetreuung und Begleitung sensibilisiert werden.

Theoretische Grundlage

Die Pflegetheorie der zwischenmenschlichen Beziehung von Hildegard Peplau behandelt als einen zentralen Begriff die Beziehung von Pflegepersonen und Patientin bzw. Patient [1]. Nach Peplau handelt es sich „um einen zwischenmenschlichen Prozess, das heißt die Beziehung hat einen Ausgangspunkt, durchläuft verschiedene voneinander abgrenzbare Phasen und hat, da sie zeitlich beschränkt ist, auch einen Endpunkt, der sich genau bestimmen lässt" [1]. In Anlehnung an diese Aussagen wurde die Pflege-Patienten-Beziehung auf die Pflege-Angehörigen-Beziehung übertragen und in folgende 4 Phasen eingeteilt.

1. Orientierungsphase: Pflegende stehen den Angehörigen beratend und informierend zur Seite (Kontaktaufnahme/1. Gespräch)
2. Identifikationsphase: Pflegende stehen den Angehörigen unterstützend und anbietend zur Seite (Behandlung)
3. Nutzungsphase: Pflegende sensibilisieren und fördern die produktiven Fähigkeiten der Angehörigen (Konvaleszenz und Rehabilitation)
4. Lösungsphase: Pflegende unterstützen die entlassungsorientierte Selbstorganisation der Angehörigen (Entlassung)

Die vier Phasen greifen während des gesamten Rehabilitationsprozesses ineinander über. Die Dauer der einzelnen Phasen differieren bei Patienten und Angehörigen individuell. Die pflegerischen Anforderungen an eine gute Angehörigenbetreuung können wie folgt formuliert werden:
- konkrete terminliche Vereinbarungen können getroffen werden,
- eine Beziehung der gegenseitigen Akzeptanz zwischen Pflege und Angehörigen entsteht,
- durch gezielte Information und Instruktion soll ein Verständnis gegenüber den Rehabilitationsmaßnahmen gebildet werden,
- Aufgaben und Funktion der Pflege stellen sich den Angehörigen konkret dar,
- eine gezielte, individuelle Betreuung der Angehörigen während des Rehabilitationsprozesses findet statt,
- durch die Reflexion des eigenen Handelns ist die Qualität der Pflege gewährleistet.

Vorgehen

Um den pflegerischen Anforderungen und den Zielsetzungen des Projekts gerecht zu werden, wurde eine Checkliste zur Betreuung/Begleitung von Angehörigen im Rehabilitationsprozess entwickelt. Dabei wurden folgende Bedingungen an die Checkliste gestellt
- Strukturierung der Angehörigenbegleitung,
- universelle Anwendbarkeit bei jedem Pflegeempfänger (Erstrehabilitation und Rerehabilitation),
- Akzeptanz und Verständlichkeit beim Anwender,
- Dokumentation der erbrachten Dienstleistung,
- Nachweisbarkeit der Betreuung im Verlauf der Rehabilitation,
- Sensibilisierung und Unterstützung der Pflegenden zur Angehörigenbegleitung.

Erste Rückmeldungen

Die Checkliste wurde in einem 9-monatigen Probelauf auf einer Pflegestation eingesetzt und evaluiert. Erste positive Rückmeldungen zeigen, dass der Einsatz der Checkliste im Rehabilitationsprozess eine gute Orientierungshilfe für die

Checkliste zur Angehörigenbegleitung

Schweizer Paraplegiker Zentrum

Patientenetikette

Eintritt: _____ vorgesehener Austritt: _____

Phase	Zeit	Aktivität	Durchführung	Dat	Vis
ORIENTIERUNG	innerhalb von 10 Tagen	Einholen des Patienten-Einverständnisses zur Kontaktaufnahme mit **Angehörigen** auf Wunsch im Beisein des Pat.	O ja O nein, warum nicht? .... Wer wird kontaktiert?........ ....wann?		
		Stations- und Zimmerstruktur erklären. Ziel der Kontaktierung erläutern	O ja O nein, warum nicht?		
		Angebot für bedürfnisorientierte Gespräche gemacht sowie 24 Std Erreichbarkeit erwähnt	O ja O nein, warum nicht? .... Procedere:		
		Information	über Angehörigentreff; Findet 1 x monatlich statt- Info in Veranstaltungskalender SPZ		

Phase	Zeit	Aktivität	Durchführung	Inform.		Instruk		Kontr.	
				Dat	Vis	Dat	Vis	Dat	Vis
IDENTIFIZIERUNG	ab 1. Monat	Angebot zur -Information -Instruktion -Kontrolle der Pflege nach A T L	**wach sein und schlafen**						
			Besuchszeit						
			Lagerungshilfsmittel analog Pflegedok.						
			Lagerung						
			- Rückenlage						
			- Seitenlage						
			- Bauchlage						
			sich bewegen						
			Mobilisation/Transfer						
			Spastik						
			sich waschen und kleiden						
			Körperpflege						
			angepasste Kleidung						
			Hautbeobachtung						
			Essen und trinken						
			angepasste Kost						
			adaptierte Hilfsmittel						
			Trinkmenge / Bilanz						

Legende : graues Feld = trifft nicht zu

© PD SPZ Nottwil

Seite 1/3

Phase	Zeit	Aktivität	Durchführung	Inform.		Instruk		Kontr.	
				Dat	Vis	Dat	Vis	Dat	Vis
I D E N T I F I Z I E R U N G	ab 1. Monat		**Ausscheidung analog Pflegedok.**						
			Suprabubischer Katheter / DK						
			Intermittierender Katheterismus						
			Triggern						
			Kondomurinal						
			Komplikationen:						
			- Autonome Hyperreflexie Guttmann-Reflex						
			- Harnwegsinfekt (Nephur Test)						
			Stuhlrhythmus						
			- Obstipation						
			- Durchfall						
			- Meteorismus						
			- Suppositorium						
			Körpertemperatur regulieren						
			veränderte Regulation						
			Schutzmassnahmen (Sommer/Winter)						
			Atmen						
			veränderte Atmung						
			Atemtherapien analog Pflegedok.						
			Abhusten						
			für Sicherheit sorgen						
			Dekubitusprophylaxe						
			Kontrakturenprophlaxe						
			Thromboseprophylaxe						
			Pneumonieprophylaxe						
			Infektprophylaxe						
			Raum und Zeit gestalten, arbeiten und spielen						
			Therapieangebot						
			Hinweis auf Informationstag						
			Freizeitgestaltung						
			Privatsphäre (Räumlichkeiten)						
			Übungswohnung.						
			Berufsfindung						
			Kommunizieren						
			Hilfsmittel (James, Schlagglocke, etc.)						
			fremdsprachliche Ressourcen des Personals aufzeigen						
			Kind, Frau, Mann sein						
			Selbstbestimmungsrecht						
			Sexualität (-> Urologie)						
			verändertes Selbstbild						
			Sozialdienst						
			Sinn finden in der Rehabilitation						
			Religion / Seelsorge / Psychologie						
			Rolle der Angehörigen im Reha-Prozess						
			Rehabilitationsziele						
			Spezielles:						

Legende : graues Feld = trifft nicht zu

Projekt zur Betreuung/Begleitung von Angehörigen im Rehabilitationsprozess

Phase	Zeit	Aktivität	Durchführung	Dat	Vis
N U T Z U N G	variabel	Planung 1. WEU	Wann findet voraussichtlich der 1. Wochenendurlaub (WEU) statt? .... Wo findet der 1. WEU statt? O Übungswohnung O Zuhause Häusliche Gegebenheiten abklären O WC O Türbreite O Treppenstufen O Betthöhe O Matratze Übernehmen die Angehörigen die Pflege? O ja O nein, wer dann? .... O Materialliste erstellen mit Patient		
	variabel	Planung 1. WEU	Kontakt zur Spitex? O ja O nein wann? .... Anschrift Kontaktperson Spitex: .... Tel.		
	ca. 7-10 Tage vorher	Instruktion für Pflege-verrichtun-gen im 1. WEU	Erfolgt die Instruktion der Angehörigen/Spitex für Pflege des Patienten O ja O nein, warum nicht? .... Pflegetag geplant am .... Pflegetag durchgeführt am:		
	spät 7 Tage nach 1. WEU	Auswertung 1. WEU	Welche Probleme/Defizite stellten sich den Angehörigen? .... Procedere		
	in Ab-sprache mit dem Reha-team	Standort-bestimmung mittels Teamge-spräch ver-anlasst	Besteht für Patient / Angehörige die Notwendigkeit eines weiteren Teamgespräches? O ja O nein wenn ja, Schwerpunkte .... Termin:		
A U S T R I T T	4 Wo-chen vor Austritt	Austrittsvor-bereitung siehe auch Checkliste - Patienten-austritt	Wird jemand von den Angehörigen die Pflege zu Hause übernehmen? O ja, wer? .... O nein .... Wird ein Tag zur Instruktion in der Pflege benötigt? O ja, wann? .... O nein		

© PD SPZ Nottwil

notwendigen Aktivitäten darstellt. Des Weiteren konnte der Interaktionsprozess zwischen Pflegenden und Angehörigen strukturierter und nachvollziehbarer gestaltet werden. Diese Rückmeldungen kamen sowohl von den Angehörigen als auch von den Pflegepersonen. Nach Optimierung wird die Checkliste zur Betreuung/Begleitung von Angehörigen seit Herbst 2000 auf allen Pflegestationen des Schweizer Paraplegiker-Zentrums eingesetzt.

Literatur

1. Heuer A (1995) Zwischenmenschliche Beziehung in der Pflege. Die Pflegetheorie von Hildegard Peplau. Kaderschule für die Krankenpflege, Aarau
2. Salomon K (1997) Angehörigenbegleitung im Rehabilitationsprozess. Abschlussarbeit, HöFa Kurs 29. Kaderschule für die Krankenpflege, Aarau

Der FIM und die ASIA-Klassifikation – Ulmer Erfahrungen

Y.-B. Kalke, C. Deiring, W. Puhl
Orthopädische Abteilung des Rehabilitationskrankenhauses Ulm,
Orthopädische Klinik mit Querschnittgelähmtenzentrum der Universität Ulm

Das Querschnittgelähmtenzentrum Ulm hat 24 plus 2 Notbetten und ist seit 1989 zu fast 100% ausgelastet. Durchschnittlich werden pro Jahr um die 40 Patienten mit akuter Querschnittlähmung zur Spezialtherapie aufgenommen, davon etwa zwei Drittel unfall- und ein Drittel krankheitsbedingt. Etwa 80 Patienten werden zur Komplikationsbehandlung und zur Check-up-Untersuchung mit Auftrainieren aufgenommen.

Bei allen etwa 120 Patienten wird der ASIA-Score erfasst. Dabei kann insgesamt ein Motorikscore von 100 und ein Nadelstich- und Berührungsscore von 112 erreicht werden. Die Erhebung erfolgt durch Arzt und Krankengymastin bei Aufnahme und Entlassung sowie bei den Akutpatienten monatlich zur Verlaufskontrolle. Dabei werden die Werte, insbesondere die Muskelkraftgrade, im Team besprochen, um ggf. die Behandlungsschwerpunkte zu modifizieren.

Beispielhaft wird die Dokumentation bei einer 71-jährigen Patientin mit einer inkompletten Querschnittlähmung distal Th 9 bei Massenbandscheibenvorfall Th 9/10 aufgeführt, die nach Laminektomie, Dekompression und Sequesterentfernung zu uns verlegt wurde.

Bei Aufnahme:
Stadium Frankel C
Hüftbeuger re 2/5 und li 1/5, Fußheberplegie li (ASIA-Score 60)
sensibel inkomplett (ASIA-Score 85/82)
Blasen-/Mastdarmlähmung

Bei Entlassung nach 3 Monaten:
Stadium Frankel D
Gehen mit Rollator, UA-Gehstützen (ASIA-Score 82)
sensibel erholt (ASIA-Score 108/106)
Restharnmengen < 100 ml

Das Functional Independance Measurement (FIM) wurde im Querschnittgelähmtenzentrum Ulm nach einem Testlauf über vier Monate mit Beginn des Jahres 2000 offiziell eingeführt. Dabei werden ausschließlich Akutpatienten erfasst, die Werte bei Aufnahme, monatlich und bei Entlassung im Team gemeinsam besprochen und festgelegt. Im Stammblatt erfolgt der Datumseintrag der FIM-Erhebung, um immer schnell den Überblick zu haben. Grundsätzlich können maximal 7 Punkte vergeben werden, was mit vollständiger Selbstständigkeit übereinstimmt. Ein Punkt bedeutet im Gegensatz dazu Abhängigkeit des Patienten von vollständiger Hilfe. Insgesamt sind bei der FIM-Evaluierung 126 Punkte zu erreichen, für den Themenkomplex Selbstversorgung maximal 42 Punkte, für die Kontinenz 14 Punkte, den Transfer 21 Punkte, die Fortbewegung und die Kommunikationsfähigkeit je 14 Punkte und für kognitive Fähigkeiten maximal 21 Punkte:

7 vollständige Selbstständigkeit
6 eingeschränkte Selbstständigkeit
5 Supervision oder Vorbereitung
4 Kontakthilfe (Pat. = 75 % +)
3 mäßige Hilfe (Pat. = 50 % +)
2 ausgeprägte Hilfe (Pat. = 25 %+)
1 vollständige Hilfe (Pat. = 0 % +)

Selbstversorgung	(max. 42 Punkte)
Kontinenz	(max. 14 Punkte)
Transfer	(max. 21 Punkte)
Fortbewegung	(max. 14 Punkte)
Kommunikation	(max. 14 Punkte)
Kognitive Fähigkeiten	(max. 21 Punkte)

So wurden bis zur Vortragsanmeldung bisher 31 FIM-Erhebungen durchgeführt. Von 13 Tetraplegikern blieben zwei auf Dauer beatmungspflichtig, zeigten sechs Patienten eine neurologische Erholung, von denen vier Fußgänger wurden und dabei zwei gänzlich ohne Hilfsmittel auskamen. Von 18 Paraplegikern wurden 11 Fußgänger, sieben brauchten bei Entlassung keine Gehstützen oder andere Hilfsmittel.

Insgesamt wurden am Ende der Akuttherapie 10 Patienten in eine Anschlussheilbehandlung übergeleitet, die zur Voraussetzung eine vollständige Selbstständigkeit hat und unter Aufsicht der Paraplegiologen in unserem Hause in der Klinik für Physikalische und Rehabilitative Medizin durchgeführt wurde.

Als Beispiel für die FIM-Erhebung dient eine 58-jährige Patientin mit inkompletter Querschnittlähmung distal Th 7 bei Z. n. Ependymomentfernung:

FIM bei Aufnahme:	68	von 126 Punkten
FIM nach 2 Monaten:	93	von 126 Punkten
FIM nach 4 Monaten:	114	von 126 Punkten
anschließend AHB		

Die FIM-Erhebung wird in standardisierter Weise bei unseren akut querschnittgelähmten Patienten fortgesetzt werden. Eine Evaluierung der FIM-Sensitivität bei Auftrainierern wurde abgebrochen, da sich der FIM hier nicht als nützliches Messinstrument erwies.

ASIA- und FIM-Erhebungen sollten in allen Querschnittgelähmtenzentren routinemäßig durchgeführt werden, zumal ein weiterer Vorteil dieser Erfassungen die Argumentationshilfe gegenüber Kostenträgern ist.

Literatur

1. Maynard FM, Bracken MB, Creasey G et al. (1999) International standards for neurological and functional classification of spinal cord injury: American Spinal Injury Association. Spinal Cord 35: 266–274
2. Kirshblum SC, O'Connor KC (1998) Predicting neurological recovery in traumatic spinal cord injury. Arch Phys Med Rehabil 79: 1456–1466
3. Dickson HG, Kohler F (1999) Functional independance measure (FIM). Scand J Rehab Med 31: 63–64
4. Hamilton BB, Deutsch A, Russell C, Fiedler RC, Granger CV (1999) Relation of disability costs to function: spinal cord injury. Arch Phys Med Rehabil 80: 385–391
5. Catz A, Itzkovich M, Agranov E, Ring H, Tamir A (2001) The spinal cord independance measure (SCIM): sensitivity to functional changes in subgroups of spinal cord lesion patients. Spinal Cord 39: 97–100

Spondylitiden mit spinaler Komplikation

Gibt es Folgen des Diabetes mellitus am Rückenmark?

T. MEINERS, V. BÖHM
Werner-Wicker-Klinik, Bad Wildungen

Die hohe Prävalenz des Diabetes mellitus mit 5% der deutschen Bevölkerung und die bekannten Folgen des Diabetes mit peripherer Neuropathie, autonomer Neuropathie und diabetischer Angiopathie lassen die Frage aufkommen, ob der primäre oder sekundäre Diabetes mellitus auch am Rückenmark Folgen zeitigt.

Spondylitis und spinaler Abszess

Häufigkeit, Verlauf und Schwere bakterieller Erkrankungen werden durch die verminderte Immunkompetenz des Diabetikers bestimmt. Verschiedene Studien [4, 6] weisen darauf hin, dass der Diabetes mellitus für Spondylitis und bakterielle Myelitis eine Prädisposition darstellt. Der hohe Anteil von Querschnittlähmungen bei 29 bis 50% der Patienten ist dramatisch. Auffällig ist die Latenz bis zur endgültigen Diagnosestellung von über 3 Monaten. Die Methode der Wahl scheint die frühzeitige MRT-Untersuchung zu sein.

Diabetische Angiopathie

Die arterielle Versorgung des Rückenmarks ist in 3 vaskuläre Territorien aufgeteilt (zervikothorakal, thorakal und thorakolumbal). Zahlreiche Anastomosen sorgen für kompensatorische Zuflüsse. Spezialisierte Intimamuskulatur der Arteria spinalis anterior sorgt für die Feinabstimmung. Ob beim Diabetes auch am Rückenmark die bekannte arterielle Verschlusskrankheit auftritt, lässt sich am ehesten anhand von pathologisch-anatomischen Studien (Tabelle 1) beant-

Tabelle 1. Pathologisch-anatomische Studien

Arendt et al. [1]	1967	n = 250
Olsson et al. [5]	1967	n = 9
Reske-Nielsen [7]	1968	n = 15
Riedel [8]	1965	n = 35
Slager [9]	1978	n = 75
Wang et al. [11]	1996	n = 604

worten. Aus den Untersuchungen sind zusammengefasst folgende Veränderungen am Rückenmark festzustellen: Demyelinisierung der langen, vorwiegend dorsal gelegenen Bahnen, wenig arteriosklerotische Veränderungen der intrinsischen Rückenmarkgefäße, seltene Mikroinfarkte, keine klinische Relation zwischen pathologischen Befunden und klinischen Symptomen bei autopsierten Diabetikern.

Eine Untersuchung des eigenen Krankengutes von 1990 bis 2000 fragte nach möglichen Zusammenhängen zwischen Arteria-spinalis-anterior-Syndrom und Diabetes mellitus. Nach Ausschluss von traumatischen, tumorösen, bakteriellen, viralen und iatrogenen Genesen bei 784 frischen Querschnittlähmungen konnten nur 13 Patienten retrospektiv identifiziert werden, die am ehesten einem Arteria-spinalis-anterior-Syndrom zuzurechnen wären. Das Durchschnittsalter betrug 47 Jahre (14 bis 80 Jahre). Zehn Männer und drei Frauen waren betroffen. Sechs Patienten waren unterhalb der Läsion motorisch komplett, sieben Patienten waren motorisch inkomplett, acht Patienten waren sensibel komplett und fünf Patienten sensibel inkomplett. Kein Patient hatte Diabetes mellitus und nur zwei Patienten hatten arteriosklerotische Veränderungen der Aorta als Hinweis für mögliche Verkalkungen der intrinsischen Rückenmarkgefäße.

Diabetische Myelopathie

Der von Slager 1978 zum ersten Mal geprägte Begriff [9] gewinnt durch die Zunahme klinischer Studien mit einer Verlängerung von spinalen somatosensibel evozierten Potenzialen (SEP) zunehmend an Substanz [10]. Die hier vorgelegten experimentellen Daten zur Miterkrankung des Rückenmarks beim Diabetes untermauern diese These [2]. Auch im MRT konnte bei diabetischen Patienten mit symmetrischen distal neuropathischen Veränderungen eine Mitbeteiligung des Rückenmarks nachgewiesen werden [3].

Der Diabetes mellitus mit Verringerung der Immunkompetenz des Erkrankten führt zu einer erhöhten Anfälligkeit für Spondylitis und Myelitis. Mikroangiopathische Veränderungen der Rückenmarkgefäße sind nur mild ausgeprägt. Neurophysiologische und tierexperimentelle Untersuchungen geben deutliche Hinweise auf die diabetische Miterkrankung des Rückenmarks.

Literatur

1. Arendt A, Schildhaus I (1967) Zur Pathologie der Rückenmarkarterien. Fortschritte der Neurologie, Psychiatrie und ihrer Grenzgebiete 35: 430–436
2. Biessels G, Cristino N, Rutten G, Hamers F, Erkelens W, Gipsen W (1999) Neurophysiological changes in the central and peripheral nervous system of streptozotocin-diabetic rats. Brain 122: 757–768
3. Eaton S, Nigel H, Rajbhandari S, Greenwood P, Wilkinson I, Ward J, Griffiths P, Tesfaye S (2001) Spinal cord involvement in diabetic peripheral neuropathy. Lancet 358: 35–36
4. Eismont F, Bohlman H, Prasanna S, Goldberg V, Freehafer A (1983) Pyogenic and fungal vertebral osteomyelitis with paralysis. J Bone Joint Surg (A) 65: 19–29

5. Olsson Y, Säve-Söderbergh J, Sourander P, Angervall L (1967) A pathoanatomical study of the central and peripheral nervous system in diabetes of early onset and long duration. Path europ 31: 62–79
6. Reihsaus E, Waldbaur H, Seeling W (2000) Spinal epidural abscess : a metaanalysis of 915 patients. Neurosurg Rev 232: 175–204
7. Reske-Nielsen E, Lündbaek K (1968) Pathological changes in the central and peripheral nervous system of young longterm diabetics. Diabetologia 4: 34–43
8. Riedel H (1965) Systematische morphologische Untersuchungen am Rückenmark von Diabetikern. Zbl allg Path 107: 506–513
9. Slager U (1978) Diabetic Myelopathy. Arch Pathol Lab Med 102: 467–469
10. Suzuki C, Ozaki I, Tanosaki M, Suda T, Baba M, Matsunaga M (2000) Peripheral and central conduction abnormalities in diabetes mellitus. Neurology 54: 1932–1937
11. Wang Y, Hashizume Y, Inagaki T (1996) Autopsy findings of atheromatous embolism to the spinal cord. Nippon Ronen Igakkai Zasski 33: 935–939

Spondylitis und Spondylodiszitis mit myelärer Läsion

Eine Synopsis der 30 operativ zu behandelnden Fälle aus den letzten sechs Jahren

U. Lohmann, R. Meindl, U. Bötel

Abteilung für Neurotraumatologie und Rückenmarkverletzte, Berufsgenossenschaftliche Kliniken Bergmannsheil Bochum – Universitätsklinik

In den letzten sechs Jahren mussten in unserer Klinik 30 Patienten wegen einer Spondylitis oder Spondylodiszitis, die zu einer myelären Läsion mit Querschnittsyndrom geführt hatte, operativ behandelt werden. Zwei weitere Patienten starben unter dem Bilde eines septischen Multiorganversagens vor jeder operativen Interventionsmöglichkeit. Es werden nachstehend die diagnostizierten Läsionen, die durchgeführten Operationen und abschließend das neurologische Outcome dargestellt.

Gründe der Zuverlegung

Die Zuverlegung in unser Zentrum erfolgte wegen bereits eingetretener neurologischer Defizite durch eine akute Kompression des Myelons, zum Teil verbunden mit akuter Instabilität der Wirbelsäule (nach bereits erfolgter Dekompression) (Tabelle 1).

Begünstigende Vorerkrankungen bzw. die Spondylitis/-diszitis auslösende Vorerkrankungen waren in 14 Fällen gegeben: In 7 Fällen ein Diabetes mellitus, in 3 Fällen eine komp. Niereninsuffizienz, in einem Fall eine Miliartuberkulose, in einem Fall eine Psoriasis, in einem Fall ein Z.n. Nukleotomie und in einem Fall ein Z.n. Neck-Dissektion (HWS-Spondylodiszitis).

In Abbildung 1 sind untereinander stehend die vier Wirbelsäulenabschnitte dargestellt, der cervikale, der thorakale (dorsale), der lumbale und der sakrale. Ein durchgezogener Balken entspricht jeweils einem Wirbelkörper, eine durchgezogene Trennlinie entspricht einem Zwischenwirbelraum. Jeder schwarze

Tabelle 1. Demographische Charakterisierung des Kollektivs mit n = 30

	Altersverteilung weiblich n = 12	männlich n = 18	gesamt n = 30
max.	76	79	79
min.	36	34	34
Mittel	62,31	61,57	61,85
Stabw.	12,39	12,14	12,24

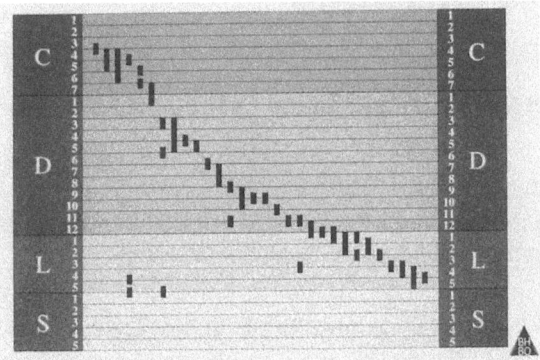

Abb. 1. Höhenlokalisationen der Spondylodiszitiden

senkrechte Balken repräsentiert einen Patienten bzw. die Höhe und Ausdehnung der individuellen Spondylitis/-diszitis.

Genauer differenziert lagen für die drei Wirbelsäulenabschnitte folgende Fälle vor:

HWS (C0/C1 bis C7/D1)
6 Fälle
    3 Diszitiden
        2 1-Etagen-Diszitiden
        1 2-Etagen-Diszitis
    3 Spondylodiszitiden
        2 2-Etagen-Destruktionen
        1 3-Etagen-Destruktionen

BWS (D1 bis D12)
14 Fälle
    9 Diszitiden
        7 1-Etagen-Diszitis
        2 2-Etagen-Diszitis
    5 Spondylodiszitiden
        2 1-Etagen-Destruktionen
        2 2-Etagen-Destruktionen
        1 3-Etagen-Destruktion

LWS (D12/L1 bis L5/S1)
13 Fälle
    8 Diszitiden
        6 1-Etagen-Diszitis
        2 2-Etagen-Diszitis
    5 Spondylodiszitiden
        3 1-Etagen-Destruktionen
        2 2-Etagen-Destruktionen

Für drei Patienten hatte eine doppelte Nennung zu erfolgen, da diese eine gleichzeitige Destruktion von jeweils 2 Wirbelsäulenabschnitten aufwiesen:
1-mal Befall der HWS + LWS
2-mal Befall der BWS + LWS.

Es ist aufgrund der Verteilung deutlich, dass es in unserem Patientengut keine Prädilektionshöhe für die Ausbildung einer Wirbelsäuleninstabilität auf dem Boden einer Spondylitis/-diszitis gab.

In 16 von 30 Fällen waren intraspinale Abszesse mitursächlich für die medulläre Läsion, in 4 Fällen im Bereich der HWS, in 7 Fällen im Bereich der BWS, in 5 Fällen im Bereich der LWS.

In 6 Fällen wurden begleitend extraspinale Abszesse festgestellt, 5 Psoasabszesse und ein Oberarm-Senkungsabszess. Die Ausgangshöhe der Wirbelsäule für die extraspinalen Abszesse war in einem Fall HWK7/BWK1, in 3 Fällen BWK12/LWK1, in einem Fall LWK3/4 und in einem weiteren Fall LWK4/5.

In 11 Fällen fand bereits vor der Zuverlegung eine operative Intervention statt: An der HWS eine Palacos-Plombierung und eine Hemilaminektomie; an der BWS 6 Hemilaminektomien, davon eine mit Fixateur-interne-Stabilisierung; an der LWS eine Hemilaminektomie mit Fixateur-interne-Stabilisierung, eine Psoasabszess-Revision und eine CT-Punktion.

Ein Erregernachweis (bakteriologisch) gelang insgesamt nur in 17 von 30 Fällen. In 13 Fällen wurde das Untersuchungsgut als steril befundet. Es gab dabei einen Fall mit einem histologischen TBC-Befund durch Nachweis von epitheloidzelligen Granulomen bei bekannter Miliartuberkulose.

Bei allen Patienten erfolgte eine antibiotische Langzeittherapie, soweit vorliegend nach Resistogramm, bei fehlendem Erregernachweis blind. Der wesentliche Grund für das Scheitern eines Erregernachweises in 13 Fällen ist in der bereits vor der Materialgewinnung (auswärts) begonnenen antibiotischen Therapie zu suchen.

Sechs der 17 Erregernachweise wurden durch auswärtige Diagnostik geführt. Die Differenzierung der pathogenen Keime zeigte nachstehende zahlenmäßige Verteilung:
11 Fälle von Staph.-aurcus-Nachweisen (davon 4 auswärtige Befunde),
    davon 2 MRSA-Fälle (davon 1 auswärtiger Befund),
2 Fälle von Staph. epidermidis (davon 1 auswärtiger Befund),
1 Fall von Streptokokken-Nachweis,
1 Fall von E.-coli-Nachweis,
1 Fall von Pseudomonas-aeruginosa-Nachweis,
1 Fall von Mycobacterium-tuberculosis-Nachweis (auswärtiger Befund).

Operative Versorgung

An der HWS erfolgte die operative Dekompression in einem Fall durch eine Bandscheibenausräumung und in 5 Fällen durch eine Ein- oder Mehretagen-Korporektomie unter Mitresektion der angrenzenden Bandscheiben. Die Stabilisierung und ventrale Abstützung wurde durch Interposition eines autologen Beckenkammspanes und Fixierung mittels einer ventralen Platte (Titanimplantate) sichergestellt.

Die operative Versorgung bestand 1-mal aus einer Bandscheibenausräumung (C5/6) mit anschließender Spaninterposition und ventraler Plattenfixation und 1-mal aus einer 1-Etagen-Korporektomie (C4) mit anschließender Spaninterposition und ventraler Plattenfixation; 3-mal aus einer 2-Etagen-Korporektomie (C4+5, C5+7, C7+D1) mit anschließender Spaninterposition und ventraler Plattenfixation in 2 Fällen, mit anschließender Spaninterposition und dorsaler Fixateur-Anbringung in einem Fall und 1-mal aus einer 2,5-Etagen-Korporektomie (C4+C5+partiell C6) mit anschließender Spaninterposition und ventraler Plattenfixation.

Fallbeispiel

Die Abbildungen 2 und 3 zeigen die Versorgung einer HWK-5/6-Diszitis mit intraspinalem Abszess und funktionell kompletter Tetraplegie sub C5. Nach Ausräumung der Bandscheibe und Abszessentlastung wurde zur Herstellung eines Spanlagers die angrenzende Deck- und Bodenplatte reseziert. Der interponierte Span wurde so dimensioniert, dass bilateral weiter ein ungehinderter Sekretabfluss aus dem Spinalkanal gewährleistet war. Eine Titan-H-Platte wurde von ventral angebracht.

An der BWS erfolgte in allen 14 Fällen eine Stabilisierung mittels Fixateur interne, wobei bis zu drei angrenzende Wirbelkörper entfernt werden mussten.

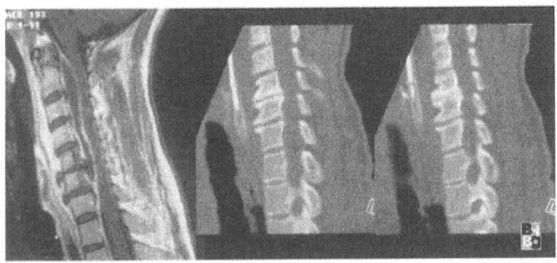

Abb. 2. MRT- und CT-Befund der HWK-5/6-Diszitis

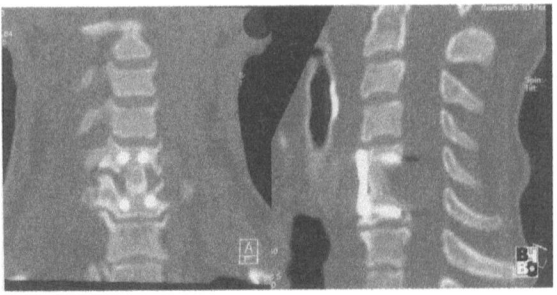

Abb. 3. Operative Versorgung der HWK-5/6-Diszitis

Die ventrale Abstützung erfolgte entweder mittels autologen Beckenkammspänen oder Titan-Cages. Nachstehend aufgeführte Versorgungen waren erforderlich:

1-mal eine 1-Etagen-Laminektomie + Fix.-int.-Stabilisierung,
2-mal eine 2-Etagen-Laminektomie + Fix.-int.-Stabilisierung,
2-mal eine 1-Etagen-Laminektomie,
    Ausräumung einer Bandscheibe + Fix.-int.-Stabilisierung,
3-mal eine 1-Etagen-Laminektomie,
    Ausräumung eines Wirbelkörpers + Fix.-int.-Stabilisierung + Span-/Cage-Interposition und
4-mal eine 2-Etagen-Laminektomie,
    Ausräumung zweier Wirbelkörper + Fix.-int.-Stabilisierung + Cage-Interposition.

Fallbeispiele

Die Abbildungen 4 und 5 zeigen den Fall einer BWK-5-Spondylitis. Es erfolgte eine Korporektomie des BWK 5 von dorsal mit anschließender Spaninterposition und Fixateur-interne-Stabilisierung.

Mit den Abbildungen 6 und 7 ist der Fall einer BWK-7- und -8-Spondylodiszitis dokumentiert. Die Versorgung bestand aus einer Korporektomie der betroffenen BWK 7 und 8 mit anschließender Cage-Interposition und Fixateur-interne-Stabilisierung BWK 5 auf BWK 10.

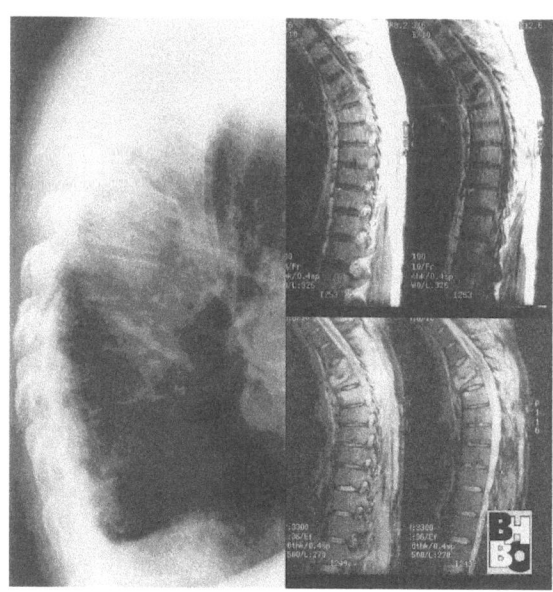

Abb. 4. Röntgen- und MRT-Befund der BWK-5-Spondylitis

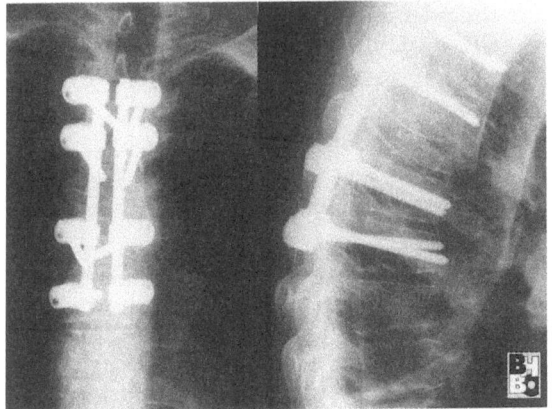

Abb. 5. Operative Versorgung der BWK-5-Spondylitis

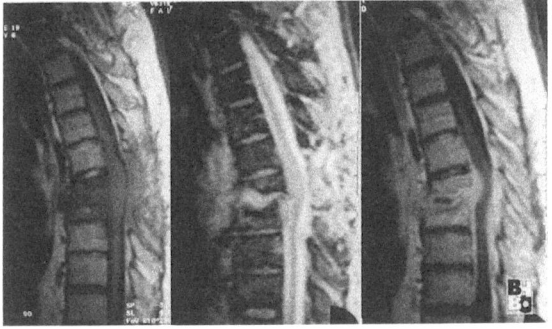

Abb. 6. MRT-Befund der BWK-7- und -8-Spondylodiszitis

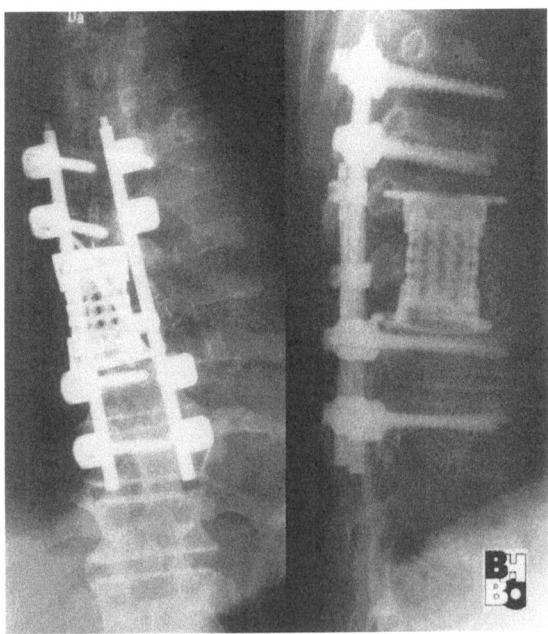

Abb. 7. Operative Versorgung der BWK-7- und -8-Spondylodiszitis

Die operative Versorgung an der LWS erfolgte mit einer Ausnahme in Form einer Fixateur-interne-Stabilisierung. In 8 Fällen mussten Korporektomien durchgeführt werden mit anschließendem Einsatz von ventralen Interponaten. Nachstehend aufgeführte Versorgungen waren erforderlich:

1-mal eine 2-Etagen-Hemilaminektomie, Drainage + Böhler-Gips-Anlage,
1-mal eine 1-Etagen-Laminektomie, Drainage + Fix.-int.-Stabilisierung,
1-mal eine 2-Etagen-Laminektomie, Drainage + Fix.-int.-Stabilisierung,
1-mal eine 1-Etagen-Hemilaminektomie,
    Ausräumung einer Bandscheibe + Fix.-int.-Stabilisierung,
5-mal eine 2-Etagen-Laminektomie,
    Ausräumung eines Wirbelkörpers + Fix. int.-Stabilisierung + Cage-Interposition,
1-mal eine 2-Etagen-Laminektomie,
    Ausräumung zweier Wirbelkörper + Fix.-int.-Stabilisierung + Cage-Interposition,
1-mal eine 2-Etagen-Laminektomie,
    Ausräumung zweier Wirbelkörper + Fix.-int.-Stabilisierung + Span-Interposition, und
1-mal eine 2-Etagen-Laminektomie,
    Ausräumung zweier Wirbelkörper + Fix.-int.-Stabilisierung + Pallacos-Interposition.

Fallbeispiel

Die Abbildungen 8 und 9 zeigen den Fall einer spezifischen LWK-1- und -2-Spondylodiszitis. Es musste zunächst eine Fixateur-interne-Stabilisierung BWK 12

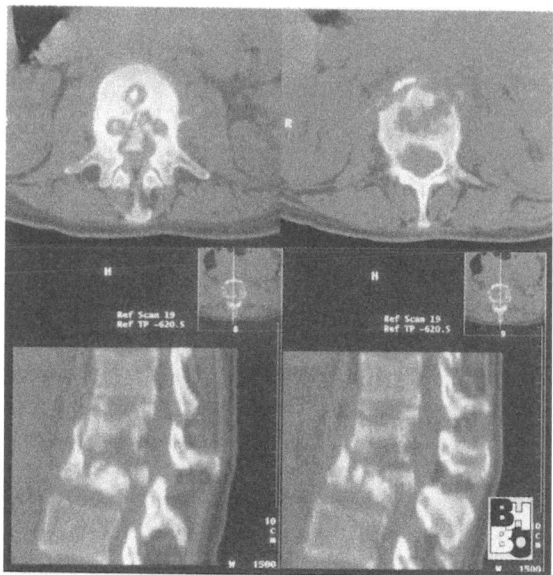

Abb. 8. CT-Befund der spezifischen LWK-1- und -2-Spondylodiszitis

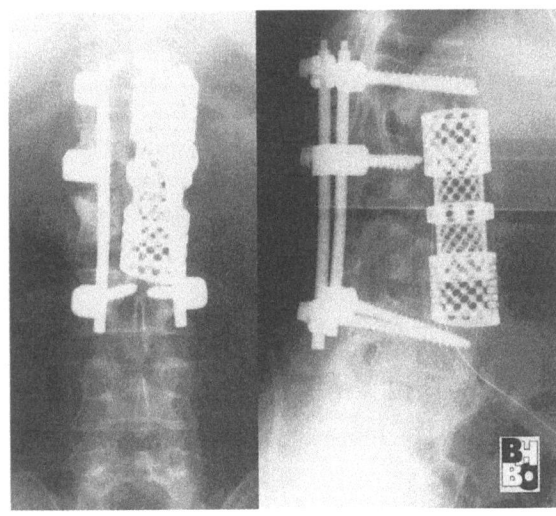

Abb. 9. Operative Versorgung der spezifischen LWK-1- und -2-Spondylodiszitis

auf LWK 3 von dorsal und anschließend eine Korporektomie von LWK 1 und 2 via Lumbotomie mit anschließender Cage-Interposition durchgeführt werden.

Den Infektbefall zweier Wirbelsäulenabschnitte wurde dokumentiert. Es lag zum einen eine Spondylodiszitis von BWK 12 vor, zum anderen eine Diszitis LWK 3/4. Es musste eine Korporektomie von BWK 12 von dorsal durchgeführt werden mit anschließender Cage-Interposition und Fixateur-interne-Stabilisierung BWK 10 auf LWK 3. An der LWS erfolgte eine komplette Ausräumung des Bandscheibenfaches, eine Span-Interposition und eine Fixateur-interne-Stabilisierung LWK 3 auf LWK 5.

Funktionelles Outcome

Nachstehend werden, getrennt für die drei Wirbelsäulenabschnitte, die neurologischen Defizite vor und nach der operativen Versorgung dargestellt.

Für die Heilverläufe der HWS-Spondylodiszitiden (n = 6) war
2-mal eine Besserung zum zentralen Halsmarksyndrom mit Gehfähigkeit,
2-mal ein Rückgewinn 3 funktioneller Segmente zu verzeichnen,
2-mal konnte keine funktionelle Besserung verzeichnet werden.

Die Ausgangs- und Abschlussbefunde waren im Einzelnen:
Querschnittsyndrom komplett sub C4 → Rückgewinn 3 funktioneller Segmente
Querschnittsyndrom komplett sub C5 → Rückgewinn 3 funktioneller Segmente
Querschnittsyndrom komplett sub C 6 → idem
Tetraparese mit Kraftgraden 2 – 3 → Besserung um 1 KG
Tetraparese mit Kraftgraden 3 → Gehfähig, OE KG 4
Querschnittsyndrom inkomplett sub C 7/8 → gehfähig, ZHS

Für die Heilverläufe der BWS-Spondylodiszitiden (n = 14) war
2-mal eine volle Remission,
5-mal eine funktionelle Verbesserung bei bleibender Rollstuhlabhängigkeit,
5-mal keine funktionelle Verbesserung und
2-mal ein Verlust von Restfunktionen mit Eintreten einer kompletten Lähmung
zu verzeichnen.

Die Ausgangs- und Abschlussbefunde waren im Einzelnen:
1-mal ein Conus-Syndrom (Blasenlähmung) → volle Remission
1-mal ein Querschnittsyndrom inkomplett (Kraftgrade 2-3) sub D10
    → volle Remission
2-mal ein Querschnittsyndrom inkomplett (Kraftgrade 2) sub D5, D10
    → Besserung um 1 KG
2-mal ein Querschnittsyndrom inkomplett (Kraftgrade 2) sub D8, D9
    → Besserung um 2 KG
1-mal ein Querschnittsyndrom komplett sub D4 → inkomplett mit KG 2
4-mal ein Querschnittsyndrom funktionell annähernd komplett sub D4, D5, D8, D9 → idem
2-mal ein Querschnittsyndrom funktionell annähernd komplett sub D9, D10
    → komplett sub D9, D10
1-mal ein Querschnittsyndrom komplett sub D5 → idem.

Für die Heilverläufe der LWS-Spondylodiszitiden (n = 10) war
2-mal eine volle Remission,
1-mal eine fast volle Remission (Gehfähigkeit),
3-mal eine funktionelle Verbesserung bei bleibender Rollstuhlabhängigkeit und
4-mal keine funktionelle Verbesserung zu erreichen.

Die Ausgangs- und Abschlussbefunde waren im Einzelnen:
2-mal ein Conus-Syndrom (Blasenlähmung) → volle Remission
1-mal ein Querschnittsyndrom inkomplett (Kraftgrade 3) sub L2
    → gehfähig (KG 4-5)
3-mal ein Querschnittsyndrom inkomplett (Kraftgrade 1-2) sub L2, L3
    → Besserung um 2 KG
2-mal ein Querschnittsyndrom funktionell annähernd komplett sub L2, L3
    → idem
2-mal ein Querschnittsyndrom komplett sub L1, L2 → idem.

In zwei Fällen führte ein septisches Multiorganversagen postoperativ zum Exitus letalis. Bei einer Zahl von 30 operierten Patienten entspricht das einer Letalitätsrate von 6,6%. Zwei weitere Patienten starben im septischen Multiorganversagen noch vor einer operativen Interventionsmöglichkeit. Die Letalitätsrate aller zugewiesenen Fälle (n = 32) beträgt damit 12,5%.

Zusammenfassend ist festzustellen, dass durch die operative Therapie und eine Langzeit-Antibiose die Wirbelsäuleninstabilität und das Infektgeschehen in 28 von 30 Fällen (93%) beherrscht werden konnte. Trotz des Einsatzes von z.T. voluminösen Titanimplantaten (Titan-Fixateur-Systemen u. Titan-Cages) waren retrospektiv keine Implantatvermittelten Komplikationen bzw. Verzögerungen der Ausheilung zu verzeichnen.

Eine Besserung der neurologischen Defizite war postoperativ in 17 von 30 Fällen – d.h. in 57% – festzustellen.

Literatur

1. Abe E, Yan K (2000) Pyogenetic vertebral osteomyelitis presenting as a single spinal compression fracture: a case report and review of literature. Spinal Cord 38: 639–644
2. Abramovitz JN, Batson RA, Yablon JS (1986) Vertrebral osteomyelitis. The surgical management of neurologic complications. Spine 11: 418–420
3. Bonfiglio M, Lange TA, Kim YM (1973) Pyogenetic vertebral osteomyelitis. Disc space infections. Clin Orthop 96: 234–247
4. Darouiche RO, Hamill RJ, (1992) Bacterial spinal epidural abscess: Review of 43 cases and literature survey. Medicine 71: 369–385
5. Dietze DD, Fressler RG, Jacob RP (1997) Primary reconstruction for spinal infections. J Neurosurg 86: 981–989
6. Dina TS (1992) Infection of the spine. Semin Spine Surg 4: 98–110
7. Faraj AA, Webb JK (2000) Spinal instrumentation for primary pyogenetic infection: report of 31 patients. Acta Orthop Belg 66: 242–247
8. Frazier DD, Campbell DR, Garvey TA et al. (2001) Fungal infections of the spine. Report of eleven patients with long term follow-up. J Bone Joint Surg 83-A: 560–565
9. Hadjipalou AG, Mader JT, Necessary JT, Muffóletto AJ (2000) Haematogenous pyogenetic spinal infections and their surgical management. Spine 25: 1668–1679
10. Lucio E, Adesokan A et al. (2000) Pyogenic spondylodiscitis: a radiologic/pathologic and culture correlation study. Arch Pathol Lab Med 124: 712–716
11. Malawski SK, Lukawaski S (1991) Pyogenic infection of the spine. Clin Orthop 272: 58–66
12. McGuire RA, Eismont FJ (1994) The fate of autogenous bone graft in surgically treated pyogenic osteomyelitis. J Spinal Disord 7: 206–215
13. Patzakis MJ, Rao S, Wilkins J (1991) An analysis of 61 cases of vertebral osteomyelitis. Clin Infect Dis 19: 746–750
14. Przybylski GJ, Sharan AD (2001) Singele-stage autogenous bone grafting and internal fixation in the surgical management of pyogenic discitis and vertebral osteomyelitis. J Neurosurg 94: 1–7
15. Safran O, Rand N et al. (1998) Sequential or simultaneus same-day anterior decompression and posterior stabilization in the managemant of vertebral osteomyelitis of the lumbar spine. Spine 23: 1885–1890
16. Sapico FL, Montgomerie JZ (1990) Vertebral osteomyelitis. Infect Dis Clin North Am 4: 539–550
17. Tyrrell PN, Cassar-Pullicino VN, McCall IW (1999) Spinal infection. Eur Radiol 9: 1066–1077
18. Wisneski LJ (1991) Infectious disease of the spine. Diagnostic and treatment considerations. Orthop Clin North Am 22: 491–501

Querschnittlähmung bei septischen Wirbelsäulenerkrankungen

M. Keil, R. Abel, H. v. Baum*, B. Spahn, H. J. Gerner
Orthopädische Universitätsklinik Heidelberg
*Hygiene-Institut der Universität Heidelberg

Einleitung

Septische Erkrankungen der Wirbelsäule stellen ein zunehmendes Problem bei einer insgesamten Erhöhung der Fallzahlen in den letzten Jahren dar. Ätiologisch kommen pyogene, granulomatöse oder auch parasitäre Infekte in Frage [3]. Die Lokalisation der Infektion liegt vornehmlich im lumbalen Bereich, gefolgt von thorakalen und zervikalen Entzündungsherden [2]. Oft wird die entzündliche Erkrankung der Wirbelsäule erst nach dem Eintritt von Lähmungserscheinungen diagnostiziert. Diese Komplikation, wie auch ein hohes Patientenalter und häufige Vorerkrankungen der Patienten, stellen außerordentliche Anforderungen an die notwendige Diagnostik und Therapie.

Häufig besteht bei den Patienten eine eher unspezifische Schmerzanamnese über längere Zeit. Ebenfalls wird in vielen Fällen ein schleichender Lähmungsbeginn angegeben. Die Nativ-Röntgendiagnostik gibt oft keinen richtungsweisenden Befund, auch ist dies beim CT der Fall. Erst die Magnetresonanztomographie zeigt das Vollbild der entzündlichen Veränderungen, inkl. der Knochenzerstörung und der Myelonkompression (Abb. 1).

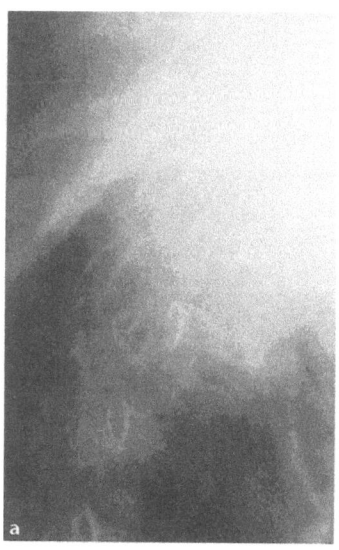
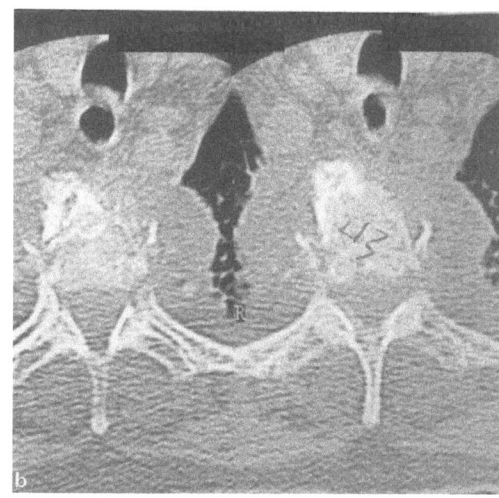

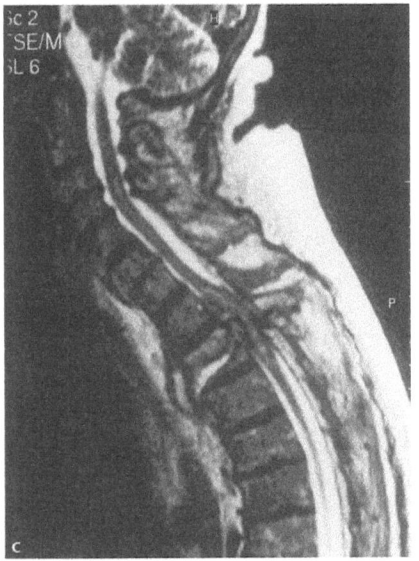

Abb. 1a,b,c. Spondylitis Th2/3 (w, 81 J.); **a** Nativröntgenaufnahme, **b** CT und **c** MRT

Abb. 2a,b. Obduktionspräparat der Pat. aus Abb. 1a,b,c

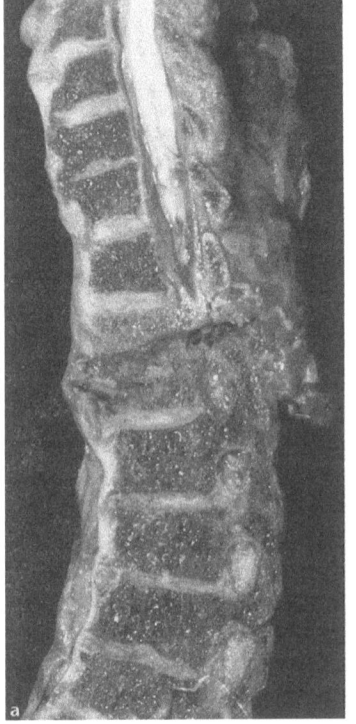
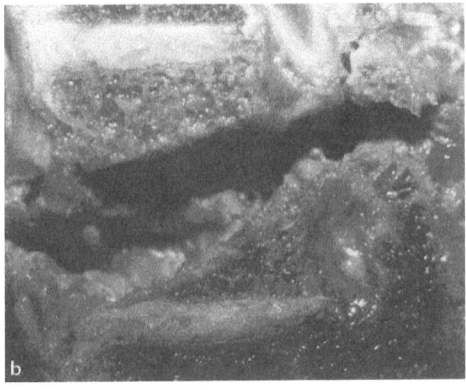

Die etablierte Behandlung der Spondylodiszitis, auch mit Lähmungskomplikation, war konservativ mit konsequenter Ruhigstellung und Antibiose. In Anbetracht der oft erheblichen Zerstörung der Wirbelstrukturen durch den entzündlichen Prozess sowie des Vorhandenseins ausgereifter moderner Wirbelsäuleninstrumentarien stellt sich die Frage, ob ein operativer Therapieansatz sinnvoller ist (Abb. 2).

Patientenkollektiv und Methodik

Über einen Zeitraum von drei Jahren wurden in unserer Klinik 18 Patienten mit septischer Wirbelsäulenerkrankung und Lähmungserscheinung behandelt, davon 16 männlich, 2 weiblich. Der Altersdurchschnitt betrug 62 Jahre im Median (33 – 77 Jahre). Die Infektionslokalisation war in 6 Fällen zervikal, bei 11 Patienten thorakal sowie in zwei Fällen lumbal. Siebzehn Querschnittlähmungen waren frisch aufgetreten, eine Lähmung vorbestehend. In fast nahezu allen Fällen handelte es sich um inkomplette Querschnittläsionen.

Diagnostik

Neben der eingehenden Anamneseerhebung erfolgte bei Erstaufnahme der Patienten die klinische Untersuchung mit Erhebung des ASIA-Scores hinsichtlich der Motorik und der Sensibilität. Die konventionelle Röntgendiagnostik der Wirbelsäule wurde durchgeführt, des Weiteren ein Kernspintomogramm. Ferner wurde vor Beginn einer antibiotischen Therapie ein (intraoperativer) Keimnachweis angestrebt.

Konservative Therapie (N = 2)

Bei den konservativ therapierten Patienten erfolgte zunächst strenge Bettruhe, die Wirbelsäule wurde entweder im maßangefertigten Korsett oder mit steifer Halskrawatte ruhig gestellt. Nach Antibiogramm wurde mindestens eine testgerechte Doppelantibiose durchgeführt, die rehabilitative Therapie entsprach den Standards der deutschen Querschnittgelähmtenzentren.

Operative Therapie (N = 16)

In Tabelle 1 sind die operativen Verfahren genannt, die bei den 16 Patienten durchgeführt wurden, Mehrfachnennungen sind möglich. Neben der Dekompression des Spinalkanals fand regelhaft eine Stabilisierung mit Titaninstrumentarium statt. Die postoperative Therapie beinhaltete eine supportive Stabilisierung der Wirbelsäule mit Mieder oder Halskrawatte, es wurde eine Doppel-

Tabelle 1. Operative Versorgung

dorsoventral	6	2
dorsal	3	1
ventral	2	3

antibiose nach Antibiogramm über 6 Wochen intravenös, anschließend 6 Wochen oral durchgeführt. Parallel erfolgte die übliche querschnittspezifische Erstbehandlung der Patienten. In den Abbildungen 3 bis 5 sind verschiedene Phasen der Operationen aufgezeigt.

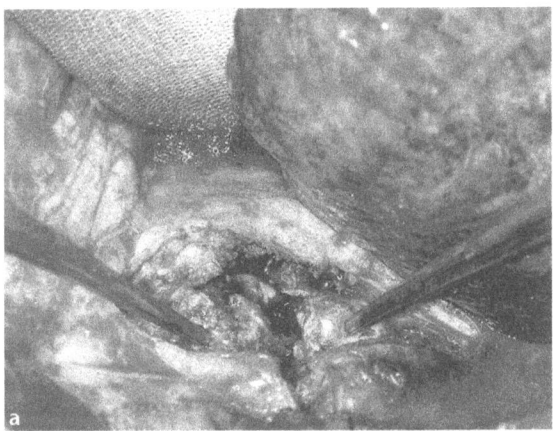

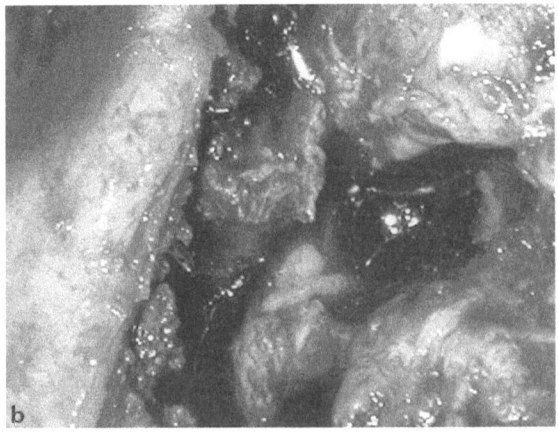

Abb. 3a,b. Spondylitis mit ausgedehnter Abszesshöhle thorakal, in Übersicht und Detail

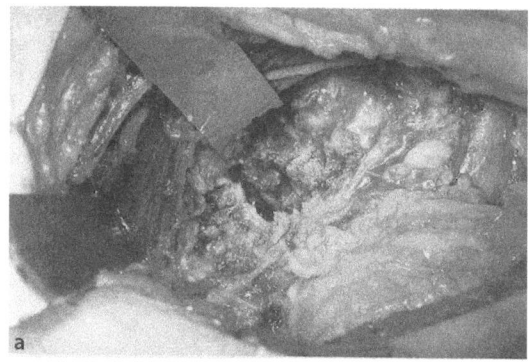

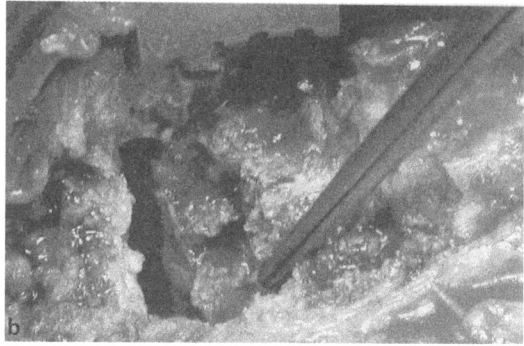

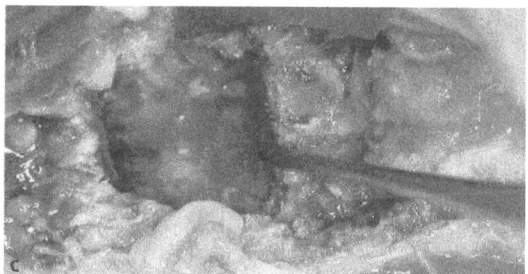

Abb. 4. a Abszesshöhle lumbal, M. iliopsoas unter Haken zur Seite gehalten, b Detailaufnahme, c nach Ausräumung

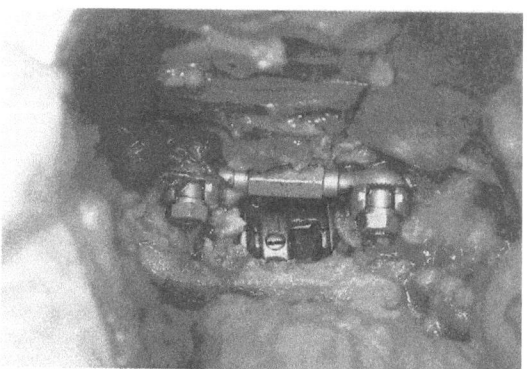

Abb. 5. Ventrale Wirbelfusion mit Titan-Cage und Spacer

Tabelle 2. Prädisponierende Vorerkrankungen	
Diabetes mellitus	8
Leberschaden	6
Niereninsuffizienz	6
Herzinsuffizienz	5
COPD, Pneumonie	9
Sepsis	6
Voroperation	7

Tabelle 3. Keimspektrum	
Staphylococcus sp.	12
Escherichia coli	2
Enterococcus	2
Streptococcus sp.	1
Pseudomonas	1

Ergebnisse

Prädisposition. Das untersuchte Patientengut zeigte multiple Vorerkrankungen, wie in Tabelle 2 dargestellt. Wie erwartet, handelt es sich um ein multimorbides Patientenkollektiv. Mehrere Patienten hatten eine Sepsis in der Vorgeschichte, häufig verbunden mit Voroperationen.

Keimspektrum. In der überwiegenden Zahl der Fälle handelte es sich um Staphylokokkeninfektionen, wobei nur ein multiresistenter Keim nachgewiesen wurde. Bei einem Patienten wurden in der bakteriologischen Untersuchung zwei Keime nachgewiesen (Tabelle 3).

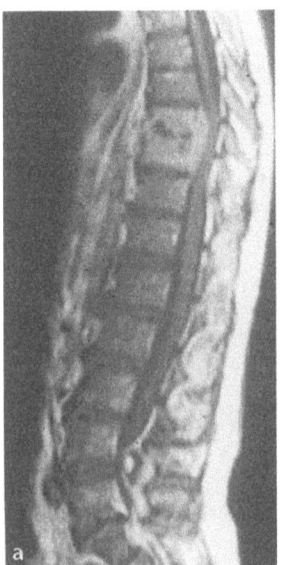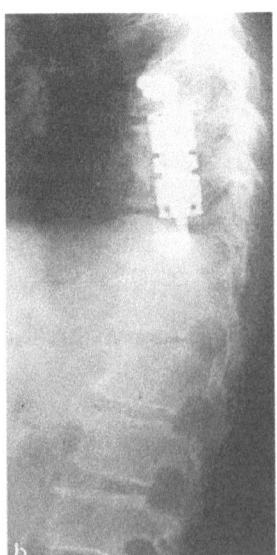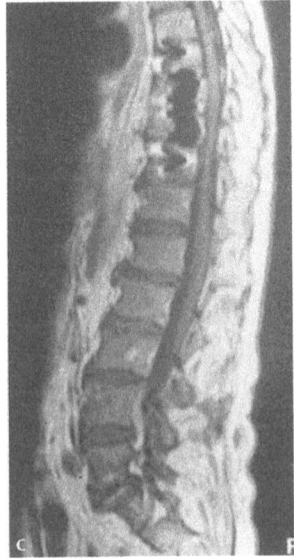

Abb. 6a,b,c. Fallbeispiel 1, Spondylitis Th9/10 im radiologischen Verlauf, **a** MRT bei Aufnahme, **b** postoperative Röntgenkontrolle, **c** MRT bei Entlassung

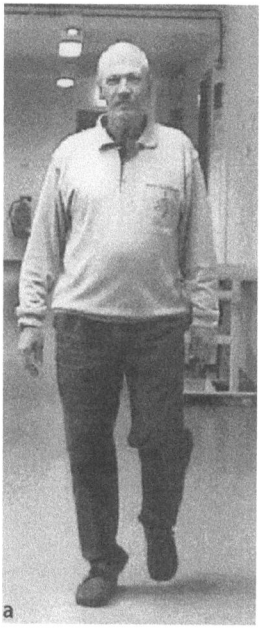
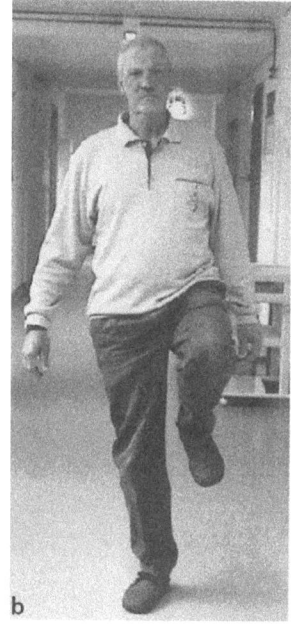
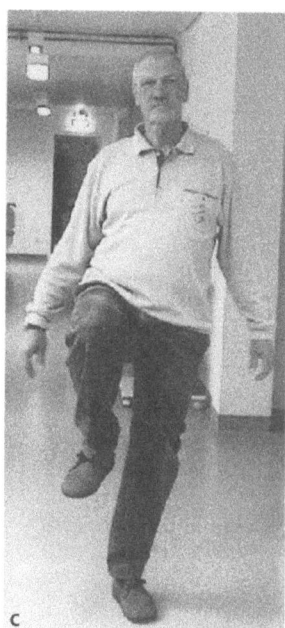

Abb. 7a,b,c. Fallbeispiel 1, Pat. mit initial motorisch kompletter Lähmung sub Th9, **c** bei Entlassung

Fallbeispiel 1. Ein 59-jähriger männlicher Patient präsentierte sich mit kompletter motorischer und nahezu kompletter sensibler Lähmung unterhalb Th 9 bei Spondylodiszitis Th 9/10 nach Rippenfraktur und nachfolgender Pleuritis. Nach entsprechender MRT-Diagnostik bei Aufnahme erfolgte die ventrale Dekompression und Fusion mit Titan-Cage und Spacer. Der radiologische Verlauf ist in Abbildung 6 dargestellt. Im Verlauf der stationären Erstbehandlung entwickelte sich die motorische Lähmung komplett zurück, bei lediglich geringgradigen sensiblen Restdefiziten (Abb. 7).

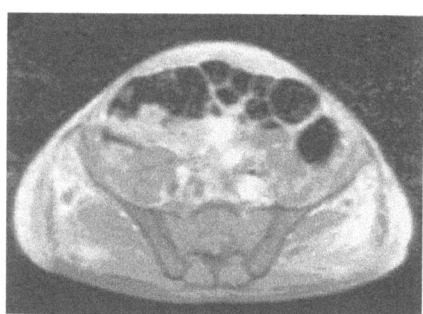
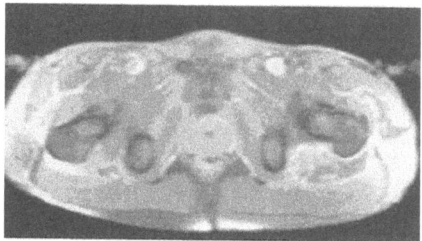

Abb. 8. Fallbeispiel 2, 7. 2. 2000 gluteale Abszesse bds. nach intramuskulärer Injektion

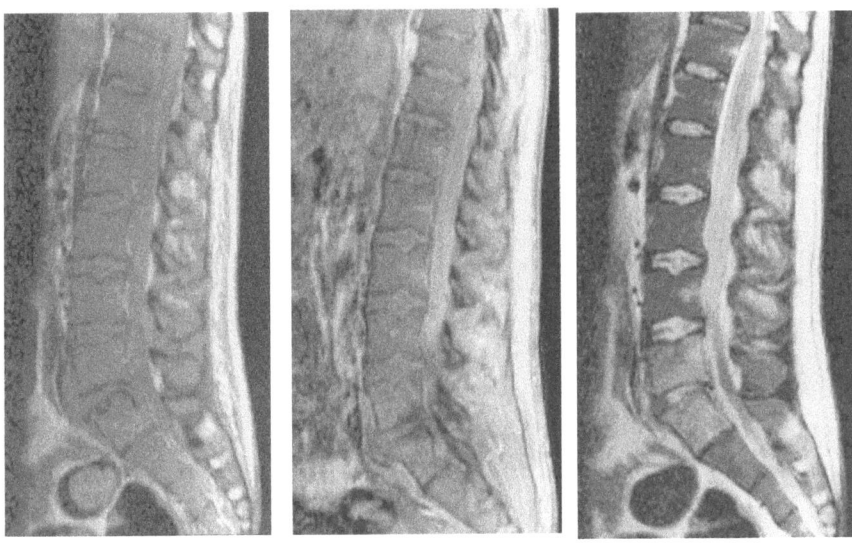

Abb. 9. Fallbeispiel 2, 7. 2. 2000 Spondylodiszitis L5/S1 mit ventralem Abszess, MRT

Fallbeispiel 2. Ein bis dahin gesunder 33-jähriger männlicher Patient hatte vor einigen Wochen einen grippalen Infekt durchgemacht, dann Schmerzen im Dermatom L 5/S 1 angegeben, weshalb er beim Hausarzt intramuskuläre gluteale Analgetikainjektionen erhielt. Bei zunehmender Fußheberparese und Verschlechterung des Allgemeinzustandes wurde der Patient in eine neurologische Klinik aufgenommen, die entsprechende Diagnostik zeigte Abszesse im linken Oberschenkel und der linken Glutealregion (Abb. 8). In dem gleichzeitig durch-

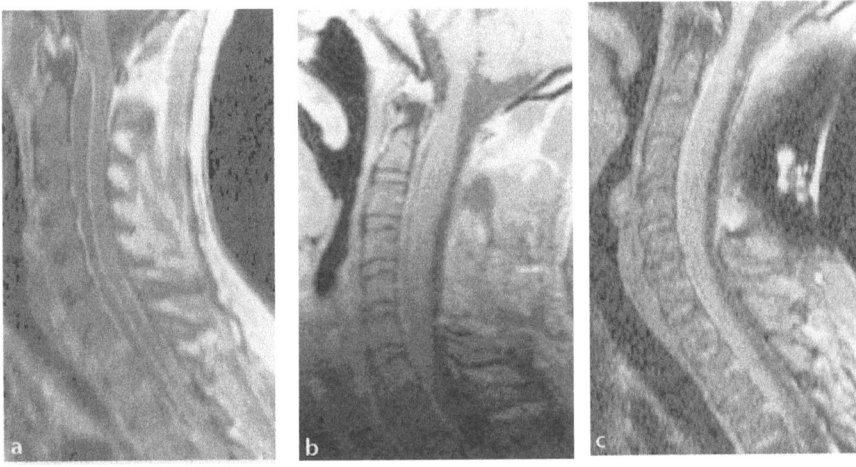

Abb. 10a,b,c. Fallbeispiel 2, MRT HWS; **a** ausgedehnter ventraler epiduraler Abszess C2-Th1 am 8. 2. 2000, **b** nach Drainage 15. 2. 2000, **c** Kontrolle 29. 2. 2000

geführten MNR der LWS war bereits eine Spondylodiszitis L 5/S 1 erkennbar (Abb. 9). Der Patient wurde in eine orthopädische Klinik aufgenommen, die Abszesse der unteren Extremität gespalten. Nach klinischer Entwicklung einer Tetraplegie erfolgte dann die Verlegung in eine neurochirurgische Abteilung und dort wurde bei MNR-tomographischem Nachweis eines zervikalen epiduralen Abszesses (Abb. 10) die Dekompression und Abszessdrainage vorgenommen. Im weiteren Verlauf folgten noch mehrfach Abszess-Spaltungen an den unteren Extremitäten, als Komplikation kam eine tiefe Venenthrombose hinzu. Nach Verlegung in unser Querschnittgelähmtenzentrum erfolgte nochmals die NMR-tomographische Untersuchung, hier zeigte sich die deutliche Einschmelzung L 5/S 1 (Abb. 11). Es erfolgte eine dorsoventrale Ausräumung und Stabili-

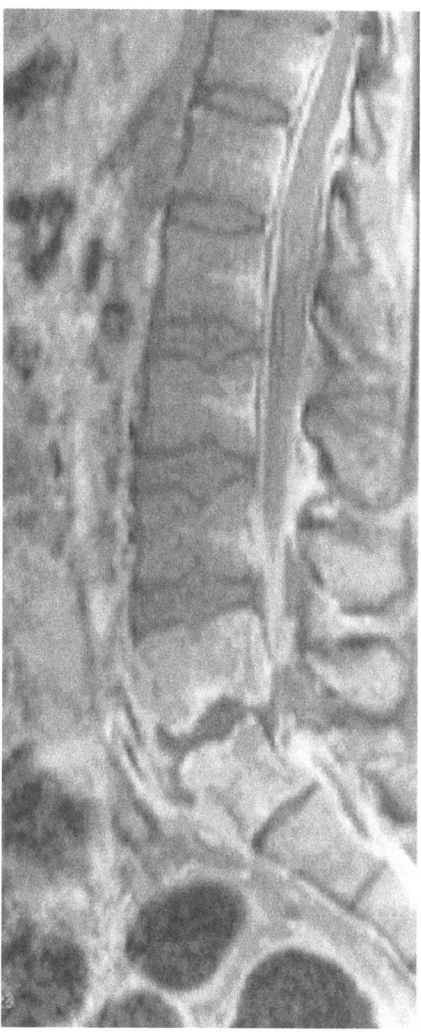

Abb. 11. Fallbeispiel 2, MRT LWS 29. 2. 2000, Spondylitis L5/S1 mit deutlicher Einschmelzung

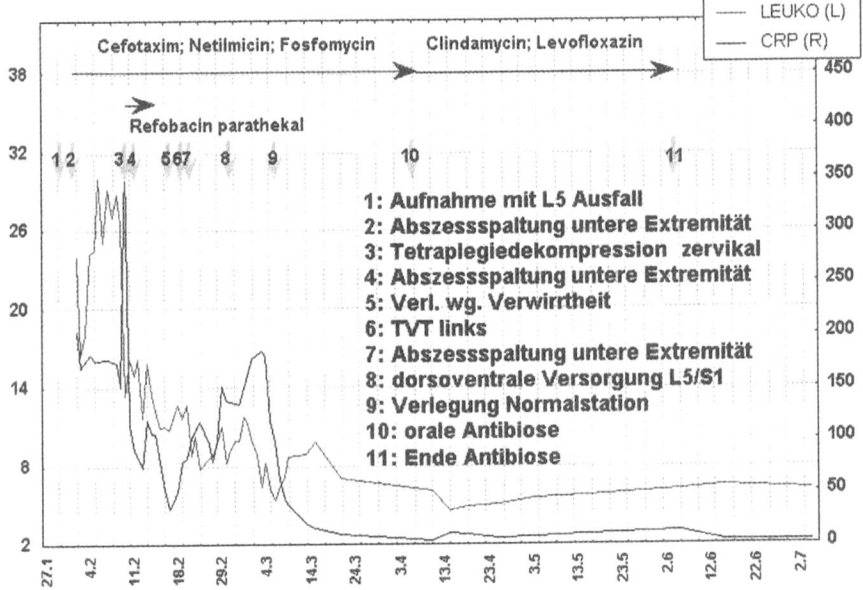

Abb. 12. Fallbeispiel 2, Verlauf der Entzündungsparameter in Relation zu den durchgeführten Eingriffen

sierung lumbosakral. Im weiteren Verlauf kam es zu einer Normalisierung der Laborparameter. Der Patient konnte nach nunmehr komplikationslosem Verlauf auf die Normalstation verlegt und querschnittspezifisch erstbehandelt werden. Die sensomotorischen Defizite bildeten sich nahezu vollständig zurück. Abbildung 12 stellt den Verlauf der Entzündungsparameter während des stationären Aufenthalts des Patienten dar. Es zeigt sich, dass erst nach konsequenter chirurgischer Sanierung sämtlicher Infektherde eine Normalisierung erreicht werden konnte.

Therapieergebnisse. Von den 18 untersuchten Patienten sind drei im Rahmen der stationären Behandlung der septischen Wirbelsäulenerkrankung verstorben, darunter waren die beiden konservativ therapierten Patienten. Bei sämtlichen operierten Patienten trat kein Re-Infekt auf, lediglich einmal war eine oberflächliche Wundrevision vonnöten. Der überblickte Zeitraum seit Infektion beträgt hierbei knapp 2 bis hin zu 5 Jahren. Eine knöchern feste Durchbauung im Verlauf der Erstbehandlung ist in allen Fällen radiologisch und klinisch nachgewiesen worden.

Hinsichtlich der Lähmung war im Verlauf des Aufenthalts keine Verschlechterung zu verzeichnen. Im Durchschnitt kam es zu einer Verbesserung der Motorik um 25 Punkte nach ASIA (0 – 73) (ASIA-Score mit maximal 100 Punkten). Die Sensibilität der Patienten zeigte ebenfalls bei den meisten Patienten eine deutliche Verbesserung.

Diskussion

Das unsererseits untersuchte und therapierte Patientenkollektiv zeigt sich konsistent mit vorliegenden Literaturangaben hinsichtlich der Alterszusammensetzung sowie den vorhandenen Vorerkrankungen [6, 7]. Auch die Verteilung der Lähmungshöhe aufgrund der Infektionen der Wirbelsäule ist gut vergleichbar [1, 2, 4]. Ebenfalls entspricht das nachgewiesene Keimspektrum den vorliegenden Erkenntnissen [2, 5].

Die hier präsentierten Therapieergebnisse bei Querschnittlähmungen aufgrund septischer Wirbelsäulenerkrankungen lassen eine positive Bewertung eines aggressiven operativen Therapieansatzes zu. Bei zeitiger operativer Therapie ist ein gutes funktionelles Outcome, d.h. eine rückläufige neurologische Symptomatik mit vollständiger Infektsanierung zu erwarten. Dies gilt mit Einschränkungen auch für verspätete Eingriffe.

Literatur

1. Eismont FJ, Bohlman HH, Soni PL, Goldberg VM, Freehafer AA (1983) Pyogenic and fungal vertebral osteomyelitis with paralysis. J Bone Joint Surg Am 65: 19–29
2. Hadjipavlou AG, Mader JT, Necessary JT, Muffoletto AJ (2000) Hematogenous pyogenic spinal infections and their surgical management. Spine 25: 1668–1679
3. Kaufman DM, Kaplan JG, Litman N (1980) Infectious agents in spinal epidural abscesses. Neurology 30: 844–850
4. Lifeso RM, Colucci MA (2000) Anterior fusion for rotationally unstable cervical spine fractures. Spine 25: 2028–2034
5. McGuire R, Eismont FJ (1994) The fate of autogenous bone graft in surgically treated pyogenic vertebral osteomyelitis. J Spinal Dis 7: 206–215
6. Patzakis MJ, Rao S, Wilkins J, Moore TM, Harvey PJ (1991) Analysis of 61 cases of vertebral osteomyelitis. Clin Orthop 264: 178–183
7. Rath SA, Neff U, Schneider O, Richter HP (1996) Neurosurgical management of thoracic and lumbar osteomyelitis and discitis in adults: A review of 43 consecutive surgically treated patients. Neurosurgery 38: 926–933

(Para-) Spinale Abszesse und Meningitiden als Folge schmerztherapeutischer Maßnahmen

M. WINTERHOLLER[1,2], C. GAUL[1,2], B. NEUNDÖRFER[2]
[1]Neurologische Klinik der Martin-Luther-Universität Halle
[2]Neurologische Klinik der Friedrich-Alexander-Universität Erlangen

Zusammenfassung

In der täglichen Praxis werden banale Lumbalgien häufig mit Infiltrationen analgetisch wirksamer Substanzen behandelt. Wir konnten in den letzten Jahren eine Reihe spinaler und meningealer Infektionen beobachten, die in unmittelbarem zeitlichen Zusammenhang mit (para-)spinalen schmerztherapeutischen Maßnahmen entstanden.

Patienten und Methode. Prospektive Analyse bakterieller Meningitiden der Neurologischen Universitätsklinik Erlangen zwischen Januar 1992 und Dezember 2000. Fokussuche, Erregeranalyse.

Ergebnisse. Bei 8 von 128 Patienten ergaben sich Hinweise auf einen unmittelbaren zeitlichen Zusammenhang zu schmerztherapeutischen Maßnahmen, wie wiederholten paraspinalen Infiltrationen und Periduralkathetern. Bei 4 dieser Patienten konnte Staph. aureus, bei 2 Staph. epidermidis, bei einem Pneumokokken in der Liquorkultur nachgewiesen werden. Zur Abszessbildung kam es bei 4 Patienten, in 2 Fällen konnten Spondylodiszitiden nachgewiesen werden.

Diskussion. Insbesondere bei wiederholten paraspinalen Infiltrationsbehandlungen besteht ein nicht unerhebliches Risiko der parameningealen Keimverschleppung und spinalen Infektion. Dies sollte bei der oft rational nicht nachvollziehbaren Anwendung dieser Methoden berücksichtigt werden.

Hintergrund

In der täglichen Praxis werden auch banale Lumbalgien häufig mit lokalen Infiltrationen analgetisch wirksamer Substanzen behandelt. Spinalkanalnahe Punktionen gehen jedoch grundsätzlich mit dem Risiko einer Keimverschleppung in die Tiefe des Gewebes einher. Zahlreiche Einzelfallberichte [1 – 6, 8] dokumentieren das Risiko meningealer und spinaler Infektionen derartiger therapeutischer Bemühungen. Im Rahmen einer prospektiven Untersuchung zur Prognose und den Komplikationen der eitrigen Meningitis aus den Jahren 1992 bis 1995 fiel auf, dass 4 von 56 in diese Untersuchung eingeschlossenen Patienten eine iatrogen induzierte Meningitis hatten [5]. Aus diesem Grunde verfolgten wir auch nach Abschluss dieser Untersuchung weiter das Ziel, iatrogene ZNS-Infektionen aufzudecken.

Patienten und Methoden

In die Untersuchung wurden zwischen 1. 12. 1991 und 31. 12. 2000 insgesamt 128 Patienten mit ambulant erworbener („community acquired") bakteriell-eitriger Meningitis (davon 56 aus der ersten, oben genannten Studie) eingeschlossen.

Einschlusskriterien waren:
- Erregernachweis (mikroskopisch oder kulturell)
- und/oder Nachweis einer granulozytären Pleozytose > 1000/ul Liquor.

Ausgeschlossen wurden:
- Kinder (< 18 Jahre)
- Infektionen in Zusammenhang mit neurochirurgischen operativen Eingriffen
- Shuntinfektionen.

Bei allen Patienten erfolgte eine Fokussuche (HNO, CT, spinale Diagnostik). Patienten und/oder Angehörige wurden konkret nach Injektionsbehandlungen in den Wochen vor der Infektion gefragt. Die Wahrscheinlichkeit einer Zusammenhangs von Infektionen und Injektionsbehandlung wurde mit „sicher", „wahrscheinlich", „möglich" und „unwahrscheinlich" klassifiziert. Eine Beurteilung der Morbidität erfolgte ein bis sechs Monate nach der Infektion mit der Glasgow Outcome Scale (GOS). Die Mortalität 3 Monate nach Infektion wurde beurteilt. Der Zusammenhang von Erkrankungsalter und Letalität wurde mit dem Spearman-Rang-Korrelationstest berechnet.

Ergebnisse

Abbildung 1 zeigt demographische Daten, Erregerspektrum und Letalität aller in die Untersuchung eingeschlossener Patienten.

Die Gesamtletalität (3 Monate nach Erkrankungsbeginn) betrug 21,1 %, wobei sich eine deutliche Abhängigkeit der Gesamtletalität vom Erkrankungsalter zeigte (p = 0,043).

Bei neun von 128 Patienten (7,03 %) war eine iatrogene Infektionsquelle auszumachen. Tabelle 1 zeigt Patienten, Erreger, Infektionsweg und Outcome der Patienten mit iatrogener Meningitis sowie deren Komplikationen. Acht dieser Infektionen waren auf schmerztherapeutische Injektionen zurückzuführen, in einem Fall war eine diagnostische Lumbalpunktion zur Abklärung eines Schmerzsyndroms (Patient 9) ursächlich. Die Lumbalpunktion dieser Patientin wurde als „schwierig" beschrieben, der erste Liquor war unauffällig, 2 Tage später fand sich dann das typische Bild einer eitrigen Meningitis. Der

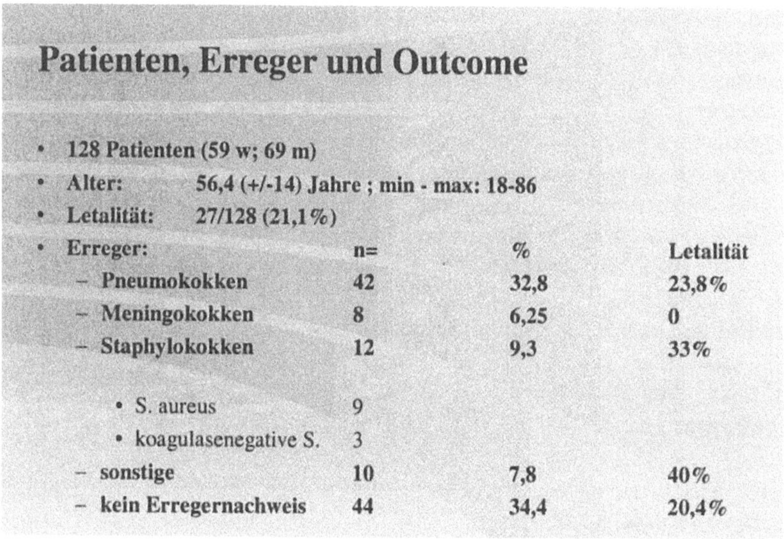

Patienten, Erreger und Outcome

- 128 Patienten (59 w; 69 m)
- Alter: 56,4 (+/-14) Jahre ; min - max: 18-86
- Letalität: 27/128 (21,1%)
- Erreger:

	n=	%	Letalität
– Pneumokokken	42	32,8	23,8%
– Meningokokken	8	6,25	0
– Staphylokokken	12	9,3	33%
• S. aureus	9		
• koagulasenegative S.	3		
– sonstige	10	7,8	40%
– kein Erregernachweis	44	34,4	20,4%

Abb. 1. Demographische Daten, Erregerspektrum und Letalität aller untersuchter Patienten

Tabelle 1. Patienten, Erreger, Infektionsweg und Outcome der Patienten mit iatrogener Meningitis

	Patient	Erreger	Infektionsweg	Intervall (Tage)	Komplikation	Zusammenhang	Outcome
1	f., 74 J.	S. aureus	spinale Injektion	2	epileptische Anfälle	++	Enzephalopathie
2	m., 48 J.	S. aureus	periduraler Katheter	4	spinaler Abszess	+++	Exitus
3	m., 67 J.	S. aureus	Facettengelenksinfiltration	14	paravertebraler Abszess, Osteomyelitis L3/4	+++	gehbehindert
4	f., 72 J.	kein Nachweis	Facettengelenksinfiltration	5	rekurrierende Meningitis	++	pflegebedürftig
5	m., 38 J.	kein Nachweis	zervikale Injektionen	14	Epiduralabszess	+	Restitutio
6	m., 46 J.	S. aureus.	paravertebrale Infiltrationen	20	paravertebraler Abszesse	++	Restitutio
7	m., 58 J	S. epiderm.	paravertebrale Infiltrationen	5	blande Meningitis	++	n. b.
8	m. 49 J.	S. epiderm.	paravertebral Kortikoide	> 14	blande Meningitis	++	Restitutio
9	f., 78 J.	kein Nachweis	Lumbalpunktion	2	blande Meningitis, Asystolie	+++	Exitus

Vermuteter Zusammenhang: (+) möglich, (++) wahrscheinlich, (+++) sicher

Zusammenhang mit der Injektion/Punktion wurde in 3 Fällen mit lokaler Abszedierung als „sicher", in 5 Fällen (mit etwas größerer Latenz, jedoch aufgrund des Erregerspektrums) als wahrscheinlich und bei einem Patienten mit einem ausgedehnten zervikalen dorsalen Epiduralabszess aufgrund der großen zeitlichen Latenz und eines Panaritiums in der Vorgeschichte als „möglich" angenommen.

Bei sechs Patienten konnten Staphylokokken im Liquor nachgewiesen werden (4 S. aureus, 2 koagulasenegative Staphylokokken), bei drei – antibiotisch anbehandelten – Patienten konnte im Liquor kein eindeutiger Erregernachweis geführt werden. Zwei Patienten (22 %) verstarben, drei (33 %) der Patienten trugen eine dauerhafte Behinderung davon.

Abbildung 2 und 3 zeigen zwei typische Fallbeispiele.

Diskussion

In dieser Arbeit wurde erstmals systematisch und prospektiv die Häufigkeit iatrogener nichtneurochirurgischer ZNS-Infektionen untersucht. Auf Grund der großen Fallzahl und des langen Beobachtungszeitraumes erscheinen die Daten repräsentativ. So ist davon auszugehen, dass heute etwa 5 – 10 % aller ambulant erworbenen bakteriell-eitrigen ZNS-Infektionen im Erwachsenenalter iatrogen sind. Während in der Literatur überwiegend über epidurale Abszesse anästhesiologischer Eingriffe (Periduralanästhesie, Spinalanästhesie) berichtet wird [1 – 4, 8], wird in dieser Untersuchung das Risiko der ambulanten paraspinalen

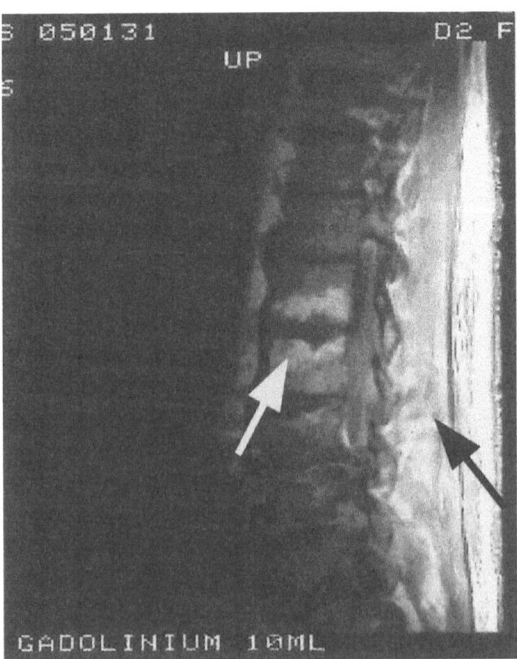

Abb 2. Fallbeispiel 1 (Patient 3). Der 67-jährige ehemalige Arbeiter litt seit Monaten an chronischen Lumbalgien. Vom Orthopäden wurde eine Spondylarthrose der LWS diagnostiziert und über Wochen eine Injektionstherapie mit Kortikoiden und Lokalanästhetika durchgeführt. Aufnahme in die Klinik mit zunehmender Bewusstseinstrübung und meningealem Syndrom. Bei der LP zeigt sich ein trüber Liquor, die Zellzahl beträgt 2800/μl, Protein 3800 mg/l. Die MRT der LWS zeigt mehrere Weichteil- und Muskelabszesse (schwarzer Pfeil) und eine Spondylodiszitis L3/L4 (weißer Pfeil). Es wird S. aureus nachgewiesen. Nach operativer Sanierung der Weichteilabszesse und 3 Monaten antibiotischer Therapie bleibt eine deutliche Beeinträchtigung des Gehens.

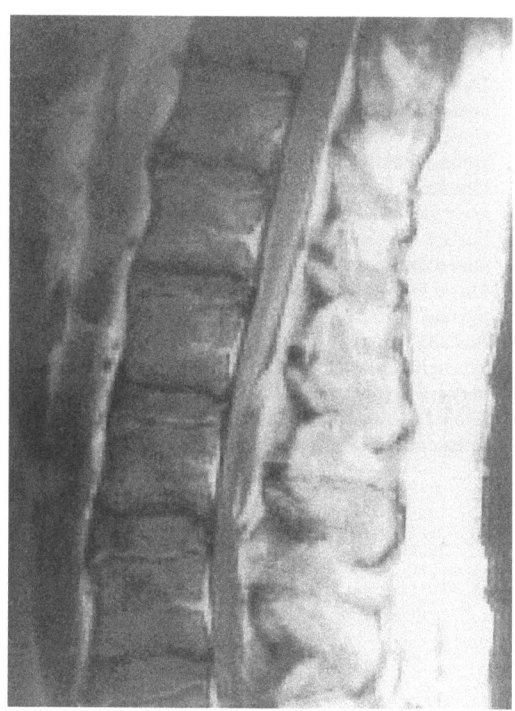

Abb. 3. Fallbeispiel 2 (Patient 2). MRT der LWS: Spinaler Abszess nach Periduralkatheter. Exitus letalis durch Hirnödem nach Operation des Abszesses.

Schmerztherapie deutlich. Blande Meningitiden und Abszedierungen in verschiedenen Formen kommen vor. Erreger sind überwiegend Staphylokokken, aber auch Streptokokken und andere Hautkeime wurden beschrieben [1, 2].

Sicherlich ist das relative Infektionsrisiko einer einzelnen paravertebralen Infektion gering (< 0,1%), gleiches gilt für peri-/epidurale Injektionen. Tatsache ist jedoch auch, dass die Häufigkeit infiltrativer Schmerztherapien in Deutschland deutlich über der anderer europäischer Länder liegt. Rolf und Brune [6] kritisieren die häufigen Injektionstherapien als pharmakologisch nicht begründet.

Vor diesem Hintergrund ist die iatrogene ZNS-Infektion die zweithäufigste „definierbare" Ursache bakterieller ZNS-Infektionen geworden, nach HNO-Infektionen, die etwa 25% der Meningitiden bedingen und noch vor Endokarditiden, die deutlich seltener (< 5%) für eine Meningitis ursächlich sind.

Umgekehrt ist bei der Behandlung einer Meningitis immer auch an die iatrogene Infektionsquelle zu denken und gezielt nach dieser Ursache, die sonst leicht übersehen wird, zu fragen. Konsequenzen für die Therapie sind:
- „staphylokokkenwirksame" Antibiose: dies gilt insbesondere deshalb, weil die Empfehlungen für die „Blindtherapie" der ambulant erworbenen eitrigen Meningitis nur die Kombination von einem Drittgenerationscephalosporin mit Ampicillin vorsehen.
- Die Suche nach fokalen Abszedierungen, die in Einzelfällen operativ saniert werden müssen.

Literatur

1. Dunn LT, Jave A, Findlay G, Green AD (1996) Iatrogenic spinal infection following epidural anaesthesia. Case report. Eur Spine J 5: 418–420
2. Goris H, Wilms G, Hermans B, Schillebeeckx J (1998) Spinal epidural abscess complicating epidural infiltration: CT and MRT findings. Eur Radiol 8: 1058
3. Lindner A, Warmuth-Metz M, Becker G, Toyka KV (1997) Iatrogenic spinal epidural abscesses: early diagnosis essential for good outcome. Eur J Med Res 2: 201–205
4. Lurie S, Feinstein M, Heifetz C, Mamet Y (1999) Iatrogenic bacterial meningitis after spinal anaesthesia for pain relief during labor. J Clin Anesth 11: 438–439
5. Pfister HW (1998) Bakterielle Infektionen. In: Brandt T, Dichgans J, Diener HC (Hrsg) Therapie und Verlauf neurologischer Erkrankungen, 3. Aufl. Kohlhammer, Stuttgart, S 389–406
6. Rolf LH, Brune GG (1982) Placeboanalgesie. Deutsch Med Wochenschr107: 283–284
7. Winterholler M, Erbguth F, Neundörfer B (1997) Staphylococccal meningitis – a complication of (para-) spinal infiltration and puncture. J Neurol 244, S3: 58
8. Yaniv LG, Potasman I (2000) Iatrogenic meningitis: an increasing role for resistant viridans streptococci? Case report and review of the last 20 years. Scand J Infect Dis 32: 693–696

Tumorerkrankungen

Zur chirurgischen Behandlung spinaler Tumoren

U. H. WIESE
Klinik für Neurochirurgie, Carl-Thiem-Klinikum Cottbus, Akademisches Lehrkrankenhaus der Charité (Medizinische Fakultät der Humboldt-Universität Berlin)

Einführung

Historisches

Die dokumentierte Geschichte der erfolgreichen chirurgischen Behandlung spinaler – hier: der im Wirbelsäulenkanal lokalisierten, dem Rückenmark oder der Cauda equina zugeordneten – Tumoren beginnt mit einem 1887 von Victor Horsley, einem der Wegbereiter der modernen Neurochirurgie, in London durchgeführten operativen Eingriff: Ein 42-jähriger Mann mit spastischer Paraparese der Beine und Anästhesie/Analgesie ab TH 5 wird von BWK 2 bis BWK 8 laminektomiert. Nach Eröffnung der Dura in Höhe des neuralen Segments TH 2 findet sich ein dem Rückenmark anliegender extramedullärer Tumor, der vollständig entfernt werden kann. Nach wiederholten postoperativen Kontrolluntersuchungen vermeldet der Patient ein Jahr später in einem an den Operateur gerichteten Brief, dass er sich bester Gesundheit erfreue und seiner Arbeit einschließlich langen Gehens und Stehens nachgehe [5].

Im Jahre 1907 wurde sodann in Wien die erste erfolgreiche Resektion eines im Rückenmarkgewebe (intramedullär) lokalisierten Tumors vorgenommen [10].

Eine erste umfassende Darstellung der Pathologie, Symptomatologie, Diagnostik und Behandlung der Rückenmarktumoren wird im Jahre 1925 von Charles Elsberg, Professor für Neurochirurgie an der Columbia-Universität New York, vorgelegt [4]. Neben der damaligen allgemein hohen Operationsmortalität ergaben sich insbesondere Probleme durch die schwierige exakte Lokalisation der spinalen Tumoren einschließlich der Bestimmung ihrer kraniokaudalen Ausdehnung, letztere ausschließlich zu Teilen verifiziert auf der Basis der vorliegenden sensiblen und motorischen Defizite der betreffenden Patienten.

Die Einführung der Myelografie, zunächst mit Instillation von Luft [3], kurze Zeit später mit Lipiodol, einem jodhaltigen öligen Kontrastmittel [9], mit Anbeginn der 30er Jahre des letzten Jahrhunderts dann mit wasserlöslichen Substanzen [2], boten die Grundlage für eine weitgehend sichere, bis zum heutigen Tage in Anwendung befindliche spinale Diagnostik. Die Computertomografie [6], insbesondere aber die Kernspintomografie (MRT), betrieben mit klinischer Anwendung seit 1983, revolutionierten die spinale radiologische Diagnostik.

Epidemiologie und Einteilung der spinalen Tumoren

Ca. 15% aller Tumoren im Bereich des Nervensystems, welche wiederum weniger als 2% aller Tumoren insgesamt ausmachen [7], sind der Gruppe der spinalen (Rückenmark-) Tumoren zuzuordnen [1]. Gegensätzlich zu den Hirngeschwulsten ist die Mehrheit dieser spinalen Tumoren gutartig (ca. 70%).

Die Einteilung der spinalen Tumoren erfolgt nach topografisch-anatomischen Kriterien bis zur heutigen Zeit nach der von Elsberg (siehe oben) vorgegebenen Beschreibung in 2 Gruppen:
1. intraspinal intradural extramedulläre Tumoren (ca. 2/3 aller spinalen Tumoren) und
2. die intraspinal intradural intramedullären Tumoren (ca. 1/3 der spinalen Tumoren).

Unter der Sichtweise der operativen Behandlung schließt diese Untergliederung funktionelle Aspekte und damit potenzielle Gefährdungen ein: Es ist offensichtlich, dass das Risiko einer Schädigung des Rückenmarks und entsprechenden postoperativen Defizits mit zunehmendem Kontakt des Tumorgewebes zum Rückenmarkgewebe erheblich ansteigt. Die Gefahr eines höheren postoperativen Defizits bei der chirurgischen Versorgung im Rückenmark lokalisierter (intramedullärer) Tumoren, deren Präparation und Entfernung nur mittels Durchtrennung noch intakten umliegenden Rückenmarkgewebes bewerkstelligt werden kann, ist offenkundig.

Innerhalb der Gruppe der extramedullären Geschwulste ist die relative Lokalisation zum Rückenmark in ventrodorsaler Ausdehnung von besonderer Bedeutung: Ein dorsal des Myelons gelegener Tumor kommt über einen dorsalen operativen Zugangsweg (z.B. Laminektomie) ohne jegliche Verdrängung des Rückenmarks zur Darstellung, wohingegen ein ventral gelegener Tumor nur unter erheblicher Manipulation neuraler Strukturen erreichbar wäre, insofern modifizierter operativer Zugangstechniken bedarf (siehe unten). Aus den soeben angeführten Gesichtspunkten ergibt sich die Notwendigkeit einer detaillierten prächirurgischen, insbesondere auf die topografisch-anatomischen Verhältnisse ausgerichteten Diagnostik, um die Grundlage zur Planung einer spezifizierten operativen Vorgehensweise zu gewährleisten.

Patienten und Methoden

Von 1995 bis 2000 wurden in der Neurochirurgischen Klinik des Carl-Thiem-Klinikums Cottbus bei Patienten im Alter von 6 bis 75 Jahren (mittleres Alter 49,8 Jahre) 47 spinale Tumoren einschließlich arteriovenöser Gefäßmissbildungen im Bereich des Rückenmarks und der Cauda equina operativ behandelt (entsprechend 5,0% aller in diesem Zeitraum chirurgisch behandelten Tumoren im Bereich des gesamten Nervensystems sowie 30,6% aller spinalen Tumoren einschließlich der meistenteils metastatischen extradural gelegenen Tumoren im Bereich der Wirbelsäule).

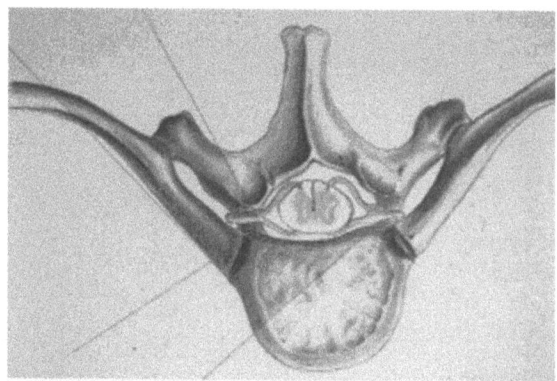

Abb. 1. Operative Zugangswege: Dorsaler Zugang über Laminektomie. Dorsolateraler Zugang über Costotransversektomie

Die präoperative Diagnostik beinhaltete standardgemäß und ausnahmslos die spinale Kernspintomografie mit sagittaler und axialer Bildgebung. Aus diesen Daten wurden die Details der operativen Vorgehensweise, insbesondere bezüglich der kraniokaudalen Ausdehnung der chirurgischen Eröffnung des betreffenden Wirbelsäulenabschnittes sowie des sektoralen Zugangs, in der axialen Ebene festgelegt.

Unmittelbar präoperativ erfolgte durch Röntgendurchleuchtung die definitive segmentale Zuordnung des entsprechenden Wirbelsäulenabschnitts.

Vereinzelt wurden präoperativ neuroelektrophysiologische Untersuchungen (somatosensorisch und motorisch evozierte Potenziale, SSEP, MEP) vorgenommen.

Die prä- und postoperative klinisch-neurologische Evaluierung erfolgte mit dem ASIA-Scoring-System.

Die Operationstechniken (vgl. Abb. 1) beinhalteten bei dorsal und dorsolateral gelegenen extramedullären Tumoren die mono-, bi- oder polysegmentale Laminektomie (dauerhafte Entfernung von Wirbelbögen), Hemilaminektomie (dauerhafte Entfernung von Halbbögen), Laminotomie (vorübergehende Entfernung und Refixation von Wirbelbögen). Bei ventrolateral und ventral lokalisierten Tumoren erfolgte die Costotransversektomie, die dorsale mediane Myelotomie bei intramedullären Geschwulsten, syringosubarachnoidale Shuntanlage bei peritumoraler Syringomyelie, Duraerweiterungsplastiken.

Die technischen Gerätschaften bzw. Setups umfassten OP-Mikroskop, Neuronavigation (s. Abb. 2a, b), intraoperativen Ultraschall, Tumorgewebszertrümmerung und -abtragung mit CUSA (Cavitron Ultrasonic Aspirator), Laser, intraoperatives neurophysiologisches Monitoring, intraoperative mikrovaskuläre Dopplersonografie, intraoperative Myelografie.

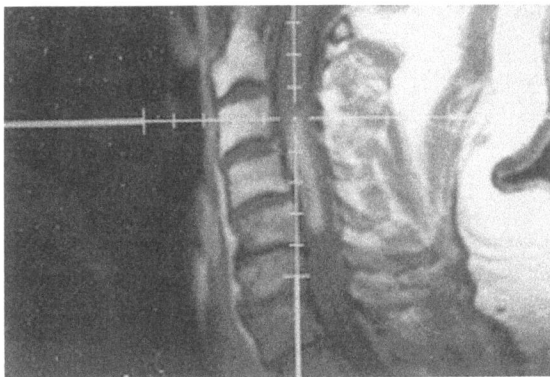
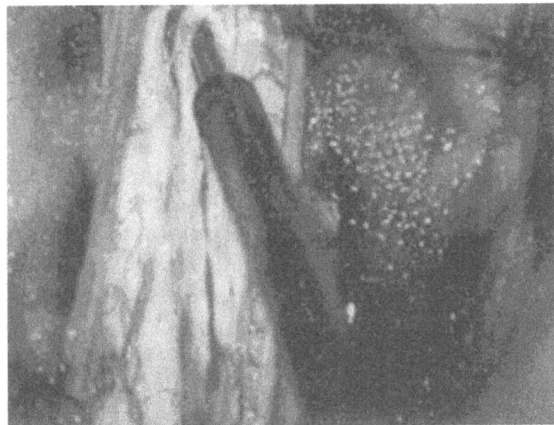

Abb. 2a, b. Neuronavigation. Sagittale MRT-Darstellung eines intramedullären Tumors im zervikalen Spinalmark. Fadenkreuz **a**, lokalisatorisch korreliert mit der Sondenspitze im operativen Mikrositus **b**

Ergebnisse

Bezüglich ihrer in axialer Ebene ausgerichteten Lokalisation verteilten sich die Tumoren wie folgt: 32 Tumoren waren intradural extramedullär (s. z. B. Abb. 3a, b) lokalisiert, 15 Tumoren intramedullär (s. z. B. Abb. 4a, b). Die histopathologische Charakterisierung der einzelnen Geschwulste ist in den Tabellen 1 und 2 zusammengestellt.

Die lokalisatorische Anordnung der Tumoren in sagittaler Ausrichtung und somit ihrer segmentalen Zuordnung stellte sich in folgender Weise dar.

Extramedulläre Tumoren:
die 8 Meningeome: C_{1-2}, C_3, C_{3-4}; Th_{6-7}, Th_7, Th_{8-9}, 2 × Th_{11-12},
die 6 Ependymome: Th_{11}; 5-mal cauda equina/filum terminale,
die 6 Nervenscheidentumoren: Th_{10}; 5-mal cauda equina,
die 4 Metastasen: Th_{1-2}, Th_{8-10}, Th_{10-11}; cauda equina,

Zur chirurgischen Behandlung spinaler Tumoren

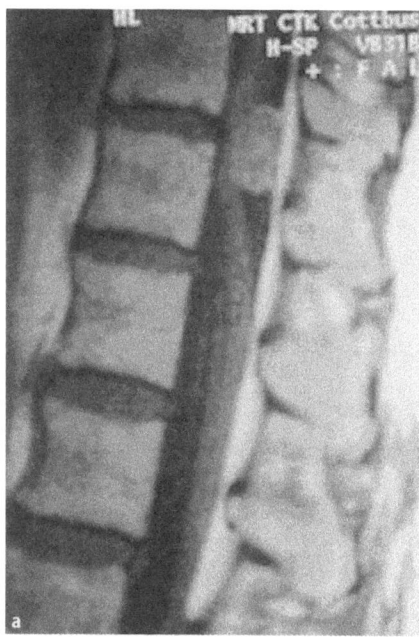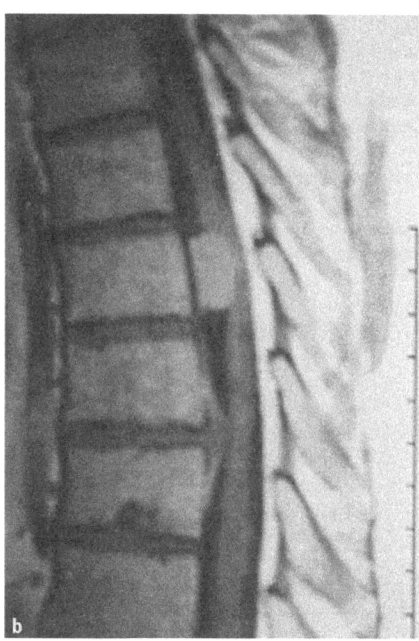

Abb. 3. **a** MRT: Dorsal des Rückenmarks lokalisierter extramedullärer Tumor, Segment Th$_{11}$ (Meningeom; 60-jährige Patientin), **b** MRT: Ventral des Rückenmarks lokalisierter extramedullärer Tumor, Segment Th$_7$, nebenbefundlich Bandscheibenvorfall BWK 8/9 (50-jähriger Patient)

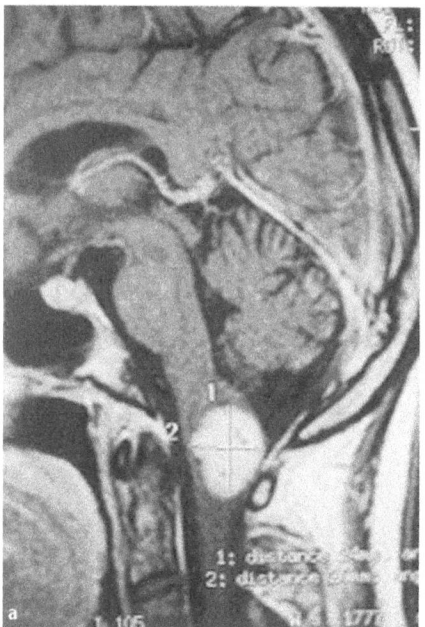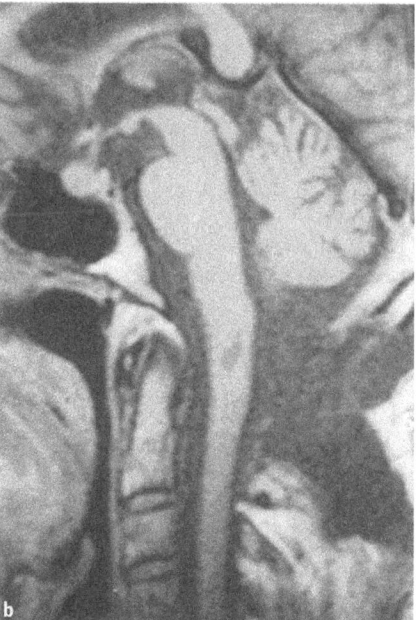

Abb. 4a,b. Intramedulläres Ependymom myelenzephal/oberes Zervikalmark (50-jährige Patientin). MRT: **a** präoperativ; **b** postoperativ

Tabelle 1. Spinale Tumoren: extramedullär. Histopathologische Klassifizierung; relative Häufigkeit nach Mc Cormick und Stein [8]; in Klammern: Absolutzahlen der vorliegenden Studie zum Vergleich

Spinale Tumoren: extramedullär		(32)
Nervenscheidentumoren	40 %	
– Schwannome		(5)
– Neurofibrome		(1)
Meningeome	40 %	(8)
Filumterminale Ependymome	15 %	(6)
Verschiedene	5 %	
– Dermoide, Epidermoide		
– Lipome		(3)
– Teratome		
– Paragangliome		
– arteriovenöse Malformationen		(3)
– kavernöse Hämangiome		
– Hämangioblastome		(1)
– Ganglioneurome		
– Metastasen		(5)
– nichtneoplastische Läsionen		
– entzündliche Veränderungen		

Tabelle 2. Spinale Tumoren: intramedullär. Vgl. Tabelle 1

Spinale Tumoren: intramedullär		(12)
Ependymome	45 %	(3)
Astrozytome	40 %	(3)
Hämangioblastome	5 %	
Verschiedene	10%	
– Gangliogliome		(1)
– Oligodendrogliome		
– Subependymome		
– Hämangioblastome		
– Lipome		
– Metastasen		(4)
– Nervenscheidentumoren		
– Neurozytome		
– Melanozytome		
– nichtneoplastische Läsionen		(1)

die 3 Lipome: 3-mal cauda equina,
die 3 arteriovenösen Malformationen: Th_{1-7}, Th_{5-11}, Th_{12},
das Hämangioblastom: C_1 und
das maligne fibröse Histiozytom: Th_{6-8}.

Intramedulläre Tumoren:
die 5 Ependymome: C_{1-2}, C_{4-6}, C_{5-6}, C_4-Th_1; Conus medullaris,

die 5 Gliome: C_{1-2}, C_{3-5}; Th_{6-10}, Th_{10-11}; Conus medullaris,
die 4 Metastasen: C_6, C_7; Th_4, Th_{3-6} und
die 1 (nicht sicher) gliomassoziierte Zyste: Conus medullaris.

Bezüglich der Dignität der Geschwulste ergab sich das folgende Bild.

Extramedulläre Tumoren:
Alle 8 Meningeome WHO Grad I. Die 6 Ependymome: 3-mal Grad I, 1-mal Grad II; 2-mal Grad III. Alle 6 Nervenscheidentumoren: Grad I. (Die 4 Metastasen: Melanom, Hypernephrom, 2-mal Bronchialkarzinom).

Intramedulläre Tumoren:
Die 5 Ependymome: 3-mal Grad I, 2-mal Grad III. (Die 4 Metastasen: Germinom, 2-mal Hypernephrom, Bronchialkarzinom).

Die Patienten mit intradural-extramedullär gelegenen Tumoren zeigten in 6 Fällen kein prä- und postoperatives Defizit, in 13 Fällen unmittelbar postoperativ eine deutliche Reduzierung des präoperativ bestehenden Defizits, in 11 Fällen ein gleichbleibendes prä-/postoperatives Defizit mit Verbesserung des Zustandsbildes über das präoperative Niveau hinaus im weiteren Verlauf und in zwei Fällen eine fortschreitende Verschlechterung (anaplastisches Ependymom, malignes fibröses Histiozytom). Bei den Patienten mit intramedullären Tumoren bot sich in zwei Fällen eine rasche postoperative Verbesserung des Zustandsbildes: in 5 Fällen ein gleichbleibendes prä- und postoperatives Defizit, von denen sich in einem Fall im weiteren Verlauf der Rehabilitationsbehandlung eine substanzielle Rückbildung der Defizite, in zwei anderen eine fortschreitende Verschlechterung infolge Ausbildung einer Syringomyelie und metastasierenden Geschehens entwickelte; in 5 Fällen eine unmittelbar postoperativ zu beobachtende Verstärkung der Defizite, davon in zwei Fällen begleitet von einer Rückbildung derselben während der weiteren Behandlung.

Bei 3 Patienten wurden Tumorrezidive durch operative Reexploration behandelt (Gangiogliom; Astrozytom; anaplastisches Ependymom). In 3 Fällen entwickelten sich tumorassoziierte Syringomyelien (intramedulläres Gangliogliom; intramedulläres Astrozytom; arteriovenöse Malformation).

Zwei präoperative Notfallsituationen (akute Verschlechterung der klinisch-neurologischen Symptomatik) mit der Notwendigkeit sofortiger operativer Exploration wurden durch Einblutungen intramedullär gelegener Tumoren hervorgerufen.

Komplikationen der chirurgischen Behandlung betrafen eine um zwei ossäre Segmente fehlgewiesene thorakale Laminektomie, zwei Liquorfisteln sowie eine raumfordernde Liquorzyste bei Rezidiveingriffen, eine Schwanenhalsdeformität nach zervikaler Laminektomie sowie einmalig radikuläre Schmerzen nach Anlage eines syringosubarachnoidalen Shunts.

Die adjuvante Therapie fand in 5 Fällen mittels Radiatio und in jeweils 4 Fällen mit Chemotherapie oder Radiatio plus Chemotherapie statt.

Diskussion und zusammenfassende Beurteilung

Wie aus den Tabellen 1 und 2 ersichtlich, ist die zahlenmäßige Zuordnung der in unserem Patientengut operativ behandelten spinalen Tumoren mit den zur topografischen Anordnung, histopathologischen Charakterisierung und Dignität bezogenen international zusammengetragenen Daten vergleichbar [8]. Insofern fand sich bei unseren Patienten auch ein hoher Anteil benigner Tumoren mit daraus resultierender Option einer durch die chirurgische Behandlung realisierbaren Heilung des Krankheitsgeschehens. Um einen derartigen Verlauf zu gewährleisten, bedurfte es einer dezidierten prächirurgischen Diagnostik, die als conditio sine qua non die spinale Kernspintomografie beinhaltete. Auf der Basis der hiermit erstellten Bilddaten musste bei der Planung zur Operationstechnik neben der selbstverständlichen Verifikation der kraniokaudalen Ausdehnung der jeweiligen Tumoren im Falle einer extramedullär lokalisierten Geschwulst die Beziehung zwischen Tumor und Rückenmark in der axialen Ebene zwingend berücksichtigt werden: Ein „Noli me tangere" bezüglich des Rückenmarks war ausnahmslos zu erstreben und somit die Auswahl der operativen Zugangswege (Laminektomie vs. Costotransversektomie) von ausschlaggebender Bedeutung.

In der hier vorgelegten Darstellung korrelierte innerhalb der Patientengruppe mit extramedullären Tumoren die längerfristige postoperative Verschlechterung des klinisch-neurologischen Zustandsbildes ausschließlich mit dem durch maligne Tumoren bedingten progressiven Krankheitsgeschehen (2 Fälle, siehe oben).

Bei den Patienten mit intramedullären Tumoren und damit eines per se hohen Operationsrisikos bezüglich etwaiger Beeinträchtigung der Rückenmarkfunktionen ergab sich unmittelbar mit dem Eingriff zusammenhängend eine dauerhafte klinische Verschlechterung (3 Fälle) sowie eine progrediente Verschlechterung bedingt durch fortschreitendes metastasierendes Geschehen (1 Fall) und Entwicklung einer peritumoralen Syringomyelie (1 Fall).

Zusammenfassend sei somit festgehalten, dass der klinische Verlauf und die Gesamtprognose für die in dieser Übersicht zusammengetragenen Patienten mit spinalen Tumoren vorrangig von der Dignität der operativ behandelten Geschwulste abhing.

Literatur

1. Alter M (1975) Statistical aspects of spinal cord tumors. In: Vinken PJ, Bruyn GH (eds) Handbook of Clinical Neurology. Elsevier, Amsterdam
2. Arnell S, Lidström F (1931) Myelography with skiodan (abrodil). Acta Radiol 12: 287–288
3. Bingel A (1921) Intralumbale Lufteinblasung zur Höhendiagnose intraduraler extramedullärer Prozesse und zur Differentialdiagnose gegenüber intramedullären Prozessen. Dtsch Ztschr Nervenheilk 72: 359–370
4. Elsberg CA (1925) Tumours of the spinal cord and the symptoms of irritation aund compression of the spinal cord and nerve roots. HK Lewis & Co, London
5. Gowers WR, Horsley V (1888) A case of tumor of the spinal cord. Removal; recovery. Med-chir Trans S 53: 377–428

6. Hounsfield GN (1973) Computerised transverse axial scanning (tomography). Brit J Radiol 46: 1016–1022
7. Lantos PL, Vandenberg SR, Kleihues P (1997) Tumors of the nervous system. In: Graham DI, Lantos PL (eds) Greenfield's Neuropathology. Arnold, London
8. Mc Cormick PC, Stein BM (1997) Spinal cord tumors in adults. In: Youmans JR (ed) Neurological Surgery, Chapter 143. WB Saunders, Philadelphia, USA
9. Sicard JA, Forestier J (1921) Méthode radiographique d'exploration de la cavité épidurale par le Lipiodol. Rev Neurol 37: 1264–1266
10. Von Eiselsberg A, Marburg O (1917) Zur Frage der Operabilität intramedullärer Rückenmarkstumoren. Arch Psychiatr Nervenkr 59: 543–461

Überlebenszeit und Lebensqualität bei tumorbedingter Querschnittlähmung – strukturelle Auswirkungen auf Bettenbedarf und die Bettenplanung in Querschnittgelähmtenzentren

G. Exner, H. Hoser
Berufsgenossenschaftliches Unfallkrankenhaus Hamburg, Querschnittgelähmtenzentrum

Einleitung

Die historische Entwicklung der Querschnittgelähmtenzentren in Deutschland basiert auf der Traumatologie. Insbesondere die Einrichtungen der Berufsgenossenschaften, die als die frühesten Institute vorbildhaft und bahnbrechend tätig waren und sind, waren rein traumatologisch orientiert. Die seit nun bald 25 Jahren erhobenen statistischen Auswertungen aller deutschen Zentren durch den Arbeitskreis „Querschnittlähmungen" des Hauptverbandes der gewerblichen Berufsgenossenschaften zeigen dann auch, dass der Anteil der Patienten mit einer traumatisch erworbenen Querschnittlähmung in den deutschen Zentren immer noch zwischen 70 und 80 % der gesamten Belegungskapazität ausmacht. Somit stehen nur restliche Kapazitäten der Zentren zur Verfügung für die Behandlung von Patienten mit einer über eine Erkrankung erworbenen Querschnittlähmung. Die in den großen Statistiken nachgewiesenen Anteile nichttraumatischer Art entsprechen also nicht der Realität, vielmehr ist von einer großen Dunkelziffer auszugehen von Patienten, die mit ihrer nichttraumatisch erworbenen Querschnittlähmung in Häusern behandelt werden, die nicht der Spezialversorgung Querschnittgelähmter gewidmet sind. Vor diesem Hintergrund ist die Aufnahmetaktik der Zentren gegenüber Patienten mit einer tumorbedingten Querschnittlähmung – insbesondere, wenn es sich um bösartige Tumoren handelt mit einer nachweisbar begrenzten Lebenserwartung – gelinde gesagt rigide. Dies aus mehreren Gründen:

1. Die Aufnahme und Erstversorgung von Patienten mit einer traumatisch bedingten Querschnittlähmung hat absoluten Vorrang.
2. Die zeitaufwendige Erstbehandlung, die ja vier und mehr Monate dauern kann, ist sicher nur gerechtfertigt bei einer uneingeschränkten Lebenserwartung.
3. Im Falle einer tumorösen Erkrankung mit begrenzter Lebenserwartung gestatten die körperlichen Verhältnisse wie Stabilität der Wirbelsäule, Belastbarkeit, Kraftzustand des Patienten in der Regel keine bekanntermaßen anstrengende und belastende Rehabilitationsbehandlung.

Bezogen auf Patienten mit einer bösartigen tumorösen Erkrankung der Wirbelsäule oder des Rückenmarkorgans mit einer nachfolgenden Querschnittlähmung stellen sich also folgende Fragen:

1. Sollen wir Patienten mit einer tumorbedingten Querschnittlähmung behandeln (warum eigentlich nicht die sogenannten „Krebskliniken")?
2. Sollten wir diese Behandlung grundsätzlich durchführen oder erst ab einer zumindest sich als lohnenswert erweisenden Lebenserwartung?
3. Gibt es überhaupt Alternativen zu einer vollständig durchgeführten Rehabilitation?
4. Können wir mit der wiederhergestellten Wirbelsäulenstabilität überhaupt stabile Lebensverhältnisse bei einer Querschnittlähmung in der Kürze der verbleibenden Zeit gestalten?
5. Was halten wir für Lebensqualität und stimmt unsere Vorstellung einer solchen mit der unserer Patienten überein?

Verfahrensweisen

Um gleich die erste Frage zu beantworten: Ja, wir müssen diese Patienten behandeln. Es handelt sich um querschnittgelähmte Patienten, denen wir von unserer Auftragslage her verpflichtet sind. Die Behandlung der Folgen der Querschnittlähmung ist unser Aufgabengebiet. Trotzdem und gerade unter dem Aspekt der begrenzten Lebenserwartung muss erörtert werden, welche Behandlungsziele und welche Ziele überhaupt wir verfolgen, gerade vor dem Hintergrund der Lebensqualität und auch vor dem der begrenzten Kapazität der Zentren.

Wir haben aufgrund unserer eigenen Historie ein bestimmtes Verfahren entwickelt. Bis 1989 behandelten wir tumorgeschädigte Patienten nach Kapazitätslage, d.h. individuell und ohne Konzeptvorstellungen. Nicht selten ist es dabei zu einem krankheitsbedingten Abbruch der Erstbehandlung gekommen. Ebenfalls nicht selten wurden wir kurz nach der Entlassung des Patienten darüber informiert, dass derselbe zu Hause verstorben war. Insofern wurde ein aufwendiges Rehabilitationsverfahren durchgeführt für einen vielleicht zweiwöchigen Aufenthalt des Patienten außerhalb der Klinik im heimischen Bereich. Wesentliche Abschnitte seiner restlichen Lebenszeit sind also in der Klinik verbracht worden mit so hehren Zielen wie dem selbstständig durchzuführenden Transfer oder einer kompletten Hilfsmittelausrüstung zur Herstellung einer größtmöglichen Selbstständigkeit. Dies sind sicher gute Ziele und sie machen für unsere „normalen" querschnittgelähmten Patienten wesentliche Kriterien der Lebensqualität aus. Es kann aber nicht das Ziel der Behandlung von Patienten mit einer begrenzten Lebenszeit sein, den größten Teil dieser Zeit in der Klinik zu verbringen, um in den restlichen verbleibenden Wochen des Lebens einen eigenständigen Transfer – wenn er ihn dann überhaupt noch kann – durchzuführen.

Insofern haben wir ab 1989 unser Verfahren verändert und folgendes Konzept entwickelt:
1. Patienten mit einer kurzen oder ultrakurzen Überlebenszeit werden nicht im Zentrum behandelt. Das Querschnittgelähmtenzentrum hat die Aufgabe, seine eigenen, langjährigen Patienten im Sterben – wenn nötig – zu begleiten. Dies ist legitim. Wir sind aber nicht verpflichtet, Sterbeklinik für Tumorpatienten zu sein, die zusätzlich noch eine Querschnittlähmung haben.

2. Patienten mit einer Lebenserwartung von wenigstens einem Jahr behandeln wir in einem Kurz- bzw. Ultrakurz-Rehabilitationsverfahren, das noch erläutert wird.
3. Patienten mit einer Lebenserwartung von über einem Jahr und länger werden regelhaft behandelt.

Zur Defininition der Kurzrehabilitation

Eine strikte Verkürzung der Behandlungszeit auf 4 Wochen wird angestrebt. Dies ist nachweislich nicht immer zu gewährleisten, sodass wir sehr viel längere Zeiten in Kauf nehmen müssen. Innerhalb dieser 4 Wochen sind entsprechend der körperlichen Leistungsfähigkeit bestimmte Verfahren zu trainieren, in der Regel auch unter Einbeziehung von Hilfspersonen. So ist der Transfer mit einer oder zwei Personen zu lehren und zumindest das regelhafte Antreiben eines Rollstuhls. Eine optimale Hilfsmittelversorgung muss bestehende Defizite soweit wie möglich ausgleichen. Es ist in der Kürze der Zeit meistens auch notwendig, passende Versorgungsmöglichkeiten aus den Pools der Kostenträger zu rekrutieren. Die häusliche Situation ist genau abzuklären und soweit als möglich auf den Patienten einzurichten unter Einsatz von Hilfsmitteln. Kleinere, schnell zu realisierende Umbauten sollten möglich sein. Die häusliche Pflege mit Hilfe von sozialen Diensten muss organisiert werden. Absolutes Ziel aller Maßnahmen ist die Rückführung des Patienten in seine vertraute Umgebung, sein bekanntes soziales Umfeld.

Zum Ablauf

Innerhalb der ersten Woche wird der Patient gecheckt bzgl. seiner körperlichen Verhältnisse. Die Belastbarkeit der Wirbelsäule ist zu prüfen, die körperliche Belastungsfähigkeit, das Lähmungsausmaß, die Kraft im verbliebenen nicht gelähmten Gebiet. Geprüft werden muss ebenfalls die Wohnungssituation und die Möglichkeit einer häuslichen Pflegeversorgung.

Am Ende der ersten Woche trifft sich das „Kleine Team" und setzt ein Behandlungsziel fest. In den verbleibenden drei Wochen wird an der Verwirklichung dieses Behandlungsziels gearbeitet. Dann wird der Patient wie oben beschrieben nach Hause entlassen.

Supervidiert wird das gesamte Verfahren von einem Facharzt, der besondere Erfahrungen auf dem Gebiet der Rehabilitation besitzt und sozusagen als Stationsarzt für diese Patienten fungiert. Es ist ebenfalls dieser Arzt, der die Vorauswahl zur Aufnahme dieser Patienten trifft. Es ist nämlich von Bedeutung, die Patienten vor diesen gesamten Maßnahmen im erstbehandelnden Krankenhaus aufzusuchen, bzgl. ihrer Eignung zu prüfen und insbesondere im Vorgespräch die Ziele des Verfahrens zu erläutern und abzusprechen. Der Patient muss absolut grundlegend aufgeklärt sein. Nur so wird er die Kürze der Behandlungszeit akzeptieren mit der Vorstellung, seine Zeit zu Hause besser nutzen zu können.

Kasuistik

In der Zeit von 1989 bis 2000 wurden 59 Patienten untersucht bzw. behandelt. Davon waren 37 Männer und 22 Frauen. 27 dieser Patienten kamen nicht zur Aufnahme, vorwiegend aufgrund moribunder Verhältnisse. Drei dieser Patienten waren zum Beispiel im Zeitraum zwischen der ersten Kontaktaufnahme bis zum geplanten Untersuchungszeitpunkt bereits verstorben. Allerdings ist auch der Bettenkapazitätsmangel ein Grund für ausgebliebene Aufnahmen. 32 der Patienten wurden im Querschnittgelähmtenzentrum behandelt; 15 waren weiblich, 17 waren männlich. Der Anteil pro Jahr an der Gesamtzahl der Neuaufnahmen schwankte zwischen 0 und 4,4%. Das Durchschnittsalter schwankte zwischen 31 und 91 Jahren – im Durchschnitt also 58 Jahre. Bei den Tumoren handelte es sich um ein Mammakarzinom in 10 Fällen, um ein Bronchialkarzinom in 4 Fällen, um ein Non-Hodgkin-Lymphom in 5 Fällen, um ein Hodenkarzinom in 2 Fällen und ein Prostatakarzinom in drei Fällen. Acht Fälle hatten diverse andere Tumoren. Der Schwerpunkt der Läsionshöhe lag in der BWS bei D 12. Das Ausmaß der Lähmung war bei 13 Fällen komplett, bei 19 Fällen inkomplett.

Nicht immer ist die in vorbehandelnden Kliniken geschätzte Überlebenszeit als realistisch anzusehen. Insofern haben wir bei 2 Patienten aufgrund neuer Erkenntnisse eine volle Rehabilitationszeit angeschlossen, da nach unserer Einschätzung eine Überlebenszeit von über einem Jahr zu erwarten war. Diese entfallen somit aus der Klientel. Eine weitere Patientin, die sich zur Zeit noch immer in Behandlung befindet, ist ebenfalls nicht mit ausgewertet. Somit verbleiben 29 Patienten zur Auswertung, die eine gesamte Behandlungszeit zwischen einem und 253 Tagen, im Durchschnitt 61 Tagen, aufwiesen. Ohne die Maxima liegt die Liegezeit bei 56 Tagen, ein Wert, der in den weiteren Erörterungen verwendet wird. Somit war die Verweildauer doppelt so lang wie die angestrebten 4 Wochen.

Zu 17 der 29 verbliebenen Patienten haben wir Informationen über den weiteren poststationären Verlauf, über 12 sind uns keine Informationen zugekommen. Von den 17 angemerkten Patienten leben 7, 10 sind tot. Die Überlebenszeit der 7 lebenden Patienten liegt zwischen 1 und 57 Monaten, das heißt, im Durchschnitt 18 Monaten. Die Überlebenszeit der verstorbenen Patienten schwankte zwischen einem und 5 Monaten, im Durchschnitt also 2,5 Monate.

Wie sehr man sich in der Einschätzung der Rehabilitationsfähigkeit täuschen kann, zeigt, dass 2 Patienten während des Verfahrens in unserer Klinik verstarben.

Diskussion

1995 hat die Deutsche Gesellschaft für Wirbelsäulenchirurgie ihren Jahreskongress abgehalten zu tumorbedingten Veränderungen und deren Therapie. Der damalige Vorsitzende der Gesellschaft hatte mir Informationen aus den vorab eingesandten Abstracta zukommen lassen bezüglich der Überlebenszeit. Aus 18 ausgewerteten Abstracta von 16 Kliniken mit einer Gesamtzahl an Patienten mit

Tumorbefall der Wirbelsäule von 1.502 fanden sich Patienten mit einem relevanten neurologischen Defizit von im Durchschnitt 58,2 %. Das heißt, neurologische Ausfälle bei Tumorbefall hatten weit über die Hälfte aller Betroffenen. Aus 9 Abstracta war eine mittlere Überlebenszeit zu ermitteln von 15,6 Monaten mit einer Range von 3,9 bis 31 Monaten. Legt man unsere Zahlen zugrunde, kommt man zu einer mittleren Überlebenszeit von 18 Monaten. Schlüsselt man sie andererseits auf, so sind die Überlebenszeiten der Verstorbenen zwischen einem und 5 Monaten mit einem Durchschnitt von 2,5 Monaten sehr kurz. Dies zeigt wiederum den bereits angemerkten Umstand, dass die Einschätzung der Überlebenszeit und damit der Eignung für eine Kurzrehabilitation äußerst schwierig ist. Sie ist immer ausgesprochen individuell, selbst in onkologischen Zirkeln, und stellt auch die Beurteilungsfähigkeit meines Koautors – immerhin eines mecklenburgischen Landarztes mit dem bekannt kritisch-klinischen Blick – sehr auf die Probe. Zudem ist die Zahl der Patienten, die zum Zeitpunkt unserer Untersuchung tot waren, gegenüber den lebenden mit 10 zu 7 deutlich höher. Ich möchte somit die Frage nach der Dauer der Rehabilitationsbehandlung unbedingt zugunsten unseres Systems beantworten. Nachweislich hätten die meisten unserer Patienten eine übliche Rehabilitationszeit überhaupt nicht überlebt. Wohl gemerkt, es geht immer nur um Patienten mit einem bösartigen Tumorgeschehen.

Zum Bettenbedarf der Spezialzentren

Genaue Zahlen über die Inzidenz, das heißt über die Nachfrage von Patienten mit einem tumorbedingten Querschnittlähmungsgeschehen, liegen nicht vor. Auch im Rahmen der statistischen Erhebungen des Arbeitskreises „Querschnittlähmungen" sind keine dezidierten Zahlen vorhanden. Andererseits ist bereits ausgeführt worden, dass ein Bedarf nach Betten für Personen mit einer durch Erkrankung bedingten Querschnittlähmung durchaus besteht, somit auch für Patienten mit einer Tumorvorgeschichte. Über die bekannten Zahlen aus Hamburg wurde berichtet. Zusätzlich ist festzuhalten, dass pro Jahr ca. 30 Patienten eine Beratung erfahren aufgrund telefonischer Kontaktaufnahme. Diese Patienten kommen deshalb nicht zur Aufnahme, weil
1. häufig eine telefonische Beratung ausreichend ist,
2. der Zustand der Patienten sich bereits soweit verschlechtert hat, dass eine Rehabilitationsfähigkeit nicht besteht,
3. die Kapazität des Zentrums keine Aufnahme gestattet.

Diese Patienten werden nicht in Augenschein genommen, insofern sind Irrtümer sicher möglich. Für den Hamburger Bereich wäre somit der geschätzte Bedarf auf die Hälfte dieser Fälle auszudehnen. Berechnet man pro Patient die erhobenen 56 Tage der Liegezeit, so kommt man auf 840 zusätzliche Liegetage. Das sind immerhin 2 % der Gesamtbelegungskapazität des Hamburger Zentrums. Damit würde der Bedarf für Patienten mit einer tumorbedingten Querschnittlähmung in Hamburg auf insgesamt fast 4 %, das bedeutet eine Verdopplung der Bedarfslage, erhöht. Ähnliche Zahlen sind für die anderen deutschen Zentren aus meiner Sicht in vergleichbarer Weise zu postulieren.

Fazit

Abschließend ist also zu konstatieren:
Lebensqualität für Patienten mit einer tumorbedingten Querschnittlähmung, deren Wirbelsäule für die restliche Überlebenszeit stabilisiert wurde, kann nur bedeuten:
1. Die Zeit im Krankenhaus muss kurz gehalten werden. Die Behandlungsziele müssen der verkürzten Zeit Rechnung tragen mit einer Einweisung des Patienten in eine geeignete Mobilisationstechnik unter Zuhilfenahme von Hilfspersonen und der Bereitstellung eines Maximums an Hilfsmittelversorgung zum Ausgleich bestehender Defizite.
2. Den Rest seines Lebens soll der Patient im vertrauten Umfeld der Familie verbringen. Die möglicherweise in Akzeptanz des nahenden Todes endende Trauerarbeit findet hier ihren richtigen Hintergrund.
3. Die soziale Absicherung in der vertrauten Umgebung setzt voraus, dass die Häuslichkeit mit Hilfsmitteln zu bewältigen ist und dass die Familie entlastet wird durch häusliche Pflege durch soziale Dienste.
4. Wir haben für uns Kriterien der Lebensqualität formuliert. Eine Abgleichung mit den Vorstellungen unserer Patienten findet fast ausnahmslos nicht statt. Von ihren Wünschen wissen wir wenig. Dabei weiß jeder von uns, was Sterben in der Klinik bedeutet. Jeder von uns wünscht sich, dass er sein Ende in vertrauter Umgebung erlebt. Dies muss das wesentliche Ziel für diese Patienten sein.

Zusammenfassung

In Hamburg wurde am Querschnittgelähmtenzentrum ein Konzept entwickelt, das die Behandlung von Personen mit einer Tumorprognose und dadurch bedingter Querschnittlähmung organisiert. Dieses Konzept unterscheidet nach der Überlebenserwartung zwischen der regelhaften (monatelangen) Erstbehandlung und der Kurzrehabilitation. Letztere kommt zum Tragen, sofern die Lebenserwartung mindestens ein Jahr beträgt. Die Kurzzeitbehandlung regelt dann nur das „Nötigste", um die Überlebenszeit zu Hause verbringen zu können. Familie oder Pflegekräfte werden in die notwendigen Hilfeleistungen eingewiesen, der Hilfsmittelstand wird auf Leihbasis möglichst umfassend hergestellt, ebenso die häuslichen Verhältnisse. Anhand der Auswertung unserer eigenen Klientel (59 Personen in der Zeit von 1989 bis 2000) hat sich dieses Verfahren bewährt, obwohl die angestrebte Behandlungszeit von 4 Wochen nicht einzuhalten war.

Schwierig ist die Einschätzung der Überlebensaussichten. So konnten wir feststellen, dass von rückgemeldeten 7 Überlebenden die durchschnittliche

Lebensdauer 18 Monate betrug, während die verstorbenen Patienten eine Überlebenszeit von 2,5 Monaten aufwiesen.

Gerade angesichts der Kürze dieser Zeit muss es das oberste Ziel der Behandlung sein, effektiv und kurz angewandt zu werden, damit die verbleibende Überlebenszeit zu Hause in vertrauter Umgebung verbracht werden kann.

„Die besondere Problematik von Tumorpatienten im Querschnittgelähmtenzentrum"

M. NEIKES[1], H. KOCK[1], B. DRZIN-SCHILLING[2], E. RELLECKE[3], D. STIRNIMANN[4]
[1] Berufsgenossenschaftliches Unfallkrankenhaus Hamburg
[2] Stiftung Orthopädische Universitätsklinik Heidelberg
[3] Abteilung für Neurotraumatologie u. Rückenmarkverletzte, Berufsgenossenschaftliche Kliniken Bergmannsheil Bochum
[4] ParaCare, Universitätsklinik Balgrist Zürich, Schweiz

Wir Psychologen möchten diese Möglichkeit eines ausgefallenen Vortrages nutzen, eine Problematik zu behandeln, die nur wenige Patienten betrifft, die uns aber sehr am Herzen liegt.

Es geht dabei um Patienten mit tumorbedingter Querschnittlähmung und infauster Prognose. In der Regel gilt für diese Patienten, dass sie in unseren Zentren bei stark verkürzter Behandlungszeit in erster Linie mit Hilfsmitteln versorgt werden, damit sie die ihnen verbleibende Lebenszeit nicht sinnlos im Krankenhaus verbringen müssen. Obwohl diese Vorgehensweise vernünftig ist, birgt sie für die betroffenen Patienten, und letztlich auch für uns Behandler, ein großes Konfliktpotenzial.

Weshalb das so ist, wird klarer, wenn man sich einmal überlegt, welche Ziele wir für alle anderen Querschnittpatienten definieren, die davon ausgehen können, noch viele Lebensjahre vor sich zu haben.

In den Zentren arbeiten wir nach einem Konzept, welches für die Patienten vorsieht, eine größtmögliche Selbstständigkeit zu erreichen, um wieder am sozialen Leben teilnehmen und beruflich Fuß fassen zu können. Kurzum, es wird versucht, ihnen eine Lebensperspektive zu vermitteln, die auch eine gewisse Lebensqualität verspricht.

Was wir dabei mit unserer oft langjährigen Erfahrung einsetzen, ist neben professioneller Sicherheit und unserem Wissen eine optimistische Grundhaltung, dass ein Leben im Rollstuhl möglich und lebenswert ist.

Die Diskrepanz zu dem meist vorhandenen Wunsch des Patienten, wieder gesund werden zu wollen und laufen zu können, ist zwar oft schwer für uns auszuhalten, aber unsere Ziele widersprechen den Bedürfnissen des Patienten nicht grundsätzlich. Vielmehr lässt sich meistens mit dem Patienten ein Kompromiss aushandeln, in dem unsere Ziele von dem Patienten als Zwischenziel akzeptiert werden auf dem Weg zur möglichen Heilung.

Wie aber ergeht es den Tumorpatienten mit infauster Prognose, wenn sie sich in einer Klinik befinden, in der für die anderen Patienten die Behandlungsziele mit Schlagworten wie Integration, Selbstständigkeit, Hoffnung und Lebensqualität beschrieben werden? Wie ergeht es diesen Patienten in einer Atmosphäre, die von einem gewissen Optimismus und von Hoffnung geprägt ist, einer Atmosphäre, in der die Gedanken ausgerichtet sind aufs Weiterleben?

Im besten Fall erkennt der Patient seine Situation oder er hat die innere Bereitschaft, sie mit unserer Hilfe zu erkennen, und setzt sich mit ihr auseinander.

Es gibt ganz sicher viele positive Beispiele, von denen wir alle berichten könnten. Der Patient, der mit unserer Unterstützung noch einige Monate im Kreise seiner Familie verbringen konnte, aber auch die Patientin, die in Würde und mit liebevoller Begleitung in unserer Klinik verstarb.

Was aber passiert mit dem Patienten, der sich verständlicherweise nicht von heute auf morgen mit seiner Situation arrangieren kann?

Oft setzt schnell der uns allen bekannte Verdrängungsmechanismus ein – die schlechte Prognose wird nicht mehr als solche wahrgenommen, die Tumorerkrankung als heilbar betrachtet.

Der Tumorpatient konzentriert seine Wahrnehmung auf andere Patienten, unseren Umgang mit diesen, und spürt vermehrt die Diskrepanz zwischen unseren Behandlungsangeboten für den „normalen" und den Tumorpatienten.

Unser „normaler" Ansatz, der für andere Patienten gut und richtig ist, trägt beim Tumorpatienten oft zur Verstärkung der Abwehr- und Verleugnungsmechanismen bei. Obwohl die Verarbeitung einer Querschnittlähmung und einer Tumorerkrankung grundsätzlich den gleichen psychischen Verarbeitungsmechanismen unterliegt (Abb. 1), gibt es doch einen fundamentalen Unterschied: Der durch Tumor querschnittgelähmte Patient muss sich mit zwei kritischen Lebensereignissen auseinandersetzen, seiner Behinderung und dem drohenden Tod.

Die Querschnittlähmung kann auch als „kleiner Tod" bezeichnet werden, da der traumatisch Gelähmte zunächst große Verluste zu betrauern hat, bevor er in der Lage ist, wieder positive Lebensziele zu setzen. Dem vom Tode bedrohten Patienten dagegen wird die gleichzeitige Auseinandersetzung mit 2 grundsätzlich inkompatiblen Zielen abverlangt: Er soll – in aller Schnelle – die innere Ruhe finden, sich mit dem möglichen nahen Tod auseinanderzusetzen, ihn letztlich akzeptieren. Gleichzeitig soll er aktiv an der Rehabilitation teilnehmen und positive Ziele für die Zukunft setzen.

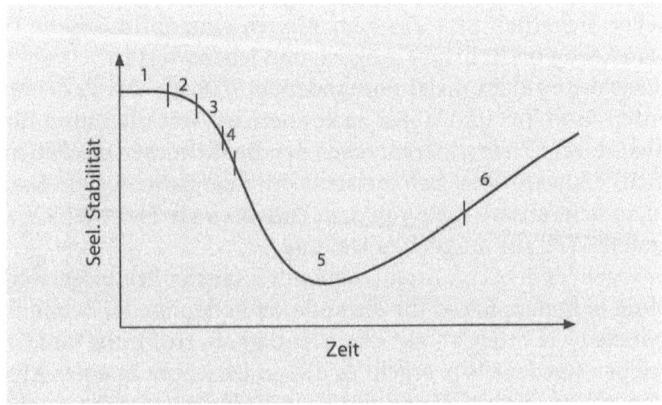

Abb. 1. Trauerprozess nach E. Lübler-Ross: 1. Schock, Fassungslosigkeit, 2. Leugnung, Verdrängung, 3. Zorn, Aggression, 4. Verhandeln, Feilschen, 5. Depression, Trauern, 6. Akzeptanz

In dieser paradoxen Situation entscheidet der Patient sich verständlicherweise meist für das kleinere Übel, sprich „den kleinen Tod" – die Behinderung rückt in den Vordergrund. Unser Kliniksetting fördert diese Tendenz des Patienten noch. Es wird deutlich, dass die Bedürfnisse des Tumorpatienten nicht in Einklang mit den von uns vorgegebenen Zielen zu bringen sind.

Und genau da ist der Punkt, an dem wir als Behandler beginnen, unsere eigene Hilflosigkeit zu spüren. Was können wir tun, wenn der Patient so gar nicht verstehen möchte, dass wir ihm nur noch das Rüstzeug geben können für den Ausklang seines Lebens?

Die Hilflosigkeit und Uneinigkeit des Teams wird spürbar bei den Fragen des Patienten:

„Warum bleiben andere Patienten 1/2 Jahr hier und ich nur 6 Wochen?"
„Warum darf ich nicht aufs Laufband?"
„Warum wird für mich kein Zweitrollstuhl beantragt?"

Unsere sonst so optimistische Grundhaltung, unsere sonst so klaren Aussagen, weichen hier oft einem Schweigen, Ablenken, Vertrösten, wir werden unklar. Oder wir konfrontieren den Patienten zu hart mit der Realität.

Auch wir Psychologen tun uns in dem gegebenen Setting nicht leicht. Wir können das Dilemma erkennen, aber nicht in jedem Fall auflösen. Denn genau genommen tut der Patient unter Umständen gut daran, die Wahrheit – oder das, was wir dafür halten – zu verdrängen. Er weiß, dass er sie nicht aushalten könnte, und schützt sich mit dem Verdrängungsprozess – einer normalen, gesunden und notwendigen Reaktion – vor einer psychischen Dekompensation.

Nur irgendwie passt das dem Team nicht gut ins Konzept.

Das Rehabilitationsteam muss letztlich lernen, sich gemeinsam immer wieder neu mit dem Thema auseinanderzusetzen, „am selben Strang zu ziehen" und gegebenenfalls mit der großen Spannung zu leben, die ein Tumorpatient auslöst.

Rehabilitation von Querschnittgelähmten mit einer ungewissen Prognose

D. STIRNIMANN
ParaCare, Universitätsklinik Balgrist Zürich, Schweiz

Es gibt in der Paraplegiologie eine Reihe von Störungsbildern mit Tendenz zu funktioneller Erholung, deren Prognose sich über längere Zeit nur vage beurteilen lässt. Zu ihnen gehören
- das Guillain-Barré-Syndrom (GBS) und andere entzündliche Erkrankungen des Nervensystems,
- das Locked-In-Syndrom,
- inkomplette Para- und Tetraplegien traumatischen Ursprungs,
- Durchblutungsstörungen im Rückenmark.

Erst Verlaufsbeurteilungen über einen längeren Zeitraum hinweg und spezielle diagnostische Abklärungen ermöglichen eine genauere Einschätzung des künftig zur Verfügung stehenden Funktionsausmaßes.

„Werde ich wieder gesund?"/„Werde ich wieder gehen können?" Für die Betroffenen und ihr Umfeld sind solche Fragen dringend, und doch lassen sie sich bei den oben genannten Störungsbildern – zumindest über eine lange Zeit – kaum zuverlässig beantworten.

„Lieber ein Ende mit Schrecken als ein Schrecken ohne Ende" (Sprichwort)

Der Umgang mit prognostischer Offenheit ist für alle schwierig, für den Betroffenen selbst, für seine Angehörigen und Freunde und für das Behandlungsteam. Nicht zu wissen, woran man ist, ist ein Stressfaktor, und zuviel an Stress ist für den seelischen und körperlichen Bewältigungsprozess schädlich. Teufelskreise entstehen:
- Unkontrollierbar erscheinende Situationen erzeugen Angst. Angst wiederum wirkt sich lähmend aus auf der Verhaltensebene. „Ich weiß überhaupt nicht mehr, woran ich bin. Ich kann mich nicht entscheiden (Aussage von L. M., Guillain-Barré-Syndrom).
- Mit dem Stress verbundene Symptome wie Schlafstörungen und vegetative Reaktionen stören den Rehabilitationsprozess zusätzlich. Schlafgestörte PatientInnen fühlen sich erschöpft, erbringen schlechtere Leistungen in der Therapie und erleben sich in der Folge als Versager. „Ich habe keine Kraft für nichts. Meinen Söhnen kann ich das gar nicht sagen. Und dabei geht es so vielen Patienten hier viel schlechter" (Aussage von F. B., kompressive Radikulopathie).

- „Wenn die Gedanken nicht wollen, dann geht nichts mehr, und ich war wieder auf dem Tiefpunkt" [2]. Wird seelisches Überforderungserleben chronisch, kann es zu Todessehnsucht führen. Das wiederum löst Schuldgefühle aus.

PatientInnen, die langfristig relativ gute Chancen zur funktionellen Erholung haben, tun sich häufig schwer, in ihrem Umfeld temporäre Anpassungen vorzunehmen, die ihnen das Leben mit der aktuellen Funktionseinschränkung erleichtern könnten. „Wieso soll ich mein Fahrzeug umbauen lassen. Ich kann ja später wieder gehen" (A. A., Paraplegie inkomplett).

Dahinter steht die Angst, sich selbst mit dem Anpassungsschritt ein Stück Trainingsmotivation wegzunehmen. „Wissen Sie, wenn ich mir einen Rollstuhl zulege, nehme ich mir womöglich gar nicht mehr die Mühe, das Gehen zu üben. Dann mache ich keine Fortschritte mehr" (F. B., kompressive Radikulopathie). Auch Angehörige hegen gelegentlich solche Befürchtungen und setzen damit den Patienten unter Druck.

Wenn TherapeutInnen belastungsreduzierende Anpassungen vorschlagen, sind ihre Überlegungen für die PatientInnen und Angehörigen in der Regel vernünftig nachvollziehbar. Die Erfahrung, gelegentlich des Kämpfens müde zu werden, schafft zudem eine gewisse Bereitschaft, Hilfen anzunehmen. Die Vorstellung jedoch, man könnte aus Frustration oder Erschöpfung frühzeitig „aufgeben" und sich mit körperlichen Einschränkungen abfinden, die gar nicht sein müssen, macht Angst. So unterbleiben konkrete Schritte oft wider besseres Wissen.

Mit einer Reihe von Maßnahmen können wir dazu beitragen, dass PatientInnen Herausforderungen der lange dauernden Rehabilitation und offenen Prognose besser bewältigen. Sie zielen in erster Linie darauf ab, Angst zu reduzieren, das Prinzip Hoffnung in einem konstruktiven Sinne zu wahren und Orientierung zu vermitteln.

Strukturierte Rehabilitation/Coaching

Die Offenheit der Prognose erschwert es PatientInnen und Angehörigen, sich sinnvolle und erreichbare Ziele zu setzen. Sie neigen entweder dazu, sich zu hohe Ziele zu setzen und sich damit ständig zu frustrieren, oder sich aus Orientierungslosigkeit keine konkreten Ziele zu setzen, womit die Motivation einbricht, weil damit ein erreichtes Zwischenziel nicht mehr als Verstärker wahrgenommen werden kann.

Das Behandlungsteam kann dieser Problematik entgegenwirken, indem es die Rehabilitation in Etappen gliedert. In periodischen Standortgesprächen werden gemeinsam mit dem Patienten und seinen Angehörigen die nächsten Therapieziele und der dafür vorgesehene Zeitraum festgelegt. Das schafft einen überschaubaren Rahmen. Patient und Angehörige haben sinnvolle Aufgaben vor sich. Sie wissen, was sie für sich selbst tun können, und sind auch eher in der Lage, sich an erreichten Zielen zu freuen und daraus Kraft für die Anstrengungen der nächsten Etappe zu holen.

Bei der Ziel- und Auftragsbildung muss das Umfeld des Patienten einbezogen sein. Auch die Kinderbetreuung, die Haushaltführung, die Finanzen, die Patientenbesuche, die Wochenendaufenthalte und so weiter sind wichtig. Eine Regelung, mit der Patient und Angehörige gut zurecht kommen, entlastet seelisch und körperlich.

In langen Rehabilitationsprozessen müssen auch das Umfeld betreffende Regelungen periodisch überprüft und angepasst werden. Wenn beispielsweise Großeltern den Vater in der Kinderbetreuung unterstützen, während die Mutter in der Klinik weilt, so ist dies zunächst vielleicht die beste Lösung. Vielleicht aber fühlen sich die Großeltern nach drei Monaten überfordert oder vermissen den Freiraum für andere Aktivitäten. Aus Pflichtgefühl haben sie oft nicht die Freiheit, selbst das Setting zu verändern oder aufzukündigen. Hier kann Coaching, zum Beispiel durch die Sozialarbeiterin, mithelfen, soziale Vereinbarungen der Entwicklung des Rehabilitationsprozesses anzupassen.

Während lange Rehabilitationen mit offenem Ausgang eine rollende Planung verlangen, muss immer klar sein, wo die Straße ist und welche Kurve als nächstes bewältigt werden muss.

Aufklärung, die Offenes als Spielraum nutzt

Die Tatsache, dass die Formulierung einer Prognose über lange Zeit schwierig ist, darf nicht dazu verleiten, die Patienten- und Angehörigenaufklärung zu vernachlässigen. Damit ließen wir PatientInnen und Angehörige mit ihrer Unsicherheit allein.

Betroffene machen sich zwangsläufig ihren eigenen Reim aus dem Geschehen. Das Aufklärungsgespräch bietet die Chance zum Austausch zwischen Behandelndem und Patient. Ohne diesen besteht die Gefahr, dass wir in den Zielen auseinanderdriften statt am gleichen Strick zu ziehen. Die Interpretationen des Patienten oder der Angehörigen zum Krankheitsgeschehen steuern deren Verhalten in der Therapie. Wir tun gut daran, diese zu verstehen.

Die Art, in der das Aufklärungsgespräch geführt wird, ist wichtig. Nicht die Unklarheit („Wir *können* noch *nichts sagen*") darf im Vordergrund stehen. Prognostisch noch nicht Beurteilbares kann sachlich klar festgehalten und zugleich positiv hoffnungsvoll besetzt werden („Ob Sie in zwei Jahren wieder werden ohne Hilfsmittel gehen können, können wir zum jetzigen Zeitpunkt noch nicht schlüssig beurteilen. Der *Verlauf der Erholung in den nächsten drei Monaten* wird uns mehr Hinweise zur Beurteilung geben. Wir halten am Rehabilitationsziel „Gehfähigkeit" fest, solange die Erkenntnisse nicht dagegen sprechen. Im Verlauf der nächsten drei Monate wollen wir mit Ihnen an ... arbeiten").

Hoffnung ist eine starke Motivationskraft. „Ich brauche Leute, die an mich glauben, die mir sagen: ‚Du schaffst es'" (Aussage von A. A., Paraplegie inkomplett). Der Glaube an ein positiv besetztes Ziel kann und soll gestützt werden, solange er nicht im direkten Widerspruch zu diagnostischen Wahrnehmungen und sozialen Verantwortlichkeiten steht.

Erfahrung vermittelt Sicherheit

Die Vorstellung, Behandelnde könnten selbst nicht sicher sein, was zu tun ist, verunsichert PatientInnen. „This disease is rare. Does the staff know how to treat it? Do they know how this feels?" [1]. Machen PatientInnen gar konkrete Erfahrungen im Umgang mit dem Behandlungsteam, die solche Vorstellungen bestätigen, wirkt dies erst recht verunsichernd. Strahlt das Behandlungsteam hingegen im Umgang mit dem Störungsbild, unter dem der Patient leidet, Ruhe, Zuversicht und Handlungssicherheit aus, wirkt dies beruhigend. Dazu bedarf es jedoch einer gewissen Berufserfahrung. Aber auch die befreit Behandelnde nicht immer davon, selbst offene Fragen zu haben und Unsicherheit in der Wahl der richtigen Strategie zu spüren. In solchen Fällen ist es im Sinne der Echtheit und Transparenz angebracht, die Entscheidungsschwierigkeit zu verbalisieren, gleichzeitig aber die eigene Entschlossenheit und Zuversicht zu formulieren, zu einer adäquaten Behandlungsentscheidung zu finden.

Positives Denken

PatientInnen und Angehörige beginnen manchmal an Erholungspotenzialen und an ihrem Durchhaltevermögen zu zweifeln, wenn die Fortschritte langsam sind oder werden. Dann helfen wir, indem wir vermitteln (nicht nur verbal), dass wir an sie und ihre Kraft glauben. Wenn wir sie spüren lassen, dass wir mit ihnen zusammen das Menschenmögliche zu erreichen suchen, stärken wir ihre Kraft, Behandlungskrisen zu überwinden.

Biofeedback

Oft trainieren PatientInnen über lange Zeit und hart, sind aber nicht in der Lage, die kleinen Veränderungen der Muskelkraft wahrzunehmen. Dadurch entsteht die Gefahr eines Motivationseinbruchs. Biofeedbackmethoden ermöglichen in solchen Situationen, die motivationsstärkende Erfahrung zu erhalten, dass sich die schweißtreibende Arbeit in der Therapie lohnt.

Positiv besetzte Bilder zum Motor machen

Psychologisch-psychotherapeutisch lassen sich stark positiv besetzte Erinnerungen (Szenen, bei denen der Patient emotional lustvoll deutlich mitschwingt, ja richtiggehend aufblüht, wenn er sie erzählt) als Kraft gegen die Angst einsetzen. In der Therapie wird geübt, diese Erinnerung(en) in allen Einzelheiten (wie ein guter Film) vor dem inneren Auge passieren zu lassen und dann hervorzuholen, wenn einen die Verunsicherung in schwarze Löcher zu werfen droht. Gelingt der Prozess, können lustvoll erlebte Erinnerungsszenen als eine Art psychisches Leuchtfeuer inmitten dunkler Gedanken eingesetzt werden.

Oft wenden PatientInnen spontan vergleichbare Strategien an. „Die erste Blütenpracht bot die Forsythie, ja, der Frühling kam, also musste ich wieder gesund werden" [2]. Es gibt keinen logischen Zusammenhang zwischen dem Frühling und dem Gesundwerden. Aber der Patient hat sich dieses starke Bild der Natur, die nach dem Winter wieder zum Leben erblüht und an dem er sich von Herzen freuen kann, als Motivationsverstärker zunutze gemacht.

Subjektiv bedeutsame Behandlungsformen einbauen

Manche PatientInnen setzen für den Heilungsprozess auf Maßnahmen, die für uns Behandelnde weniger Bedeutung haben oder denen wir sogar skeptisch gegenüberstehen. „Ich denke, dass diese Behandlung mit den homöopathischen Mitteln für meinen Heilungsverlauf auch sehr wichtig war. Zu hoffen ist, dass in Zukunft sich die Schulmediziner nicht dagegen wehren, sondern auch mit dieser Sparte die Zusammenarbeit anstreben" [2]. Wenn PatientInnen mit dem Einsatz solcher Therapien das Gefühl erlangen, gegen die Krankheit etwas tun zu können, Kontrolle über die Krankheit zu erlangen, sollten wir dies nicht durch Kritik oder Widerstand (zer)stören, sondern uns lediglich darum Bemühen, eine Koordination mit unseren Therapiemethoden zu erlangen. So erhalten und fördern wir wichtige persönliche Ressourcen des Patienten im Umgang mit seiner belastenden Lebenssituation.

Literatur

1. Baier S, Zimmeth M (1985) Bed number ten. Holt, Rinehart and Winston, New York
2. Grellinger A (2000) Der Kampf gegen den Tod. Eigenverlag, Maienfeld

Welche Chancen haben Patienten mit Querschnittlähmung auf Grund von Wirbelsäulenmetastasen?

R. Abel[1], D. Parsch[1], R. Mikut[2], H. J. Gerner[1]

[1] Abteilung Orthopädie II, Stiftung Orthopädische Universitätsklinik Heidelberg
[2] Forschungszentrum Karlsruhe GmbH, Institute for Applied Computer Science (IAI)

Einleitung

Eine Querschnittlähmung, die durch Wirbelsäulenmetastasen ausgelöst wird, wird allgemein als ein „Worst-case"-Szenario betrachtet. Für den behandelnden Arzt und die Therapeuten, wie auch für den Patienten selbst, ist es sehr schwer zu entscheiden, welche Behandlungsverfahren (operativ, konservativ) in der Situation angemessen und dem Patienten dann auch zumutbar sind. Auch der Sinn einer Rehabilitationsmaßnahme wird wegen der vermuteten geringen körperlichen Belastbarkeit und der schlechten Prognose oft skeptisch beurteilt.

Mit der vorliegenden Studie soll die Überlebenschance des Patienten und der zu erwartende Erfolg einer Rehabilitationsbehandlung untersucht werden.

Material und Methode

In einer retrospektiven Studie wurde der Verlauf von 68 aufeinander folgenden Patienten (36 Frauen, 32 Männer), die sich vom Dezember 1979 bis zum Dezember 1995 in unserer stationären Behandlung befanden, kontrolliert. Das mittlere Alter zum Zeitpunkt der Tumordiagnose war 52,3 Jahre (Standardabweichung (SD) 15,6; 2,5 bis 82,9), das Alter zum Eintritt der Querschnittlähmung 54,9 Jahre (SD 15,6; 2,5 bis 82,9) und 57,5 Jahre (SD 15,5; 6,2 bis 83,5) zum Sterbezeitpunkt.

Die Überlebenszeit wurde im letzten Quartal 1999 bestimmt. Zu diesem Zeitpunkt lebten noch 2 Patienten. Zur Auswertung wurden die Datenbanken des Krankenhauses, der Einwohnermeldeämter und die Krankenakten benutzt.

57 der in unserem Krankenhaus behandelten Patienten wurden zu einer normalen Rehabilitation in die Abteilung für Querschnittgelähmte übernommen. Elf mussten zur sofortigen externen Behandlung, z. B. Bestrahlungstherapie, verlegt werden. Übliche demographische Daten sowie Informationen über den Tumortyp, die Art des chirurgischen Managements, das Vorhandensein von Druckgeschwüren und eine Beschreibung der neurologischen Läsion wurden erhoben. Nach den Unterlagen der Krankengymnasten und der Ergotherapeuten wurde der FIM (Functional Independence Measure) zum Zeitpunkt der Aufnahme in die Querschnittabteilung und zum Zeitpunkt der Entlassung aus der Rehabilitation festgehalten. Außerdem wurde zu diesen Zeitpunkten eine grobe

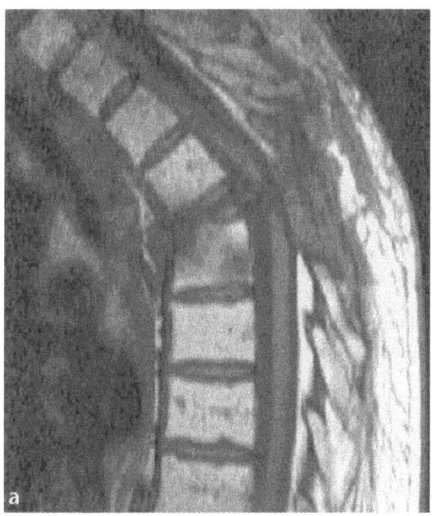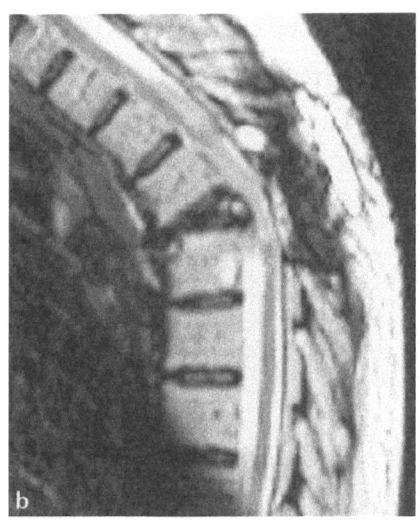

Abb. 1a,b. T2- und T1-gewichtetes MRI der thorakalen Wirbelsäule. Zerstörung von Th5, mit mechanischer Instabilität und Kompression des Myelons. Querschnittlähmung (Frankel A) unterhalb Th 5

Klassifizierung in „bettlägerig", „rollstuhlabhängig" und „mindestens minimale Gehfähigkeit erhalten" vorgenommen.

Aufgrund der Vielzahl der beobachteten Tumortypen wurde nach den Angaben von Noltenius eine grobe Einteilung nach der Aggressivität vorgenommen (sehr aggressiv, mittel, wenig aggressiv). Beispiel s. Abbildung 1a,b.

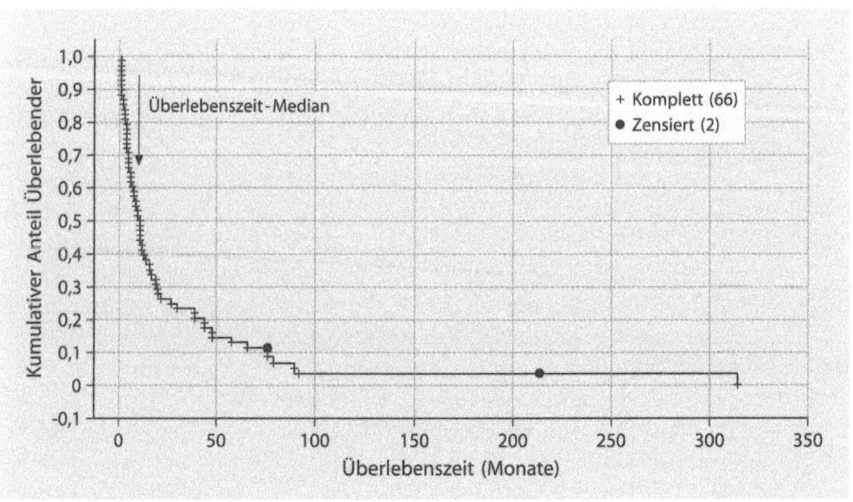

Abb. 2. Überleben aller Patienten in der Darstellung nach Kaplan-Meier

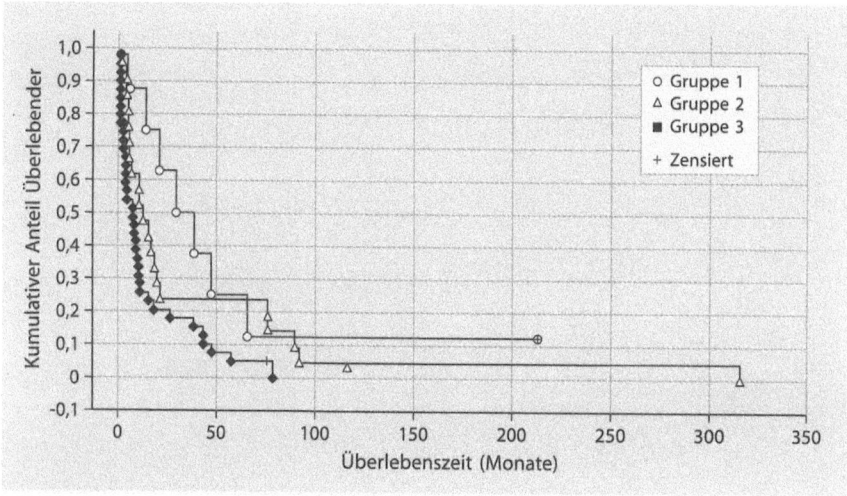

Abb. 3. Überleben der Patienten in der Darstellung nach Kaplan-Meier, aufgeteilt in wenig aggressive Tumoren (Gruppe 1), mittelaggressive Tumoren (Gruppe 2) und sehr aggressive Tumoren (Gruppe 3)

Ergebnisse

Beim Einsetzen der neurologischen Symptome war der Tumor im Durchschnitt 3,5 Monate (Median, Interquartilabstand 0 – 41) bekannt. Die mediane Überlebenszeit nach dem Einsetzen der Querschnittlähmung war 11 Monate (Interquartilabstand 4 – 29) (Abb. 2). Die Überlebenzeitanalyse (Kaplan-Meier-Kurve) unter Berücksichtigung der „Tumoraggressivität" ist in Abbildung 3 dargestellt. Sechs Patienten starben auf der Station.

Der mediane Krankenhausaufenthalt für die 51 Patienten, die die Rehabilitation in der Querschnittabteilung nicht wegen einer anderweitig notwendigen

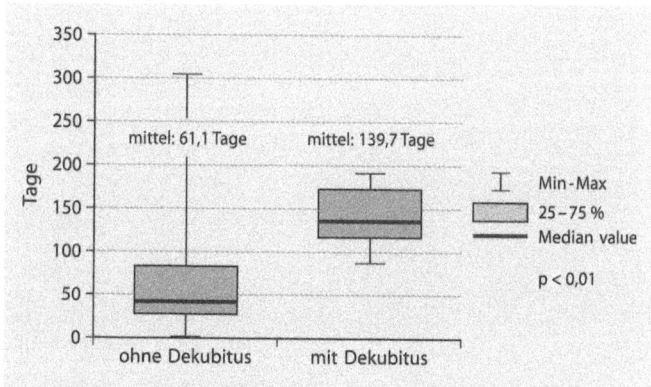

Abb. 4. Einfluss von Druckgeschwüren auf die stationäre Verweildauer

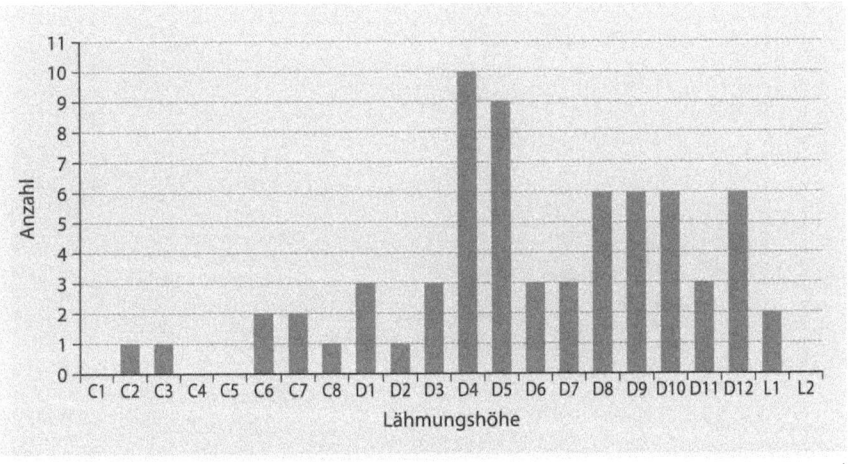

Abb. 5. Verteilung der Patienten nach Lähmungshöhe. Beachte den hohen Anteil der Lähmungen im BWS-LWS-Übergang im Unterschied zu den traumatischen Querschnittlähmungen

Behandlung abbrechen mussten oder verstarben, betrug 50 Tage (Interquartilabstand 27 – 99). Ein signifikant längerer Aufenthalt (Median 123 Tage) wurde für 7 Patienten mit Druckgeschwüren festgestellt (Abb. 4).

Zum Zeitpunkt der Übernahme in unsere Abteilung hatten 21 Patienten eine Querschnittlähmung vom Typ Frankel A, 11 vom Typ Frankel B, 24 vom Typ Frankel C und 12 vom Typ Frankel D. Die Verteilung der Lähmungshöhe ist in Abbildung 5 wiedergegeben.

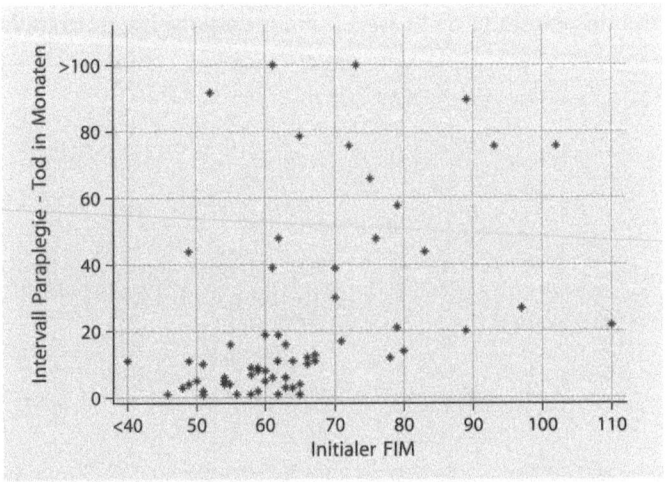

Abb. 6. Verhältnis von FIM und Überlebenzeit nach Eintritt der Querschnittlähmung

Der Median der FIM-Werte zum Beginn der Primärbehandlung war 62 (Interquartilabstand 58 – 72) für die 51 Patienten, die zur Rehabilitation in die Querschnittabteilung übernommen und aus der Rehabilitation entlassen wurden. Der zuletzt bestimmte mediane FIM für diese Patienten war 84 (Interquartilabstand 66 – 105), die Rehabilitationseffizienz nach McKinley [3] (FIM-Gewinn/Tag stationär) betrug 0,33 (Interquartilabstand 0,06 – 0,60) (Abb. 6).

Es wurde eine statistische Auswertung durchgeführt, um Faktoren zu identifizieren, die zu einem längeren Überleben führen können. Die Gruppe der Patienten, die länger als der Median von 11 Monaten überlebten, wurden als Langzeitüberleber, alle anderen als Kurzzeitüberleber definiert (Abb. 7). Die Daten wurden einer statistischen Auswertung mittels der Fuzzy-Logikregelgeneration zugeführt.

Diese Auswertung erbrachte als wichtigste, deshalb vom System ausgewählte Fuzzy-Regeln:
- guter initialer FIM-Wert (> 65) weist auf längeres Überleben (hier gibt es kein Gegenbeispiel) hin;
- mittlerer oder schlechter FIM (< 65) weist auf kurzzeitiges Überleben hin;
- Frankel-Grad und nicht sehr aggressiver Tumor sind Indikatoren für Langzeitüberleben;
- Rollstuhlmobilität oder Gehfähigkeit weisen auf Langzeitüberleben hin.

Der Fuzzy-Klassifikator arbeitet mit einem Fehlerlevel von 17 % über Trainingsdaten und 22 % über Testdaten. Der Zufallsfehler beträgt definitionsgemäß 50 %.

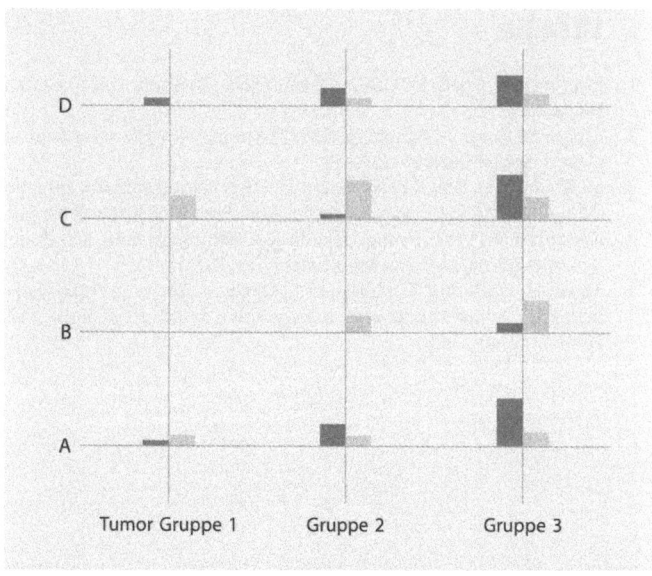

Abb. 7. Einfluss der Tumordignität (vergl. Abb. 3) in Kombination mit dem Lähmungsniveau auf „Langzeitüberleben" (Überleben von mehr als 11 Monate). Die linken Balken stehen für Überleben < 11 Monate; die rechten Balken für Überleben > 11 Monate

Diskussion

Unsere Resultate beinhalten zwei eher unerwartete Ergebnisse: Das erste ist ein durchschnittliches Überleben von mehr als 2 Jahren mit einem Median von 11 Monaten. Dies ist mehr als wir erwartet haben, da die Situation generell eher als präfinal bzw. als Hinweis auf eine nicht kontrollierbare Tumorausbreitung gewertet wird.

Die zweite Überraschung für uns war, dass der FIM-Score, der als ein grobes Maß für den körperlichen Allgemeinzustand interpretiert werden kann, wesentlich bessere Aussagen über die Chance des langfristigen Überlebens ermöglicht, als Indikatoren wie Tumortyp und Lähmungsausprägung. Die beiden Letztgenannten gehen zwar als Einflussfaktoren ein, sind jedoch wesentlich schlechter prognostisch verwertbar.

Damit bestätigt sich, dass anhand des allgemeinen klinischen Zustandes eine gute Auswahl von Patienten, die von einer Rehabilitation in einem Querschnittzentrum profitieren können, durchgeführt werden kann.

Unsere Daten lassen keine Aussage über die Effektivität von operativen Maßnahmen bei diesem Patientengut zu. Es liegt jedoch nahe anzunehmen, dass alle Maßnahmen, die eine Verschlechterung der Lähmung mit nachfolgendem Verlust an Selbstständigkeit (schlechter FIM-Score und Verlust an Mobilität) aufhalten, die Überlebenschancen und die Lebensqualität des betroffenen Patienten verbessern.

Literatur

1. Ewerbeck V, Friedl W (1992) Chirurgische Therapie von Skelettmetastasen. Springer, Berlin Heidelberg
2. Kluger P, Korge A, Scharf HP (1997) Strategy for the treatment of patients with spinal neoplasms. Spinal Cord 35: 429-436
3. McKinley WO, Seel RT, Hardman JT (1999) Nontraumatic spinal cord injury: Incidence, epidemiology and functional outcome. Arch Phys Med Rehabil 80: 619-623
4. Noltenius H (1987) Tumor-Handbuch: Pathologie und Klinik der menschlichen Tumoren. Urban & Schwarzenberg, München, Wien, Baltimore
5. Tatsui H, Onomura T, Morishita S, Oketa M, Inoue T (1996) Survival rates of patients with metastatic spinal cancer after scintigraphic detection of abnormal radioactive accumulation. Spine 21: 2143-2148

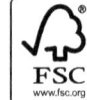

If you have any concerns about our products,
you can contact us on
ProductSafety@springernature.com

In case Publisher is established outside the EU,
the EU authorized representative is:
**Springer Nature Customer Service Center GmbH
Europaplatz 3, 69115 Heidelberg, Germany**

Printed by Libri Plureos GmbH
in Hamburg, Germany